清代辽宁

中医药文化遗产拾珍

吕凌　袁佺

张晨◎著

中国中医药出版社

·北　京·

图书在版编目（CIP）数据

清代辽宁中医药文化遗产拾珍/吕凌，袁佺，张晨
著．—北京：中国中医药出版社，2019.8
ISBN 978-7-5132-5688-9

Ⅰ．①清… Ⅱ．①吕… ②袁… ③张… Ⅲ．①中国医药学-
文化研究-辽宁-清代 Ⅳ．①R2-05

中国版本图书馆 CIP 数据核字（2019）第 185782 号

中国中医药出版社出版

北京经济技术开发区科创十三街 31 号院二区 8 号楼
邮政编码 100176
传真 010-64405750
河北纪元数字印刷有限公司印刷
各地新华书店经销

开本 880×1230 1/32 印张 11.25 字数 243 千字
2019 年 8 月第 1 版 2019 年 8 月第 1 次印刷
书号 ISBN 978-7-5132-5688-9

定价 38.00 元
网址 www.cptcm.com

社 长 热 线 010-64405720
购 书 热 线 010-89535836
维 权 打 假 010-64405753

微信服务号 zgzyycbs
微商城网址 https://kdt.im/LIdUGr
官 方 微 博 http://e.weibo.com/cptcm
天猫旗舰店网址 https://zgzyycbs.tmall.com

如有印装质量问题请与本社出版部联系（010-64405510）
版权专有 侵权必究

编写说明

辽宁地区位于中国东北地区南部，南临黄海、渤海，东与朝鲜一江之隔，与日本、韩国隔海相望，是东北地区唯一既沿海又沿边的省份。欧亚大陆东岸的暖温带、温带大陆性季风气候与"六山一水三分田"的独特地貌赋予其丰富的植物、动物、矿物和海洋资源。回顾历史，无论是延续了两千余年的红山文化，还是以太阳鸟为图腾的新乐人，都书写了早期人类文明的发展进程。

公元17世纪，女真人整合了这里的经济、政治和文化资源，建立政权，继而挥师中原，一统天下。辽宁作为清代的发祥地，以其特殊的身份在这一历史时期得到了全方位的建设和发展。在这个历史长镜头中，中医药学融合了民族、地域、政治、思想和特色资源等多方面的文化内涵，以前无古人的势头迅猛崛起，掀起了辽宁地区中医药发展的高潮。

本书作为辽宁省教育厅资助课题"清代辽宁中医药文化遗产研究与利用"的重要研究成果，参考各类文献百余部，整理了清代辽宁地区290位代表医家的生平著作、13家百年药房的发展历程及10处具有防病治病特色优势的温泉资源，旨在发掘清代辽宁地区中医药学物质文化与非物质文化方面的宝贵遗珍，在加强保护的基础上传承，在总结规律的过程中创新。本书第一篇由吕凌负责编写，第二篇由袁佺负责编写，第三篇由张晨负责编写。由于时间与水平有限，错讹之处在所难免，还望广大读者批评指正。

编者

2019 年 8 月

目录

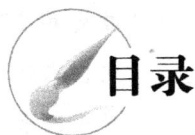

第一篇　名医匠心

目 录

第一篇

名

医

匠

心

第一章 满蒙名医

"蒙医华佗" 墨尔根·绰尔济

墨尔根·绰尔济，出生于明嘉靖二十九年（1550），今辽宁省阜新蒙古族自治县人，明末清初蒙医正骨、伤外科医学家，是蒙医学家的代表人物之一。墨尔根·绰尔济，自幼努力学习蒙文，稍长，便修习蒙古医学。他在全面掌握传统蒙医学的基础上，提升了蒙医传统正骨、伤外科的治疗水平，使这项技术在蒙医学中更为突出，从而做出卓越的贡献。在《清史稿》人物传中，排名首位，《盛京通志》载其"精通医学"。

墨尔根·绰尔济以其高超的医术，成为后金首领努尔哈赤的座上宾，是他文臣墨吏组成的女真统治集团中的重要成员。在一次战事中，努尔哈赤手下的白旗先锋将军鄂硕身中箭矢，其箭镞深刺，不能拔出。而墨尔根·绰尔济先行麻醉，后做外科手术，将箭镞取出，敷药消炎，口服药物，不久痊愈。又有一位都统，其名吴拜，在一次战事中，闯入敌阵，被敌包围，身中30多箭，当时落马，人事不省，昏厥过去，全体将士力退围攻之敌，将吴拜都统救回。吴拜都统是瓜尔佳氏，满洲正白旗人，乌哩堪之长子。从军后跟随努尔哈赤东征西战，勇猛过人，在灭掉叶赫部的战斗中，立下汗马功劳，努尔哈赤爱其才，授以前锋统领之职，在这次战役中，负伤严重，特请墨尔根·绰尔济医治。墨尔根·绰尔济在战场上采取蒙古医生古老的传统疗法加以治疗，立即剖开白骆驼之腹，将生命垂危的吴拜置于骆驼热腹之中，待其苏醒之后，取出诸多箭镞，敷其良药，未久使其痊愈。由此，墨尔根·绰尔济的绝妙医术，便在后金军中广为流传。努尔哈赤对他非常器重，吴拜也对其感恩戴德。

墨尔根·绰尔济对关节拘挛的患者亦用既奇妙又普通的疗法治愈。当时，名为苗君稷的患者，其"肘关节拘挛，不能伸展"而无法劳动。求墨尔根医治，他采用蒸和按摩之法，用热汽蒸其关节，通络运血，再用木槌轻敲缓叩，轻按揉摩，使其筋骨逐渐舒展，使肘关节活动自如。在古老的年代，其疗法既经济又简便，不失为是一种好的疗法。在当时的历史环境下，墨尔根·绰尔济以丰富的临床经验，施展外科手术，敷用和口服止血消炎的治疗外伤的药物，使病伤者痊愈。《盛京通志》上记载"墨尔根·绰尔济起死回生不计其数"，并说他是"神医华佗"，以示其医疗技术水平之高。由于墨尔根的出现，辽宁传统蒙医实现了第一次中兴。

【史料拾珍】

蒙古中有墨尔根·绰尔济者，精岐黄。有正白旗先锋鄂硕，与蒙古战，中流矢，殆甚。济为拔镞，敷以药，遂愈。又都统吴拜，交战时，身被三十余矢，已昏绝。济令剖白驼腹，置拜其中，遂苏。又黄冠苗君稷之徒，臂屈不伸。济先以热镬熏蒸，次用斧椎其骨，手捏有声，使骨穴对好，即愈。

（王孟英重编《续名医类案·卷三十六·金创》）

“蒙医医圣” 桑丹桑布

桑丹桑布（1634—1719），蒙古族，索卓图盟土默特左翼旗（辽宁阜新）人。15岁遁入空门，皈依三宝；22岁起云游各大名寺，求师拜佛，同时拜察哈尔墨尔根必力格图喇嘛为师学医。过了十六载岩洞修真化缘生活，终于觉悟成道。

禅师桑丹桑布不仅对经学理论造诣很深，对蒙医学理论研究也很精深，临床经验丰富，是赫赫有名的蒙医之一。顺治末年，内蒙古科尔沁左旗达尔罕亲王的叶丽波阔格格患眼疾，几近失明，多处求医未见功效。后进京求宫廷太医医治，仍无功而返。途经蒙古贞旗（今辽宁阜新）哈达尔太山洞，听说当地有位岩洞中修炼的禅师桑丹桑布医术高明，手到病除，便前去求治。禅师要她每日来洞前用清泉水洗眼，并对症下药，经半月调服，眼疾痊愈。自此，桑丹桑布便成了达尔罕亲王崇信的神医。后来，当桑丹桑布修建瑞应寺时，达尔罕亲王全力相助。阿鲁科尔沁旗王爷的福晋染病，到各地重金求医，屡治无效，后听说瑞应寺活佛医道高明，便派人千里迢迢到寺院请禅师前往医治。活佛遂选用锡林郭勒盟地的温泉水调药，治愈了福晋的病，于是声名远振。至今，当地人们相传温泉水是蒙古贞瑞应寺始祖活佛——博格达额姆奇（即医圣之意）点化之圣水！此温泉水确实有治腰腿痛、风湿、皮肤病、胃病等功能。

瑞应寺一世活佛桑丹桑布遵照藏传佛教普度众生之教义宗旨，于清康熙四十年（1701）赴承德谒见康熙皇帝，奏请修建药师庙获准，于康熙四十一年（1702）拨帑正式修建，开始培养蒙医。从此奠定了三百年之基业，培养出蒙医八百余人，名扬于东北地区和内蒙古各地。

（海龙宝《辽宁省蒙医药志》）

"正骨蒙医" 觉罗伊桑阿

觉罗伊桑阿（1736—1796），清代蒙古族骨伤科医学家。生于乾隆年间，以正骨起家，至巨富。其授徒方法：以削笔管为数段，外包以纸，用手摩挲之，使其节节接合，如未断一样，如法接骨均奏效。清代旧例：选上三旗士卒之明正骨法者，每旗 10 人，隶属上驷院，名"蒙古医士"。凡有跌损者，令之医治，限日报痊，逾期则惩治之。蒙古医士中有秘方能立刻奏效者，以觉罗伊桑阿为最著名。

【史料拾珍】

定制，选上三旗士卒之明正骨法者，每旗十人，隶上驷院，名"蒙古医士"。凡禁廷执事人有跌损者，咸命其医治，限以日期报愈，逾期则惩治焉。齐息园侍郎堕马伤首，脑涔涔然，蒙古医士尝以牛脬蒙其首以治之，其创立愈。故时有秘方能立奏效，非岐黄家所能及者。近最著名有觉罗伊桑阿者，以正骨起家，至于钜富。其授徒法，先将笔管戕削数段，令徒包纸摩挲，皆使其节合接如未破者，然后如法接骨，皆奏效焉。

（昭梿《清代史料笔记丛刊啸亭杂录·卷一·蒙古医士》）

"博学多艺"庆恕

庆恕（1840—1919），字云阁，清代抚顺县人。萨克达氏，满洲镶黄旗。同治庚午（1870）举人，光绪丙子（1876）进士，授户部主事。原名庆恩，以与顺成郡王同名，改为恕。在部厘定杭州织造，楚军粮饷，汉员秩俸，既陕甘、新疆放款各章程，皆切中窾要。乙未（1895）中日议和，筹款孔亟，陈开源节流二十六条，为当道所嘉许，晋郎中。革黜舞文之吏，部务为之一振。丙甲（1896）京察一等，简放凉州知府。清积案，正经界，民皆悦服。旋除兰州府，结重案 40 余起，疑难案多所平反。迭擒巨盗，擢巩秦阶道。甘南巨镇回目争长，据理为断，桀骜者帖服。甲辰（1904）拜青海大臣。时贵德古哇番乱，乃单骑往，晓以祸福，密擒首要，置诸法，并与之约法六章，皆听命。自咸同以来，每遇番案重罪，多系顶凶，如古哇案内之某都坎加等正犯伏辜，数十百年所仅见也。戊申（1908）噶尔民李旺结奸民董志学谋逆；秋，元山尔庄土匪亦借端倡乱，先后剿平之。鼎革初，辞职东旋，赖同乡彭英甲及同人馈贶，始得归奉。抵省，赁屋以居，行医以自给。每感念身世之故，痛不欲生。忽忽八载，以疾卒，年八十。遗折由本省长官转递逊，帝予谥曰勤僖。子文灏，先卒，无子，以堂侄毓权嗣，生平喜诱掖后进，于书无不读。著有《养正山房诗文集》《讲武要法》《三字心法》《大学衍义约旨》。

庆云阁身职政界 40 余载，除扬名政事外，尤精医学。自幼聪颖，稍长只读儒书，后因其母患病，经多方诊治，为庸医所误。"因思为人不可不知医"，弱冠始得岐黄，涉猎 10 余年，凡《黄帝内经》《伤寒论》《金匮》诸家经典无所不读，尤宗徐灵胎、陈修园、高士宗、张隐庵、黄元御诸名家之说。历经 20 年，奋切编摩，博采众家之精粹，合辑编撰《医学摘粹》一书，于光绪丙申（1896）初刊北京。一时彼都人士，问方术论者，接踵其门，投以刀圭，无不立瘳。该书先后于光绪二十三年（1897）、民国二年（1913）、民国四年（1915）、民国五年（1916），在甘肃五凉、奉天六次刷印，流传颇广。现存沈阳关东印书馆和作新书局版。全书线装铅印四册，内容计《伤寒十六证类方》一卷、《伤寒证辨》一卷、《本草类要》一卷、《伤寒证方歌括》一卷、《杂病证方歌括》二卷，末附清·黄元御《四圣心源》里的《天人解》《六气解》两篇，及庆氏《论书诗钞》一卷。

庆云阁先生于民国元年（1912），由西宁解组旋里，居奉天时，被张奎彬所办中国医学研究所（校）聘为名誉所长，授课临症，循循善诱。好友张奎彬称之"先生无书不读，洵于斯道三折肱者也"。

庆云阁博学多艺，除著有《医学摘粹》一书外，还有《医学实在易》二卷。

其弟庆春、庆昌均是光绪年间举人，与庆云阁齐名。

【史料拾珍】

粤自轩岐立言，仲景立法，遂为后世医学之祖。而《伤寒论》一书，尤无法不备，无病不疗，洵为医林之至宝。但注《伤寒论》者，不下百余家，纷纷聚讼，互相抵牾，抑且篇章次第，任意倒乱，致令阅者心迷目眩，莫得适从。余读徐氏《伤寒类方》，见其从流溯源，芟除一切葛藤，颇觉精简可取，但彼就方分类，而表、里、寒、热、虚、实并未分焉。余留心《伤寒论》十余年，朝夕揣摩，颇有心得，因手辑一编，卷首仍按照黄氏所著《伤寒悬解》，将六经纲领分清，某经应现某证，某证应用某方，条分缕晰，令人一目了然。后因分为十六证，按证类方，将表、里、寒、热、虚、实之专证、兼证，分类列清，一类之中，先论证，后列方，并节录黄氏方解，务求明白简当，俾后之读《伤寒论》者，按经认证，按证寻方，头头是道，庶无望洋兴叹之虞矣。

光绪二十一年岁在乙未二月六日云阁氏自叙

（《伤寒十六证类方》自叙）

医之为道，精矣微矣。脏腑生成之象，经络起止之原，六气循环之理，五行生克之机，必须一一讲求明白，始可以论证出方。学问有体，而后有用，岂可区区专重夫末节哉。然脏腑、经络、六气、五行之说，《内经》《难经》《伤寒》《金匮》诸书言之详矣。而后世名医，阐发《内经》旨，亦不留余蕴，一经披览，即可识其指归。惟论证出方，自金元以来，诸医议论纷歧，各逞臆见，致令后之业医者，分门别户，莫得真传，有心人所为感慨系之也！余留心医学，三十余年。检阅方书，数十余部。除《伤寒》《金匮》而外，求其与《内经》之旨相合者，颇少。惟我朝名医辈出，如喻嘉言、徐灵胎、高士宗、张隐庵、陈修园、黄元御诸公，皆远宗岐黄，近法仲景，其著作洵远迈前贤矣。六子所论脏腑、经络、六气、五行之理，均足发挥《内经》诸书。惟徐灵胎之《医学源流论》，尤爽快警辟。黄元御之《天人解》《六气解》，尤显亮透澈，更有发前人所未发处。至论证出方，喻、徐二公，立论虽极力尊古，而所取时方，仍有驳杂不纯之处。高、张二公，有论无方。惟陈、黄两家，其论证出方，俱精简可取，其大旨悉本于圣经，真医学入门之正路也。余公余之暇，采二子之精纯者，合纂为一编。其有二子所未备者，仅采各名医之说以补之。倘业医者，执是编而熟读玩味，庶免歧路亡羊之叹也夫！

光绪二十一年岁在乙未二月朔日云阁氏自叙
（《杂证要法》自叙）

《神农本草经》，其药味只三百六十五品，而神明变化，已无病不治矣。迨陶弘景，始增至七百二十品，至后《本草纲目》之书出，其药味竟增至千余品。贪多务广，泛滥无归，后人学之，往往不得其要领，此有志者所以欲由博而反约也。余工余之暇，择药味之精切可用者，得一百八十品。取其专长，分门别类，朗若列眉，令人一开卷而即了然。复取黄注，摘要而录之，示人以简便易学之门。有志斯道者，倘于此书而熟读玩味，庶不至望洋兴叹也夫。

光绪二十二年岁在丙申三月初八日云阁氏自叙
（《本草类要》自叙）

粤自轩岐著《内经》，遂为万世医书之祖。然仅立言而未立法，尚未得视为全书也。越及汉季，有南阳张仲景先生出，著有《伤寒》《金匮》各书，论证出方，俱臻完备。其书辞古而意深，理精而法密，括天人之奥蕴，得《灵枢》《素问》之真传，洵为医学家之至宝矣。惟《伤寒》以六经立法，从六气也。而此义后人绝无解者，所以注《伤寒》者不下数百家，往往立言不合经旨，更兼篇章次第紊乱，沿谬承讹，无人考正。是以著作愈多，其旨愈不明于天下也。今有黄氏伤寒书出，悉本六气之理，以发明此书之旨，语必透宗，言皆有本，去伪存真，辞华悉臻纯粹；提纲挈领，条理益见详明；自古注《伤寒》者，未有如黄氏之尽美尽善者也！尤可取者，以编残简断之书，悉复缕晰条分之旧，脉络既已分明，篇章无不吻合，以后学之心思，揣前人之志意，虽隔形骸于千载，恍聆绪论于一堂，得先圣之薪传，开后入之茅塞，其书之有裨于人也，岂止于一时一世已哉。余即遵黄氏成规，将各证、各方均编为歌括，以便学者披吟。书已告竣，适有友人郭桂五，登门造访，手持《证方歌括》一书求正。余细阅之，见书中意旨，与余所作者，大致相同。余即摘其书之精纯可取者，纂入余书内，合为一编，以便排印行世。惟望有心留学者，得是书以为入道之门，庶不难升堂入室，将来可为吾道之传人也，岂非吾人所厚望也哉！爰为叙。

民国四年旧历九月二十四日庆恕自识
（《伤寒证方歌括》自叙）

余少年只读儒书，而不娴医术。适值家慈遘疾，缠绵数年之久，省内名医，延诊殆遍，病终未除。后延一医，用猛药攻之，病益剧，岌岌乎危矣。余因思为子而不知医，一旦遇亲有疾，致遭庸医毒手，倘因此长逝，其抱恨为何如也？从此遂毅然有志学医，但未经名家指示，只购行常数种医书读之，涉猎十年，虽稍知大概，终未得此道之指归也。及三十七岁，报捷南宫，后入部当差，公余之暇，即赴书市购买医书，先得《徐氏八种》《陈修园十六种》，继得高士宗《医学真传》，张隐庵《侣山堂类辨》，后得《黄氏八种》，见诸公著作皆远宗轩岐，近法仲景，始知《内经》《伤寒》《金匮》各书，乃万世医学之祖也。得此书后，又研究二十年之久，朝夕揣摩，颇有心得。因博采各书之纯粹者，合辑为一编，名之曰《医学摘粹》，盖谓美善兼臻，即可措施各当也。书成后，即出守凉州，在甘淹留十六年，而医书并未释手。及民国改元，余即由西宁大臣，解组旋里。同乡劝余行道以济时，余即欣然首肯。惟市医见余所出之方，群笑而非之，谓执古方不能治今病也。余闻之，谓古方不能治病，想时方乃能治病耶？因询病人，有经市医诊治者，即索原方阅之，见有治气之方，即将攻气药全用之，见有治血之方，即将攻血药全用之，推之无论治何病，每拟一方，必用药十六味，或二十味，杂药滥投，并不讲方法矣。尤可怪者，治伤寒不知通经解表，而先施攻下之方；治温病不知泄卫滋营，而专用苦寒之药；治虚劳只讲滋阴，治中风惟知温补，立方种种支离，所以治病不效，而病家始来求治于余也。乃此辈不知己之趋时而误，反谓人之泥古而迂，岂非甘入迷途而不知自返者哉！余见医道谬妄如此，眼底杀运宏开，生灵遭劫，余年已七十有七矣。及是时而不思设法以救之，更待何人？遂邀同志，将伤寒、杂病各证、各方俱编成歌括，以便后学披吟。倘有心求道者，幼而学之，壮而行之，未始不可以挽回气数也，爰为记。

民国五年五月二十日沈水庆恕云阁氏自识

（《杂病证方歌括》自叙）

"药师佛化身" 温布

温布（1841—?），蒙古族，辽宁阜新人。在瑞应寺享誉"敖特奇霍必勒干"（药师佛的化身）之美称。其祖父为伊玛图阿贵庙第颜齐（主持）喇嘛，见他仪表非凡，聪颖过人，便收其入寺，传授经文。饱学后，送瑞应寺拜名医阿日毕其格为师，学医10余年，以优异成绩出徒，到民间行医。因其才华出众，医术高明，特别以外治法闻名，被群众誉为"神大夫"。一次，瑞应寺五世活佛益喜图布丹，伤食卧病，请了许多名医，一时医治无效，最后请来温布大夫，切脉后，已明病因，立刻嘱咐侍僧烧水为活佛洗澡，他佯装摸摸活佛的胳膊，突然在其胳膊上一拍，便"滋"地射出一条血线。原来知道活佛最怕放血，然而此疾唯洗澡放血才能速愈，温布把刺针夹在手指中施术成功。接着给活佛服了几副药，活佛的病痊愈了。活佛高兴地称赞道："你真乃敖特奇霍必勒干也。"聘其为活佛侍医，并为他树立两丈多高的石碑和旗杆，至今残部留存。

"东陵醉汉" 景仰山

　　景贤（1855—1923），字仰山，绰号东陵醉汉。清奉天府（今沈阳）人，原籍承德县。哈达纳喇氏，满族镶黄旗。景氏少时学习儒学，光绪五年己卯（1879）科举人，以名孝廉，任盛京工部笔帖式。光绪六年（1880）春闱已被录取，后因额满被撤名。因不得志而隐居东陵，结庐于青山绿水之间，以诗酒自娱，著《无碍云斋诗集》。因时事多变，景氏认为文章一道仅为取科名之具，无裨于济世济人之实用，于是弃儒从医，从求学于儒医严贞吉。

　　景贤隐居之时，多留心医学，广泛阅读岐黄诸书。家中偶有患者求医无方，不得已自检方药治之，时有获效。因此亲属邻里，求医者日多，医名随之大振。但是求医之人愈多，景贤愈觉心虚，诚恐稍有错误，夭人生命。于是他开始潜心读书，边临床实践，边探讨医理，遇有奇症异脉为古书所未载者，反复研究，多方请教。学术上倡导唐容川《中西医汇通》一书，同时认为治术医术，理本同源，必识古今，学贯天人，随时而中，圆机活法，始能通权达变。治病者不论何药，愈病即是良药。他的论述很有哲理，指出了当时医界一些弊端。

　　景贤晚年临床经验日趋成熟，屡试屡验，自将30余年研究所获进行总结，在其侄熙亮的协助下，著《医学从正论》和《医案》二书。《医学从正论》是景氏对医学研究的心得总结，涉及医理辨证、中医学整体观、阴阳五行、治则方药诸方法，共46篇论述，颇有个人见解。景氏《医案》是他晚年行医临证的墨迹，选案精粹，共辑 149 则。另附加先师严贞吉医案 8 则。从医案记载观察，行医足迹踏遍东三省和北京。他临床重视吴又可学说，而处方诊治多趋时方，对各科疾病多有涉猎，而且尤擅长温病、内科、小儿科，是一部简明实用的临证医案。由于他在学术上的建树、声誉名扬东三省，1923 年被同善堂医学社主办的《医学汇刊》聘为评议员。

景氏任《医学汇刊》评议员期间，先后在此刊发表论文 17 篇。其中中医基础理论方面有《胆汁入小肠取汁奉心化血说》《食汁由小肠入别肠说》《津门出水说》《气由廉泉玉英出入说》《男女岁解》《伤寒热入血室勿犯胃气及上二焦必自愈解》《金匮谷气解》，有关临床医案、用药方面有《妇人脏躁解》《针灸取穴法》《吐血治验四则》《在表在外解》《泻泄脱肛治验》《痰火实证治验》《鼻渊治验》《噤口毒痢治验》《痛痹治验》《煎药之法宜讲》等。

景贤一生著述甚富，其《医学入门》流传至今。

【史料拾珍】

初学医者，苦无可读之书，《内经》《难经》《伤寒》《金匮》固为医书之祖，但奥衍宏深，诚非初学者所能躐等而及也。近之学医者又复因陋就简，入手先读《汤头歌》《药性赋》，毫无理解。染此恶习，先入为主，终身无精进之日。世之医学日趋于庸腐而不可救药者，此亦一大原因也。

因孙辈学医，余特撰成韵语，以便诵读，词虽简略，而隐括经旨，不敢稍有抵牾。读此后，再为讲解《内经》《难经》《伤寒》《金匮》诸书，自能易于通晓。盖词简意赅，言近旨远，下学者达由此阶梯，庶不染庸陋之恶习，而易于精进。此篇之作，不过为教家中孙辈，非敢出以示人。乃戚友争求抄录，应之不暇，不得已刷印成帙，以便戚友之求。果学医者，借此为入门初步，由卑升高，以上窥《灵》《素》于医学，未尝无小补云。

（景仰山《医学入门》自序）

古人云：不为良相，当为良医，盖良相治国，可以济世，良医治病，可以济人，虽广狭不同，而其义一也。

先严贞吉公，儒学之外兼精岐黄，趋庭之际，时闻绪论，尝曰：以汝资才，可以学医。彼时志在科名，日攻举子业，不暇探讨。庚辰春闱，已入毂矣，因额满被撤，并见朝政日非，中外多故。乃悟文章一道仅为取科名之具，无裨于济世济人之实用，遂屏弃帖括，留心经世之术。嗣因先严弃养，家中偶有患病者，实无可信之医，不得已检方书以求治法，因之戚族邻里，求治者日多。三十年来，遐迩皆知，恒有目不暇给之势。唯求治者愈多，而心愈虚，诚恐稍有错误，天人生命，以济人之事反以害人，问心何以自安？故不敢不潜心研究，以资深造。近年临证既多，奇症异脉为古书所未载者时有所见。又识唐容川《中西汇通》一书，以形迹证气化，力矫模糊影响之病，诚轩岐之功臣，医家之药石也。

后世治术医术之远不及古者，在空谈坐论，流入浮泛，而不切实之一途。譬如治术，唐虞之法，不能行于三代；三代之法，不能行于汉唐；汉唐之法，不能行于今日。新莽荆公之变法，非不遵古也，而反以乱天下者，岂古法之过哉？盖泥守死法而不合于时耳。

医学之弊，自元明以来，各逞臆说。设一死法，以待万变无穷之病。贵阳者贱阴，喜温热者忌寒凉，或独重升脾，或独重补肾，不因病以立方，先立方以待病，是以愈病者少，而误人者多。

夫治术医术，理本同源，必识高古今，学贯天人，随时而中，圆机活法，始能通权达变，措置成宜。治国者不论何法，救时即是良法；治病者不论何药，愈病即是良药。

予年衰齿暮，伏处蓬门，平生讲求经世之学，终不能一试于世，验其效否。唯此家传医学，已屡试而屡验矣。偶有所见著为论说，或发明经义，或矫正流弊，绝不敢稍持偏见，拾人唾余。但论中之旨，每与时医相抵牾，非好辩也，悲悯之心深而殷，不觉规正之词痛而切。忠言逆耳，势有固然。

窃愿世之业医者，读予论，谅予之苦衷，知予为治病者说法，无异为治国者说法。因病用药，勿执死法以害人，正如治国者，因时制宜，勿执死法以乱世。为济人之良医与济世之良相，异趣同归，禅先严所传医学，昌明于世，博济群生，不啻予馨香顶祝，即先严在天之灵，当亦所深慰也。

（景仰山《医学从正论》自序）

所著论说，乃偶有所见，笔录以免遗忘。医案亦系自考得失者，非敢用以问世。乃日久所积既多，友人咸劝曰：子虽日愈十人，所济者终狭而不广，若以所著论说及医案公之于世，稗业医者矫正流弊，少误人命，则所济者不较博乎！不得已乃允其请。甫脱稿，有友人进而言曰：是书也，论说既挂一漏万，医案亦但就施治者言，不能诸病悉备，何若备列各病，各系以方，裨读者一见了然，便于遵守。予叹曰：此医学之所以日坏也。后世开简易之门，某病宜用某方，胶柱鼓瑟，滞而不灵。夫病变无常，一病虽列百方，终不能尽病之变。执守死方而不知变化，对症时少，不对症时多。故《内》《难》二经，皆不列方，唯发明气化之理及病机治法，无穷方药，皆在其中，所以纯而无弊。予不敏，窃取此义，所著论说，但发明其理。医案则就症指点，何症何脉，有无传变，有无误药，较某病凭空即拟某方者，尚觉稍为圆活耳。予所愤慨者，正在近世小医书如《万病回春》《寿世保元》之类，每病后列数方，医者喜其简易，效而用之，故医学日趋简陋，而贻害无穷。予欲为此等书矫其流弊，而反躬自蹈之，可乎！友退，附录于后。

（景仰山《医学从正论》跋）

"瘳人无算"怀训

　　怀训（1857—?），字绍伊，号聘卿，清新民厅（今新民县）人。温彻合恩氏，满洲镶黄旗人。其先世居长白山小叶，随清世祖驾来奉天驻防新民。其父存善永陵防御。怀训聪颖过人，年十六，毕读十三经。奋发有大志，见同里，庆进士吉，秋闱捷报，益勇进于学。十九岁冠军于庠，21岁中光绪二年（1878）丙子恩科举人。三上春官不第，以父老不求进取，耕读娱亲20余年，父晚年参佛旨。怀训赒饥施药，息事宁人，以养其志。父既卒，适光绪甲午中东战事起，前大总统项城表入，奉朝旨筹粮饷于辽沈。知怀训才，力挽之出，任为东征军粮局会办。以功叙知县，分直隶。未到省，复奉袁公檄充北洋练军总医官兼马队军糈采办员。积劳致疾，假归，卒。家清贫，几不能葬。袁公悼惜，奏卹有加。友人刘焕魁养赙千金，始克成殡。怀训有才不傲，笃行不矜，胸怀坦然，意气蔼如。为学尚实，不喜空谈。性理诗文，朴茂无华。尤善岐黄，疗人无算。著有《绍伊文草》《幕中盾墨尺牍》各一卷，《缥湘诗集》五卷，《痘治法》十卷。

"习儒兼医" 书铭

书铭，字祉贞，清盖平（今盖州市）人。郭罗络氏，属满洲镶白旗。驻防熊岳，刚正有为，官至佐领。习儒兼医，为时举人。光绪二十一年（1895），李鸿章签订卖国条约《马关条约》，割让辽东半岛，东北满、汉各族人民纷纷反抗，要求清政府派兵协同团练打退日本侵略军。当时书氏身为举人，一起于同友联名上书，力陈奉天土地"即尺寸不可与人"。后醉心医学多年，认为世上所重者，莫若性命，不读医书从何处觅长生之术。医书自汉唐以来，不下数万卷，纷纭错杂，不经人指示，谁识向往之门？渡海迷津，只望洋而兴叹；登山失径，欲造极而无从。正徘徊歧路间，适遇庆云阁先生，面谈古今医理，恍如云开见月，石破天惊。后与庆氏为善，亲炙门墙，多受业与此。

民国乙卯年（1915），正适庆云阁著《医学摘粹》一书。铭敬览一周，特为书序。认为"发前人之秘蕴，得斯道之真传，实从古未有之奇编也。其所著杂证，立论简明，选方纯粹，探古学之渊源，定后人之趋向，亦当世渡人之宝筏也。至于药性，辨证、四诊法各书，亦皆条分缕析，示人以简易之门"。书铭得是书，而朝夕研求，庶可得造道之指归，满学医之志愿也。

【史料拾珍】

铭醉心于医学也久矣，盖见夫人生所最重者，莫若性命、财产两大端。然性命倘不存，则财产又焉附，是性命比财产为尤重也。试思当时欲保此性命者，不读医书从何处觅长生之术？乃医书自汉唐以来，不下数万卷，纷纭错杂，不经人指示，谁识向往之门？渡海迷津，只望洋而兴叹；登山失径，欲造极而无从。正徘徊歧路间，适遇庆云阁先生，面谈古今医理，恍如云开见月，石破天惊。并手出《医学摘粹》一书，铭敬览一周，即折节倾心，愿请登堂而受业焉。从此即亲炙门墙，得细阅先生著作：见其所著伤寒，迷途顿辟，荒径别开，发前人之秘蕴，得斯道之真传，实从古未有之奇编也；见其所著杂证，立论简明，选方纯粹，探古学之渊源，定后人之趋向，亦当世渡人之宝筏也。至于药性、辨证、四诊法各书，亦皆条分缕析，示人以简易之门。铭得斯书，而朝夕研求，庶可得造道之指归，满学医之志愿也，此生何幸如之。兹值医学研究所重印是书，不揣冒昧，愿缀数语于简端，以期垂诸久远云尔。爰为叙。

受业书铭谨叙

（《庆云阁医学摘粹》书序）

第二章　著作等身

"位极人臣" 曹寅

曹寅（1658—1712），字子清，一字楝亭，号荔轩，又号雪樵，其先为辽阳（今沈阳）人，隶正白旗包衣。清康熙十年（1671）挑御前侍卫，外差苏州、江宁织造，兼巡视两淮盐务，官至通政使。寅喜聚书，多得泰兴季振宜、昆山徐乾学所藏。好结士流，南方知名士，咸与往来，结识尤侗、叶燮、姜宸英等人，笼络大批江南文人。拥资刻书，于扬州书局开雕《全唐诗》《佩文韵府》，为朱彝尊刻印《曝书亭集》。事迹见《清史列传》及《康熙江宁府志》。曹寅能诗善文，填词度曲皆工。所为诗词，皆有逸笔，为时人所称道。自言其创作曲第一，词次之，诗又次之。著有《楝亭诗钞》《楝亭诗钞别集》，曲作有《北红拂记》《续琵琶》《太平乐事》等。有《楝亭词钞》二卷附《楝亭集》中，一名《西农词》。曹氏晚年酷爱医学，尤其在养生、食疗方面颇有成就，著《居常饮馔录》。

《居常饮馔录》以前代所传饮膳之法汇成一编。一曰：宋王灼《糖霜谱》。二、三曰：宋·东谷遯叟"制脯粉面品"。四曰：元·倪瓒《泉史》。五曰：元·海滨逸叟"制脯鲊法"。六曰：明·王叔承"酿录"。七曰：明·释智舷"茗笺"。八、九曰：明·灌畦老叟《蔬香谱》及"制蔬品法"。中间《糖霜谱》，寅已别刻入所辑《楝亭十种》，其他亦颇散见于《说郛》诸书云。

"补遗《医品》" 朗廷模

朗廷模，字贞若，清代奉天锦州府广宁县（今辽宁北镇）人。郎氏曾于京师得见明代诸城王化贞（肖乾）中丞所集方书《普门医品》，此方书乃王化贞从《本草纲目》中辑得，共四十八卷，郎氏知其裨益弘多，但遍求坊间不得，只得请人抄录副本。康熙己巳年（1689）秋，郎氏出宰湖南东安，其地潮湿，多瘴气，每遇水土不服则按病查是书，择而用之，无不立效，遂欲捐俸重梓，传播于世。但觉《普门医品》之外，亦有效方，屡试屡验，应该对其有所补充。于是将同僚史朴庵司马新集录的方书与其自己多年搜罗的医方汇集一处，共得四卷，名曰《医品补遗》，附刻于《普门医品》之后，以补其未逮。

【史料拾珍】

《普门医品》一书，集古良方可谓备矣，今复思有以益之，不几赘乎！虽然医者意也，聪明间出，何代无之！古人既以意创方，流传于世，则继起者，岂遂乏人！故《医品》而外更有奇方，或创自名医，或得之海上，或出于仙传，皆屡试而辄效者，宁得不推广播传，以普济斯世欤？方在摈罗间，而永司马朴庵史公即出其手录新集以示予，其间历书创传治效不少简略，采择精而注释明，知其究心活人有素矣。今乃不自珍藏，俾予寿梓以福世，其仁厚之心宁有既哉！予既喜得是书，复检旧时藏本，并博采诸同人所得者以益之，凡四卷，额曰《医品补遗》。集中诸方有古所未闻，今所罕觏，而其实皆人所已试者，诚稀世之珍、济人之宝筏也。故于《医品》告竣之后，复缀是编以佐其未逮者，使人益知所未知，庶予心不无少快焉。至于虚实寒热，仍在病者参看前论而用之，兹不再及。

康熙甲戌桂月广宁郎廷模题
（朗廷模《医品补遗》自叙）

"入仕仁者"梁文科

梁文科，字瀛侯，清锦州府（今义县）人。世居义州，隶汉军正白旗。其父梁继祖、伯缵祖、显祖皆事官。文科业儒仕官，兼习岐黄术。康熙十四年（1675）乙卯科举人。初，户部山东司主事，监督大通桥，管通州坐粮厅；后改任江西南安府同知，贵州平越知府。康熙五十七年（1718）任广东按察使。

梁氏莅政以来，风行草偃，仁心为质，轸恤民瘝，群沾恺泽。属在下邑，咸沐甄陶。间以其余，建立药局，捐施丸药散，尤虑其泽，未广且久。数十年来，性好岐黄家言，偶有闻见良方，留心购求，录之于帙。爰复于定《集验良方》一编。今来黔中，知医者少，民间疾病，惟事祷祀。问有用药者，而医家率多不谙，反致变轻为重，致戕人命，深为可悯。于是康熙四十九年（1710），将向来所集《良方》付诸剞劂，以广其传。庶使穷乡僻壤不能延医之处，及偏州小邑无有良医之地，偶有一病，对方检查，依其所患之症疗之，得是书即如得一医，夭扎之患可以鲜矣。

梁氏所著《集验良方》一书，凡三卷，分上、中，下。其上卷有养生、急治、中风、预防中风、伤寒、感冒、瘟疫（附瘴气）、补益、阳痿、遗精、腰疼、怔忡、消渴、盗汗、药酒、血症等方面论述。中卷有脾胃、痞积、虫积、暑症、火症、痢泻、大便、小便、痰嗽、心腹疼痛，噎膈反胃、水肿鼓胀、黄疸、疟疾、疝气、五官等。下卷有小儿、外科皮肤、痔漏等。全书论述详细明了，以每一病证原因、主证、辨证及治疗方药为体例，是一部较好的临床参考书，现存。

梁氏曾于北镇名医年希尧相识，所著是书手稿赠予年氏，深受年氏所赞许。梁氏博学多艺，另辑有《仕学要编》一册，著《劝农教民书》二册。

【史料拾珍】

治病不可不知脉理，此固人所共晓，然脉藏于内而症现于外，脉不易知而症易知，故审症尤重于审脉也。凡人内有一病，外必现一症。间有脉症不符者，不过百中之一二耳。余素不习医，性好岐黄家言。数十年来，偶有闻见良方，即留心购求，录之于帙，照方制药。遇有病者，以药疗之，终岁习以为常。今来黔中，知医者少，民间疾病，惟事祷祀，间有用药者，而医家率多不谙，反致变轻为重，致戕人命，深为可悯。因将向来所集良方，付诸剞劂，以广其传，庶使穷乡僻壤不能延医之处，及遍州小邑有良医之地，偶有一病，对方检查，依其所患之症疗之，得是书，即如得一医，夭扎之患可以鲜矣。

康熙四十九年仲秋寿春梁文科瀛侯氏书于古播州之二至堂

（《年希尧集验良方》梁序）

"贵胄仁心" 年希尧

年希尧（1671—1738），字允恭，号偶斋主人。清广宁（今北镇）人。隶汉军镶黄旗。其父遐龄、其弟羹尧，皆为清廷命官；其妹世宗时贵妃。希尧初自笔帖式，累擢工部侍郎。雍正初夺官。复起内务府总管，命榷税淮安，加左都御史。雍正十三年（1735），为江苏巡抚高其倬劾罢。

年氏于康熙六十一年（1722）任广东巡抚，公事之余，好览方书。凡河间、东垣诸名家著作，无不取而遍观之。而尤嗜良方，耳目所睹记，友朋所传说，悉一一举而录之，私之箧衍中。间或遇病者，则出一方以疗之，亦无不随试辄效。

清雍正元年（1723）春，宦游五岭，土地卑湿，山川郁蒸。居斯土者往往以疾疢是虑。廷尉梁君适规察是邦，因惠年氏《集验良方》三卷。年氏取而读之，见其论病则抉夫源，用药则予正，凡病皆有方，方皆已验。是诚萃河间、东垣之精英，而非世之承陋传讹者可比。

1724年夏，年氏检集旧残，恐其久而零落也。因合梁君之书并而梓之，名曰《年氏集验良方》。该书又名《集验良方》，凡六卷。属于验方汇编性质，分养生、急治、中风、伤寒、感冒等50余类。除辑录验方外，其中养生、伤寒、感冒

第一篇 ✦ 名医匠心

025

类中均附以简短医论，是一部很有实用价值的临床参考书。

年氏对本草也颇有研究。雍正乙卯年（1735），在出任江苏巡抚时，他将李时珍《本草纲目》中的附方分类，编辑而成《本草类方》一书。全书体例以天干排列为十卷，分为诸风、痉风、项强、癫痫、卒厥、内、外、妇、儿科诸病等，一百一十三类。每类均分列病症及其所用的方药。

年氏一生著述甚多，除了上两部书以外，还辑有医书《刀圭》《异授眼科》《食宪鸿秘》。其他方面有《面体比例便览》《视学》《测算》《对数广运》《万数平立方表》《算法纂要总纲》《五方元音》等书。

【史料拾珍】

予素不善医，而性好览方书，凡河间、东垣诸名家著作，无不取而遍观之，而尤嗜集良方。耳目所睹记，友朋所传说，悉一一举而录之，私之箧衍中。间或遇病者，则出以疗之，亦无不随试辄效。由是愈益嗜之，如是者三十年矣。

癸卯（1723）春，宦游五岭，土地卑湿，山川郁蒸，居斯土者，往往以疾疢是虑。廷尉梁君适观察是邦，因惠予《集验良方》三卷。予取而读之，见其论病则抉夫源，用药则归于正，凡病皆有方，方皆已验，是诚萃河间、东垣之精英，而非世之承陋传讹者可比。心甚善之，意欲广刷千百本，流布人间。越半岁，梁君晋秩廷评，琴鹤北上，板亦随之度岭，此愿竟未酬也。

甲辰（1724）长夏，检集丛残，得旧录方书一本，其为梁君所刻者什之三，未刻者什之七，恐其久而零落也，因合梁君之书，并而梓之，以酬向日之原。刻既成，将识其缘起，因思《大涅槃经》新医旧医之说，而深有感焉。

夫旧医新医之所用者，皆乳药也，当王之初病也，新医禁旧医之乳药，国中有欲服者，当斩其首，而王病愈；乃王之复病也，新医占王病，仍应服旧医之乳药，而王病亦愈。夫旧医之治病也，不辨风热寒温，悉令服乳，新医之厉禁之宜也，迨王之热病作也，非乳不起，而新医之所以除病者，即所禁旧医之乳药而已。

今所刻诸方，旧医之乳药也，用者能神而明之，则在在皆为新医之乳药矣。若舍旧医之乳药，而欲别求新医之乳药，虽谒大自在天而求之，岂可得耶！因识其语于简端，并以贻梁君，以为何如也？

雍正二年夏五广宁年希尧于五羊官署

（年希尧《集验良方》自序）

昔陆忠宣公晚年家居键户，不著书，只留心于医，撰《古今集验方》五十篇行于世。夫以忠宣为王佐帝师，经纶制度昭昭然与金石不朽，而犹孳孳于导养之术，遇有秘方，手钞不怠者，记止利一己、活一人而已哉！要以延万世之药石，针害身之膏肓，厥功伟矣。今之言知医者，自矜私智，学不师古。上药、中药、下药，莫分其等；五气、五声、五色，未察其微。惟以情度病，或多其物以幸有功，或创其异以试药饵。虽亦妄著方剂，术亦疎矣。故放翁有"庸医司性命"之句，洵不诬也，良可慨也。余自历官以来，存心利济，案牍之余，搜览神农、岐伯之书，知古人用药，君臣佐使之相宜，必严其辨；阴阳子母之相摄，必慎其合。而后处剂立方，宜乎其疗疾也，神明不测。因集《本草》中经验古方，以及传自宫禁之秘，为之条分部别，汇成斯集，名曰《本草类方》。俾善持生者察脉之真，病与脉直，而按汤液以攻腠理；制药丸以起沉疴。自利利人，不亦可乎！余学殖荒落，未娴安身修命之学，聊以传自古人者验诸今；秘诸珍获者公诸世。庶几性命之功，因辅养以通者，无失乎活人之术。若云接轸乎忠宣之著述，则又何敢！惟冀好自用而不师古，矜奇异以误人者，得是编而反正绪，未必非青囊中之一助也。是为序。

雍正乙卯春月广宁年希尧自叙

（年希尧《本草类方》自序）

《异授眼科》一书，予家姑丈涿鹿李先生所授也。此书传自异人，世无别本，予见而爱之，乞以携归，秘之箧中者二十余年矣。癸巳岁，宦游西粤，文华黄公时中丞适旬宣是邦，晨夕过从，偶于案头得睹是书，因谓予曰：此盲者之宝筏也，何以珍之箧中不广为传布耶？随即举而授之梓，并按方修合，遇病目者疗之，无不随手立愈。予然后知是书之诚为秘本矣。甲辰之夏，既刻《集验良方》，复以此书附之于后，俾天下之人得是书者，咸熙熙皞皞，游于光天化日之下，而无呻吟愁痛之声与夫伥伥何之之叹，是则予之志也夫！

甲辰七月望日偶斋识

（年希尧《异受眼科》自序）

人身五官中，惟耳目为尤重，而司聪之外，莫若司明。目虽开窍属肝，然五脏之精液皆上注于目而为之睛。故养生家有内视静功、目光宵烛之说。惟内养既充，外邪不扰，则眸子了然常明。第人生斯世，劳心劳形之事谁能或免，或被风霜所冒，暑热所侵，则受伤于外；或为郁怒伤肝，营血摧耗，则受损于内。斯则欲因病疗治，则终身明瞽之关皆出自医者之手，可不慎哉！然世所谓能拨云雾而睹青天者，伊何人乎？舍清江邓子，其谁与归。予尝览其《一草亭目科全书》，其自序业医之缘，盖本于宋儒"为人子者，不可不知医"之论，则其人孝矣。且以文正范公"不为良相，即为良医"之旨矢志自期，则其人仁矣。仁孝之人，殚精医学，乌有不造于神明之域者。故立论列方，内损外因，分剖详悉，奇偶制度，精专明备。且其所传，又迥出寻常万万者，是以用其方药，辄试辄验。惜乎枣梨残缺，其书不传。予得是书，藏之什袭久矣。今不敢自私，重付剞劂，公之斯世，非第为仁人孝子表扬著作之苦心，抑亦为天下后世，凡苦目病者，拣方疗治，得以复明，不须内视之功，自可保五官之最重，而不虑风霜忿郁之伤，则邓子《一草亭书》，其功宁有量哉！是为序。

康熙岁次丁酉菊月广宁年希尧书于金陵官署

（邓苑《一草亭目科全书》年序）

九流莫难于医，亦莫慎于医，盖人之性命所攸关也。是必奉其传于名师，穷其理于素习，小其心于临时，一遇其人之病，先审其人之气质，按其人之性情，据其人之居处服习，循经辨络，以得其致病之源。与夫病之所在，然后随节气就方舆，切脉对证而投之以药，无有不随手而效焉者也。顾自张仲景以后，名医代出，其所著述，几于汗牛充栋，后之学者，于茫茫大海中，非埋首读书，潜心味道，得名师之指授，而能知三昧者盖寡。余少留心于方出，稍稍知本学，每有遇疾而不轻服药，惟恐庸医之误也。

兹奉圣天子命抚粤东，粤东山海隩区也，在天文星躔鹑火，其气多燥，而又近于大海，群山叠抱，其间溪涧泉寒，莫非潮湿也，以天燥地湿之乡，而人之生于其中者，苟不自谨，立即致病。其气之壮者，感之轻而发之速，固可不药而愈；然疾甚者，必延医。讵知粤东之医，其能记诵《汤头》，耳熟《脉诀》者，十无一二，甚而不解《内经》为何文，《伤寒论条辨》为何意，略知药性，拘守成方，究之胸中不通，指下不明，是以投之剂而多死。

今夫病之寒热，有表里之分焉，有疑似之别焉，有浅深主客之攸殊焉。其于似热证者，辄投凉剂，岂知凡感于寒，则为病热，寒郁则热盛，须温以解者，而凉剂直利刃矣；于似寒证者，辄投暖剂，岂知食重内蒸，热极反寒，六脉全伏，须下以解者，而暖剂尤利刃矣。更可骇者，不论其人之形气，与天行之节候，致病之根源，而擅用桂、附、人参，以为能用贵药者为通方、为老手，而不知杀人于三指，而率不自认其罪者，莫若此等庸医之甚也！

余抚粤未及三载，而闻医之杀人者，不可数计，殊悯粤人之甘心送命于庸医，而不自知也。比山阴余子燮庵来粤，因得是书，读之心析，有仲景诸公所未及者，而折中补救，诚为仁人济世寿物之至宝，即为捐俸授梓，印本普行，愿吾粤之医家，熟读精思，悟其今之所是，悔其昔之所非，凡于临证立方，先之以其难其慎之心，而加之以必审必详之意，则庶几乎以将来之功，补既往之过，而庸医杀人之罪，吾知免矣。呜呼！斯人有疾痛，虽则造物之憾，而实抚斯人者之所疾心也，故不惮琐琐，以为之序。

大清雍正三年岁次乙巳初夏上浣钦命巡抚广东等处地方提督军务兼理粮饷都察院右副都御史广宁年希尧撰

（吴有性《瘟疫论》年序）

古之医以实学行道而济世，今之医以不学谋利而肥家。即其立心，已君子小人之迥判矣。若世俗之医，则罪有尤甚。微独不通书卷，并不知脉诀，指下胸中，茫然莫辨，又安能辨病之经络耶！更有不但不辨药性，而并不识药品，惟牢记凉者凡某某味，暖者凡某某味，以及某形者为某味，某色者为某味，某臭气者为某味而已。至于孰为道地，孰为精良，一无所据。而敢于悬壶入市者，总欺世人不读医书、不讲医理、不参医法。第就时俗之闻见，因友朋之表扬，遂忘其药为刀银，而杀人如草菅矣。余昔奉命抚兹粤东，甫抵任，即闻医皆庸劣而多伤人性命者，犹未之遽信也。未几家人病，形瘦而神旺，体作热，舌生苔，此实证之宜下而汗解者。医以为须温补，及不效，更加参、附，不数服而死者，此其一。继而差某官至粤辄病，此北人而感南方之疫气，亟宜下而解者。越数日病益剧，余差人视之，见其口燥语谵，舌苔黑而生刺，此疫毒固结生热，热极反兼水化故也。非大剂急下，不能拔病回生。而医谬为阴证伤寒，辄用桂、附等药，余见方即差人往止勿服，服必大误。讵伊家人不信，竟以此药进，而某官即于是夜毙。后又关吏病，乃时疫也，宜下宜汗者。而医以吏年高，用补剂，以致毒气内闭，壅塞垂危。及明者诊之，询其所服汤剂，惟有顿足长吁，不可以药救药。此轻用补剂以杀人者又其一。适家人双目赤肿，头晕胸懑，此瘟疫也。医不以为瘟疫，而以为火眼，竟用大凉之剂，服之愈加昏聩、闷塞。赖明者诊之曰：如再投凉剂，命必休矣。急用达原饮，一服便减，继以两三服全瘳。甚矣！此仆之得生，幸早遇明者也。然而天下之医，其术类乎此者比比而是，既未由家喻户晓之。爰检余所藏书，有《瘟疫辨正秘集》，详读熟玩，益信向之所以病而辄死者，皆庸医之杀之也。乃稍为诠次疏解，授诸梓人，刻成散布。凡医给以全卷，愿熟读而详究焉。其亦知汝前此之误杀人而懵不自觉乎？其亦知今此之对是书而惭焉内悔乎？其试依其脉诀、审其病症、按其节气，而斟酌慎重以用药乎？其细察表里虚实、阴阳寒热、主客缓急，了然于心、了然于指，不复任情率意，妄施参、附乎？果尔，则庶几以后此救人之功，补前此杀人之过。虽谋衣食、成家产，而寸心不欺者，鬼神可恕也。倘仍自以为是，以人之性命为儿戏，纵幸逃于王法，而能逭于冥诛哉！是以不惮叮咛告诫，而复为之序。

广宁年希尧偶斋书

（吴有性《瘟疫论》年氏又序）

"切于济物" 刘起运

刘起运（1716—?），字泰来，清代奉天府铁岭县（今辽宁铁岭）人。以儒兼医，究心于《黄帝内经》和张、刘、朱、李诸家，是能登其堂而入其室者。著有《济阴全生集》三卷，耐寒逸人谓此书"于坤道之调经、受孕、产前、产后调摄之法无一不备，且于妇女诸病症治法无一不全，诚妇科之良法，全生之宝筏"。

【史料拾珍】

医防于轩岐，轩岐而降，贤圣相承，代不乏人。奈后之学者，童而习之，皓首而不能得其要，非以医之难欤！夫天下莫难于医，而医尤莫难于妇人科。寇宗奭曰：宁治十男子，莫治一妇人。谓妇人处闺阁之中，怀抱多郁，受病亦异，非如男子之可以觌面，问讯根由、研究病情也。业医者必了然于指下，默会于胸中，然后可以随证施治，应手活人。若徒就纸上陈言，牵强附会，又何异按图索骥耶！运自入庠而后，治举业外，酷好轩岐。每思人生光阴有限，转眼尽属蜃楼，倘与世浮沉，毫无实事可以表见，草木同朽，能不疚心？久欲就所闻见，勒成一书。壬辰春，值妻崔氏妊娠，势甚危笃，潜心体验，随机用药，幸得无恙。因发誓纂集妇人科，以答上天之默佑。爰是遍访名师，殚心研穷。采诸家之长，并参以管见，汇成一书，名曰《秘录济阴全生集》。非敢谓识见精通，可以方驾前人，而因脉辨证，因证用药，实费一番苦心。读是书者，推而广之，不惟可以救一人，实可以救一世；不惟可以救一世，亦可以救万世。今圣天子道接羲皇，钦命医院纂修《医宗金鉴》，每欲登斯民于寿域。余一介儒生，身虽在于衡茅，心恒切于济物。仁人君子，览是书而鉴其苦心，并指摘其所不逮，使世谓治妇人不必果难于治男子也。是则余之厚望也夫！

爰不揣固陋而序其略。

时大清乾隆三十八年岁次癸巳闰三月二十日铁岭县刘起运书于素堂时年五十有八

（刘起运《济阴全生集》自序）

"兴教惜才" 王站柱

王站柱，字桂舟，清代奉天府（今辽宁沈阳）人。汉军正白旗举人，乾隆十九年知大理府事，兴学校，惜人才，勤于考课，捐俸益膏火。乾隆四十八年（1783）任湖南布政使。集有《不药良方》二卷，附《续集》十卷。

《不药良方》二卷，续集十卷。成书于1783年。是书列有急救、头面、耳目、门齿、身体、心腹、手足、杂症、损伤、疮毒、妇人、小儿等12门，凡收方590余道，12门中所涉病证在百种以上。其方所用之药，皆草木、金石、鸟兽、虫鱼寻常之品，得之既易，识之不难，试之多验。作者曾见何氏刊行《不药良方》，其所需皆寻常之物，无诊候之烦，携诸行囊，屡试辄验。既叹其神，因思广其意，偶有见闻，随手抄录，数十年之内，采择更多，又续成十卷，收内、妇、儿、外科方2700余道，其方皆简便验方。

【史料拾珍】

《礼》云：医不三世，不服其药。《书》云：若药勿瞑眩，厥疾勿弗瘳。若是乎医药之难于良耶！况乎荒徼遐陬，深山穷谷，医不能遍通；舟车道路，逆旅征人，药不能猝办。于此而有不药可愈之术，鲜不奉为良医矣。予昔见盖平何氏刊行《不药良方》，其所需皆寻常之物，无诊候之烦，携诸行囊，屡试辄验。予既叹其神，因思广其意，偶有见闻，随手抄录，数年来历滇南、山左、吴、越、豫、荆，采择更多，衰然成帙，遂分为十二门，以便临时之翻阅，久思寿梨公世，缘尘辙靡宁，因循不果。癸卯秋，量移西蜀，于篚笥中捡付梓人，非敢谓功侔良相也，以是编既便于取携，复易于传述，济医药之所穷，而占勿药之有喜，是亦活人之一术云尔。

乾隆四十八年十二月既望桂舟王站柱题

（何氏《不药良方》王序）

癸卯冬，余刻《不药良方》一集，意在便取携而广施济也。三年以来，行之颇效，求者亦多。钦使留公远驻藏中，尔来徵是集，并因诏地向无医药，札饬照集中所需物料悉为购备齐全，陆续付邮驰递，以便给求济众，未知果能一一经验否也，而是书固已不胫而走矣。夫良工备物，待用无遗；吉人为善，惟日不足。前编只就余遊篚所藏汇成一卷，门类不多，按症而求，尚虞缺略。因又网罗旧集，采择新知，所得加三倍于前方，俱著验而理有可信者，选订阅一寒暑始付剞劂。是编原因便于行笥而设，故凡诸大方仍略而弗录，行初志昭画一也。集成，爰复叙而识之。

乾隆五十一年冬至月桂舟王站柱书于四川藩署怡情育物之堂

（王站柱《不药良方续集》自序）

"《本经》注者"孙冯翼

孙冯翼（生卒年不详），一名彤，字凤卿，号凤埔。清奉天府（今沈阳）人。清代著名的考据学家、藏书家。以荫生官至通判、候补郎中。与孙星衍关系极为密切，嗜藏书、辑佚古书。家有"问经堂""万卷堂"，藏书数量不详，编撰有《问经堂书目》抄本 2 册，著录有 1600 种图书，且分类和孙星衍《孙氏祠堂书目》相似，分 12 类：经学、小学、诸子、天文、地理、医律、史学、金石、类书、辞赋、书画、说部。收藏有宋元本数种，如宋刊本《真文忠公政经》等。嘉庆四年（1799）与孙星衍同辑《神农本草经》3 卷，《子夏易传》1 卷，《桓子新论》1 卷，《马王易义》1 卷，《禹贡地理古注考》1 卷，《典论》1 卷等。嘉庆七年（1802）辑《尸子》《皇览》《司马彪庄子注》《甘氏星经》《淮南万毕术》《燕子书》《说文正字》等，这些文献都是他从历史文献中考证辑佚而出，有功于史学研究，刊刻在《问经堂丛书》10 册中。编撰《四库全书辑永乐大典本书目》，其著录之书凡 388 种，存目者 128 种，凡 516 种。著有《明堂考补正》《春秋三传异同测义》等。

冯翼通医理，于嘉庆四年（1799），同其叔父星衍，取材于宋朝唐慎微的《经史证类备急本草》一书，参证《太平御览》《艺文类聚》《初学记》《后汉书注》《事类赋》等书，据古订正，勿嫌惊俗，辑《神农本草经》三卷，刻入《问经堂丛书》。现存该版本和光绪三十二年（1909）善成堂刻本。此书记载药物 365 种，其中植物药 252 种，动物药 67 种，矿物药 46 种。根据药物的效能和使用目的不同，把药分类为上、中、下三品，并立为 3 卷分别论述。卷一为"上经"，论"上药一百二十种，为君，主养命以应天，无毒，多服、久服不伤人。欲轻身益气、不老延年者，本上经"；卷二为"中经"，论"中药一百二十种，为臣，主养性以应人，无毒、有毒，斟酌其宜。欲遏病补羸者，本中经"；卷三为"下经"，论"下药一百二十五种，为佐使，主治病以应地，多毒，不可久服。欲除寒热邪气、破积聚、愈疾者，本下经"。是书特点于每条经文之后，引列有关诸说，并加按语，内容翔实，为诸辑本之冠，是本草学研究的重要参考文献。

【史料拾珍】

儒者不必以医名，而知医之理，则莫过于儒者。春秋时，和与缓神于医者也。其通《周易》辨皿虫之义，医也而实儒也。世之言医者，必首推神农。然使神农非与太乙游，则其传不正；非作赭鞭钩𫓧，巡五岳四渎，则其识不广；非以土地所生万千类验其能治与否，则其业不神。传不正，识不广，业不神，虽日取玉石草木禽兽虫鱼米谷之属历试之，亲尝之，亦仅与商贾市贩等耳。于医乎何与？吾故曰：神农，千古之大儒也。考《崇文总目》载《食品》一卷，《五脏论》一卷，皆系之神农，其本久不传，传之者《神农本草经》耳。而亦无专本，唐审元衰辑之，书录解题，谓之《大观本草》。《读书志》谓之《证类本草》。厥后缪希雍有《疏》，卢之颐有《乘雅半偈》，皆以本经为之主。然或参以臆说，或益以衍断，解愈纷，义愈晦。未有考核精审，卓然有所发明者。则证古难，证古而折衷于至是，为尤难。孙渊如观察，偕其从子凤卿，辑《神农本草经》三卷。于《吴普》《名医》外，益以《说文》《尔雅》《广雅》《淮南子》《抱朴子》诸书。不列古方，不论脉证，而古圣殷殷治世之意，灿然如列眉。孔子曰：多识于鸟兽草木之名。又曰：致知在格物。则是书也，非徒医家之书，而实儒家之书也。其远胜于希雍、之颐诸人也固宜。或以本草之名始见《汉书》平帝纪、楼护传，几有疑于《本草经》者。然神农始尝百草，始有医药，见于《三皇纪》矣。因三百六十五种注释为七卷，见于陶隐居《别录》矣。增一百十四种，广为二十卷，《唐本草》宗之，增一百三十三种，孟昶复加厘定，《蜀本草》又宗之。至郡县本属后人所附益，经但云生山谷、生川泽耳。《洪范》以康宁为福，《雅》《颂》称寿考万年，又何疑于久服轻身延年，为后世方士之说哉？大抵儒者之嗜学如医然。渊源，其脉也。覆审，其胗视也。辨邪正，定是非，则温寒平热之介也。观察方闻缀学以鸿儒名，海内求其著述者，如金膏水碧之珍。凤卿好博闻，研丹吮墨，日以儒为事。则上溯之羲皇以前数千年如一日，非嗜之专且久而能然耶？顾吾独怪是编中无所谓治书癖者，安得起神农而一问之？

嘉庆四年太岁在己未冬十月望日宣城张炯撰于瞻园之灌术庄

（孙星衍《神农本草经》张序）

《神农本草经》三卷，所传白字书，见《大观本草》。按《嘉祐补注》序云：所谓《神农本经》者，以朱字；《名医》

因《神农》旧条而有增补者，以墨字间于朱字。《开宝重定》序云：旧经三卷，世所流传，《名医别录》，互为编纂。至梁贞白先生陶弘景乃以《别录》参其《本经》。朱墨杂书，时谓明白。据此则宋所传黑白字书，实陶弘景手书之本。自梁以前，神农、黄帝、岐伯、雷公、扁鹊，各有成书，魏吴普见之。故其说药陛主治，各家殊异。后人纂为一书，然犹有旁注，或朱墨字之别，《本经》之文以是不乱。旧说本草之名仅见《汉书·平帝纪》及《楼护传》，予按《艺文志》有《神农黄帝食药》七卷，今本讹为食禁。贾公彦《周礼医师疏》。引其文正作食药。宋人不考，遂疑本草非七略中书。贾公彦引《中经簿》，又有《子仪本草经》一卷，疑亦此也。梁《七录》有《神农本草》三卷，其卷数不同者，古今分合之异。神农之世，书契未作，说者以此疑经，如皇甫谧言，则知四卷成于黄帝。陶弘景云：轩辕已前，文字未传，药性所主，当以识识相因。至于桐、雷，乃著在于编简，此书当与《素问》同类。其言良是。且《艺文志》农、兵、五行、杂占、经方、神仙诸家，俱有神农书，大抵述作有本，其传非妄。是以《博物志》云：太古书今见存，有《神农经》《春秋传注》。贾逵以三坟为三皇之书，神农预其列。《史记》言秦始皇不去医药卜筮之书，则此经幸与《周易》并存。颜之推《家训》乃云：《本草》，神农所述，而有豫章、朱崖、赵国、常山、奉高、真定、临淄、冯翊等郡县名，出诸药物，皆由后人所羼，非本文。陶弘景亦云：所出郡县，乃后汉时制，疑仲景、元化等所记。按薛综注张衡赋，引《本草经》：太乙禹余粮，一名石脑，生山谷。是古本无郡县名。《太平御览》引《经》：

上云生山谷或川泽，下云生某山某郡。明生山谷《本经》文也，其下郡县，名医所益。今大观本，俱作黑字。或合其文，云某山川谷，某郡川泽，恐传写之误，古本不若此。仲景、元化后，有吴普、李当之，皆修此《经》。当之书世少行用。《魏志·华佗传》言普从佗学，《隋·经籍志》称《吴普本草》梁有六卷。《嘉祐本草》云：普修《神农本草》成四百四十一种。《唐·经籍志》尚存六卷。今广内不复存，惟诸书多见引。据其说药性寒温五味最为详悉。是普书宋时已佚，今其文惟见掌禹锡所引《艺文类聚》《初学记》《后汉书注》《事类赋》诸书。《太平御览》引据尤多，足补《大观》所缺。重是《别录》前书，因采其文附于《本经》，亦略备矣。其普所称有神农说者，即是《本经》。《大观》或误作黑字，亦据增其药物；或数浮于三百六十五种，由后人以意分合，难以定之。其药名有禹余粮、王不留行、徐长卿、鬼督邮之属，不类太古时文按字书，以禹为虫，不必夏禹。其余名号，或系后人所增，或声音传述，改古旧称之致。又《经》有云宜酒渍者，或以酒非神农时物。然《本草衍义》已据《素问》首言"以妄为常，以酒为浆"，谓酒自黄帝始。又按《文选注》引《博物志》，亦云杜康作酒。王著与杜康绝交书曰：康字仲宁，或云黄帝时人，则俱不得疑《经》矣。孔子云：述而不作，信而好古。又云：多识于鸟兽草木之名。今儒家拘泥耳目，未能及远，不睹医经本草之书。方家循守俗书，不察古本药性异同之说。又见明李时珍作《本草纲目》，其名已愚，仅取大观本割裂旧文，妄加增驳，迷误后学。予与家凤卿集成是书，庶以辅翼完《经》，启蒙方伎。略以所知，加之考证。《本经》云：

上药本上经、中药本中经、下药本下经，是古以玉、石、草、木等上中下品分卷，而序录别为一卷。陶序朱书云：《本草经》卷上注云：序药性之源本，论病名之形诊；卷中云：玉石草木三品；卷下云：虫兽果菜米，合三品。此《名医》所改。今依古为次。又《帝王世纪》及陶序称四卷者，掌禹锡云：按旧本亦作四卷。韩保升又云：《神农本草》上、中、下并序录合四卷。若此，则三四之异，以有序录。则《抱朴子》《养生要略》《太平御览》所引《神农经》或云同于太乙子，或引太乙子云云，皆《经》所无。或亦在序录中，后人节去之耳。至其经文或以痒为养、创为疮、淡为痰、注为蛀、沙为砂、兔为菟之类，皆由传写之误。据古订正，勿嫌惊俗也。其辨析物类，引据诸书，本之《毛诗》《尔雅》《说文》《方言》《广雅》，诸子杂家，则凤卿增补之力俱多云。

阳湖孙星衍撰

（孙星衍《神农本草经》校定序）

"屡起沉疴" 高愈明

高愈明（1861—1938），名学良，字骏轩，号愈明，以号行世。清盖平县（今盖州市）人，居邑北博洛铺尹家屯。其祖世居故地，业儒习医，多悬壶设肆于镇中。每每往来城乡间，问病者踵趾相接，活人无算。高氏自幼性慧敏，多艺材，不学而能。每制一物，往往出人意料。少年时专攻医学，从《黄帝内经》、仲景《伤寒论》诸书悟入。终日不语言，至废寝忘食，人每目之为书愚。学成悬壶，自设"卫生堂"。一时远近问病求医者，络绎不绝。甚者省垣名官臣僚，亦多有请治，活人数以千百计。

高氏临证之余，每忧医学流传失实，为害非浅，而尊重人道之心愈笃，常言："医病只医个人，不如医医其功倍之。"遂请私立医学校一处，民国三年（1914）报准立案，设医学讲习所，广招生徒，以广其传。传授医理，分门别类，研究先人著述而外，类多附以讲义。而于《黄帝内经》《难经》《伤寒论》《金匮》《本草经》等书，尤皆详为注释，抉择不遗余韵，以开后学之法门。期间高氏多费苦心，师资缺乏，就特聘当地秀才刘逢泮，带授文理医经。为解决办学经费拮据，高氏将"卫生堂"积资及千余亩良田全部耗尽，其用心亦深且远也。后惜力难以持久，六年后停办，共办五期，每期30人。

高氏晚年行医于营口市"咸春堂"和"宏春堂"，挂牌坐堂医。因其医风严谨，医法颇有独到之处，屡愈痼疾沉疴，故名声大震，被营口医药界公推之首。他不仅医术精湛，而且医德高尚，济世救贫，治病活人为他的信仰，时被奉天、吉林两省妇孺多所称道。高氏子振德、振翰均习医，克绍家学。

高氏一生著述甚多，曾撰有《伤寒论溯源详解》《脉理溯源》《六淫溯源》《温疹溯源答问》《温病溯源》《毒疫答问》《温病说略》《秋疫答问》《咳症论》《头疼分类》《时灾预言》《灵兰真传》《妇科维新》《温病革弊》《鼠疫答问》《神农本草经大观注解》《本草增注》《大学圣经详解》等书。

《伤寒论溯源详解》全书四册，共八卷。首一卷，体例仿照陈修园《伤寒论浅注》一书格式，宗旨是为启迪后学，昌明医道。其总目录分以六经病脉证辨证，附六经方。

《脉理溯源》成书于1915年。本书系高氏医学讲习所教材。书中就李时珍脉学所引二十家脉论，逐一订评；择录前贤脉论，如引王叔和、李时珍、张景岳三家，逐一注评；注释《黄帝内经》诊形质位置脉法及诊十二经气脉法诸条文。论述天人造生、二气（阴阳）应脉、五行生克、五脏相生、五脏位置，绘图说明四方四相、四相五行、五行应五脏等。深入探讨脉诊部位与方法，在李时珍二十七脉的基础上，增补大、小、颤、疾、粗、乱六脉，合为三十三脉；收录增订朱丹溪定息数歌、关前关后阴阳主病歌、总论脉象应病歌、总论浮沉主病歌，五脏脉象歌、四季应脉歌、五脏邪脉歌，以及五脉太过不及歌图、五志病脉歌图等。探讨十二经气，增注《黄帝内经》及朱丹溪十二经气脉象，编有十二经气脉象歌，记述十二经主病；增订李时珍《濒湖脉学》，选订《三指禅》脉诗。除阐发前人意蕴，以立后学标准之外，更独抒己见，绘图编歌，论述望闻问切、病脉宜忌、验病生死、平素脉数，诊脉以验无病者寿夭死期，及至富贵贫贱、智愚性情等。还主张中西医学应交换知识，取长补短。

《温疹溯源答问》又名《痧疹探源》。是书编辑，全由高氏口述，门弟子抄录而成，以问答方式为体例。全书二册，凡四卷，内分疹、斑、痱、痧四种。首述四症之起源，种类轻重、险症之辨，以及药物、饮食宜忌；中叙四症之形状及变化，皆列有专方；终叙各方中药味组成、药量、性能，以及辨药真伪，条分缕晰，朗若列眉。《温疹溯源答问》是一部治疗时疫、温病斑疹，很有价值的临床实用参考书。

《毒疫问答》一卷，成书于清宣统二年（1910）。本书以问答形式详论鼠疫，认为此证中国古无，由俄人带来，因毒伏于物，于春夏气令发散，秋冬气令收藏，并论述隔离的重要性。

《灵兰真传》三卷。上卷为十二经络歌，重点阐述以气血经脉辨证施治理论；中卷论述了脉证和治疗；下卷分头、目、耳、鼻等十六部分，对各科疾病症状和治则作了细详的介绍。处方遣药更有妙处，每方详加临床考究，辨证精当，药味不多，恰到好处，屡愈沉疴。至今临床应用，很有裨益。

【史料拾珍】

医理根柢《内经》，至汉张仲景著《伤寒论》，以六经立法，专明汤剂，后世因之始有方药，是《伤寒论》为方书之鼻祖，仲景为医中之圣人也。前贤有言，不识伤寒，无以云医，以故注者三十余家，虽皆各有发明，而诋此驳彼，任意删改者，往往于仲圣之心传，竟未能窥其底蕴。至陈修园之《浅注》，唐容川之《补正》，为今时所盛行，亦不过袭取诸贤之精华，参以己见，编次成帙，以启后人，然犹有遗憾焉。余不敏，殚心医术数十年矣。参经旨，合易理，深知不洞悉方书，无以承医圣之统，不神明气化，无以开后学之门。故于《伤寒论》一书，穷搜冥索，溯源详注，不剿说，不雷同，匪惟于医理求其贯通。即证之儒、释、道三家之言，亦无不期其符合。至于随证知病，随病用药，随药处方，更必溯源以推其极。每脉必详其部位，每药必悉其性能，每方必讲明其君、臣、佐、使，务使学者遇病知源，用药不乱，又乌有寒热补泄之偏哉！是书本为初学而注，其中之辩驳诘责处，非敢故薄前贤，亦聊以阐发原文之精义而已，高明者谅之。

中华民国五年岁次丙辰秋九月

（高愈明《伤寒论溯源》自序）

　　脉能验病，本于《内经》，但词意古奥，多难索解。后秦越人探《内经》之旨，著为《难经》，措辞较显，然不过提纲挈领，终未条分缕悉，后学仍难窥其蕴。至晋王叔和，天聪圣智，合二经之旨，著《脉经》十卷，后人以其繁难，未盛行于世。六朝高阳生择其浅近常用者，编成歌括，名曰《脉诀》，仍名王叔和所著，但多插入己见，间有误解之处，如所言七表八里九道之非者，欲释《脉经》之理，反晦叔和之义。由是《脉诀》出而《脉经》益隐矣。后世自蔡西山、戴同父、滑伯仁，以至朱、张、刘、李诸名家，其论脉皆纷纷驳辨，莫衷一是。至李濒湖著《脉学》，今世盛行，然多失《内经》真意，凡辨脉者皆谓叔和所定部位之非。惟前清周梦觉著《三指禅》，力破群疑，独从叔和所定。余推《内经》诊候，实有两法：一以诊寸口，察内气形质位置之病；一以通身诊候，辨十二经气之病。后贤多滥引经文而非叔和，不知叔和言脉最重经气，后人皆略经气而不言，是愈引经文而经义愈失，愈非叔和愈与叔和相背矣。当叔和推《内经》之义，将二法合一，同诊寸口，较《内经》简而且深，乃神明变化，精益求精之道也。如非叔和者，皆以大小肠居于下，不当配于二寸，不知经气交接，表里合偕而行。大肠经气为手阳明，小肠经气为手

第一篇 ❖ 名医匠心

太阳，二经皆属于手，同行上部，若不表里同候可乎？余非欲辟前贤，但见《濒湖脉学》多所错误，因部位颠倒，遂不言十二经气之病，不知人惟经病为多。若不详究《内经》，认定部位，而脉理之精微终难明矣。且脉者秉赋之神机，如相貌然，不但可以察病，神而明之，即无病时，如人生之寿夭穷通、富贵贫贱、才智性情，无不可以理测之。迨后余发明此理，编成全帙，俾举国周知，未始非与西学争强之道也。故不惜重资，请立医学讲习所，口传心授，尤恐所见多偏，并欲质诸高明纠而正之，不但余所深望，亦众生徒同所深望也夫。

（高愈明《脉理溯源》自序）

神农著《本草经》，先言某药主治某病，后渐配合成方。至《黄帝内经》一出，始有君臣佐使、七方之论。然其中君臣问答，但言天人理化、致病之由，治法多用针灸，而不言方剂。所以黄帝以后，多明于针灸，而昧于汤剂也。至成汤时，伊尹著成《汤液》，而方书遂盛行于天下。沿及西汉，药方愈传愈杂，遇病不详理法，多有以针、灸、汗、下、吐、补、和，七法误施者。惟仲圣推岐黄之言，专发明汤剂一门，不取针灸，亦不取汤剂之吐法，以十二经气合化并为六经，著成《伤寒论》，所以辨烧针及灸之过者甚多，用者只三节，以其证必须内、外二法兼施，方有效果，是不得已而用之也。辨误吐者亦甚多，用者只二节，以其理应非吐不可，又不得已而用之也。后人浅觉，谓仲圣立法，不外汗、吐、下三大纲领，非也，不知仲圣只用汗、下、补、和四法。汗法如麻黄汤、桂枝汤之类是也；下法如三承气汤及大黄黄连泻心汤之类是也；补法如甘草汤、新加汤、建中汤之类是也。其余调其气化者，皆为和法，即小柴胡汤、栀子豉汤之类是也。要之皆以经气变动立言，赅括无遗，非仅治伤寒已也。独温病、热病、疫病及诸杂气之病提出于论外，乃后儒未能分晰明了，误为兼治，害人实甚。如朱奉义著《南阳活人书》，李东垣著《东垣十书》，概以伤寒之法治温病，是遵《伤寒论》拘泥之过也。刘河间著《原病式》，开寒凉一门，加入发散之品，谓之清解，其名虽是，其药实非。至前清吴又可著《瘟疫论》，不但温病、疫病不分，亦并不知疫病之由来，纯以杂气立论，岂非谬甚！杨玉衡著《寒瘟条辨》，又遵吴氏之说，立攻下之法，其论中之支离驳杂及矛盾处，尤不可胜数。喻嘉言著《医门法律》，以《伤寒论》治少阴始病所用之麻黄附子细辛汤，治春日之温病，不知此汤既治少阴之寒邪，即不能治春日少阳之温邪，混淆孰甚。至陈修园论温病，亦盛称刘河间之防风通圣散及九味羌活汤，不知二方正是温病之大毒，何可误施！又唐容川著《中西汇通·伤寒补正浅注》，谓麻黄杏仁甘草石膏汤是治温病主方，不知仲景此汤只为汗、下后，汗出而喘，无大热者而设，与温病无关，又何能治温病也。他如沈金鳌著《沈氏尊生》，大都附会河间之言。黄坤载著《黄氏八种》，每于温病自创其说，推其方无一效者。叶天士著《临证指南》，方药虽属近理，而立论未得正解，人所难从。惟吴鞠通著《温病条辨》，说理明通，远迈前人，惜其方未能完善，故人多忽之。再推世俗所遵者，不过《医宗必读》《医宗金鉴》《寿世保元》《明医指掌》《石室秘录》《万病回春》诸书，要旨不详温病之原理，何能得温病之善方？故今之治温病者，不遵吴氏之辛燥，即用杨氏之攻下；不遵河间之清解，即用朱李之发表，推之皆为温病之砒霜鸩，而发汗殆犹甚焉。余因去冬过暖，今又值丙火之岁，春夏温热之病必多，深恐治者多误，病者遭殃，欲著《温病溯源》一书，广为传布，又以所中功课太繁，未暇完璧，故先略白温病之由，兼备数方，愿病者拣选用之，亦救急之一术也。

（高愈明《温病说略》自序）

尝思医治最难。疫病千变百出，治之难于杂病。而鼠疫一症，更难于诸疫。古人诸疫无专书，后虽有之，多非善本，仅见于吴又可著《瘟疫论》，因南方湿气内杂，烟瘴之毒，立膜原之说。尽用燥湿辛散之药，乃是一时之小验，非一世推行之良法。实有害于诸疫，且有害于北方之疫，更有大害于鼠疫。又有杨璿著《寒瘟条辨》，昧却伤寒之理，不识温病、疫病之由，巧辩前贤，枉引经文，恃其文章之妙，笔利辞华，今人无不遵从，实不足于诸疫，与鼠疫之理更相远矣。又有吴鞠通著《温病条辨》，实发仲圣之未言，治春温正气病人，不治一切疫毒杀人。其方虽于鼠疫无害，而亦无益。又有用普济消毒饮者，总治寻常小疫，若鼠疫轻者服之可愈，其重者多致误事。今医多有用荆防败毒散者，诸疫服之且必加重，鼠疫服之即必立死。又有庸常之医，见诸疫初起，形同外感，信手发散，甚至有用九味羌活汤者，不知诸疫最忌发表，病者每受误治之害，甚可惜也。今有用《医林改错》活血解毒汤者，此书虽王清任偏见之说，其方治鼠疫，十可愈五。又有板印治此症之方，效验亦半。其功皆在红花、桃仁，究之总是未得真诠。自俄居此地时，营口初有此症传染，余亲至探访，细加斟酌，揣得此理，着手辄效，或虽百中间有一二不愈者，亦是染毒太重，治之过晚，神机已灭之故耳。从此历年时疫，兼有此症，此乃是症之轻者，但病少壮与幼童，死者不能倾家。今有喉疼肿项、麻疹暴死者，皆此症也。医者、病者皆未知致死原由。乙巳岁，盖邑传染此疾甚重，即著成此书，见人死含冤，不敢隐瞒；又恐自误，未敢传布。至今庚戌，八月十二日晚间，余次子忽言头疼咽痛，次早诊视，知是鼠疫。脉暴乖急，知毒太重，心实骇极。急用大剂汤药，一日服三剂，次日见项两旁各结疙疸一二枚，午后腋窝中又结疙疸。第三日两胯摺纹中又各结疙疸，共有十余枚。虽服大剂汤药，至第四日病势犹增，至第五日毒势始败。从此一日两剂，至第八日一日一剂。一日不服，病势即发。至二十余日，疙疸还未消尽，可知毒重莫过于此子。余治此症颇多，本身曾染其毒，头晕眼花，舌起浊苔，脚轻无根。急一日服药二剂，毒气立消。经众人之实效，加以本身与次子之亲验，方信是说为不误也。医得是说，可去前非，以救人命。人民倘有此病，可照方服药，不必用医。倘舍是方而延医治，恐必无益而有害之。故苦口告诫，用白话著成《毒疫问答》，区区管见，愿以公诸当世。

（高愈明《毒疫问答》自序）

夫温病、疫病、温疹，前人著书立说，昔无善论。今人阅书不广，偏信前人成书，沾沾墨守，不用发汗生动之品，即以川军荡涤为先，相沿成风，无不杀人害命，催其速死者。余怀不忍人之心，设为《问答》，敬告当世，共期去此大弊，以保生命，而挽积习可也。

盖平高愈明识
（《卫生大药房温病疫病温疹革弊问答》自序）

"勤求古训" 徐延祚

徐延祚（？－1917），字龄臣，清锦州府（今凌海市）人。习儒为官。光绪初，与弟谈国桓善。国桓称其论挹丰采，知为有道之士，遂订交焉。然初犹未识其精于岐黄也，认为先生以名世之才，怀经世之略，与其居京者，垂二十余年。凡朝政之利病与民生之疾苦，久已默窥其微。乃欲出宣，公活人之技，终不可得于是，遂南下，自燕而齐、而吴、而闽，又于光绪二十一年（1895）游粤。

徐氏自弱冠时，钻研医道。每见诸说纷歧，迨持以临证，恒苦龃龉难合，心窃悼之。于光绪元年（1875）秋，游京师，就正于有道之前。然所论仍不免冰炭，因思古人有"群言淆惑衷于圣"之语，由是勤求古训，专宗《伤寒》《金匮》《神农本草经》《素问》《灵枢》诸书，研究复10余年。岐黄至理，虽未能窥其堂奥，而论症施治，已不同于往昔之隔靴搔痒。徒执五行、阴阳、运气、脏腑、经络之说，而遂妄投以药也。历业十年，于光绪二十一年（1895）乙未游粤，著《医粹精言》四卷及《医意脏腑图说》（又称《医意内景图说》）诸卷问世。越二年，将平昔有关于疾医之言，删繁就简，辑一小册，名之曰《医医琐言》。凡古之所不讲，及诸家之空谈伪论，红紫乱朱者悉屏除之。嗣后，又著《医意》二卷。认为

清代辽宁中医药文化遗产拾珍

"夫刻舟不可以求剑，胶柱不可以调索，夫人而知之矣。即医亦何独不然。故医之理深而微，非有天聪者，莫窥其奥。医之书多而杂，非有定识者，莫宗其是。

徐氏学术上，赞许庞安时提出的学贵有"心解"，指出"医者理也，理者心意也"，盖通其理而后以意会之。他结合《医粹精言》，构成内外二说云："撰《精言》，欲人详内治之方，撰《医意》，欲人明外治之法。"

由于徐氏论述精湛，其友人称其"条分缕晰，沿流溯源，非三折肱者不辨"。

【史料拾珍】

窃谓医书可读者，除汉唐以上之论，则可以读可以不读也。况近世著作家，各逞臆见，理多隔膜，其若非实能有辅翼圣经，与治法有益者，亦可以不必读矣。然多闻而择，多见而识，圣人且云。故于精粗参半之书，亦不妨取而读之，略其短而取其长，是在善用者耳。予究心岐黄二十余年，所读无虑数十百家，所用之法皆取决于古人，并因时因证而变通之，自无不与古人之意吻合。间有疑难怪异之症，有古法未经道及者，辄澄心凝思，按脉切理，仍于古法之中而求之。慎之又慎，确有心得，出而问世，所幸全活甚多。因不揣固陋，于临症之暇，仅就管见所及，著为是编，颜之曰《医粹精言》。其立意持论，大半皆古人所未言，而于古人之所已言者，暨各大家真知卓识之论，亦时出入其间，以与为发明。是否有当，予亦不自知，应俟方家再为指正。"精粹"云者，予非自命，特自勖也。噫！天下事不粹不精，不可以有言；至粹至精，则尤不易

第一篇 ❖ 名医匠心

言。医之一道，何独不然？予既以粹精自勖，尤愿见是篇者，各以粹精共勖，庶于圣人己立立人之道，默有合焉，是则私心所窃幸也。

光绪二十一年乙未小阳月奉天龄臣氏徐延祚识于羊城铁如意轩

（徐延祚《医粹精言》自序）

夫刻舟不可以求剑，胶柱不可以调瑟，夫人而知之矣，即医亦何独不然？顾医之理深而微，非有天聪者，莫窥其奥；医之书多而难，非有定识者，莫宗其是。昔庞安时治疾无不愈，自言心解不由人授，善乎医之贵有心解也。《子华子》曰：医者理也，理者意也。盖必通其理而后以意会之，斯为不负。然其事未可以一蹴几即其功，不容以躐等进。余苦初学之未得其门，而又虑率尔操觚者之流毒于人也，爰择脏腑、经络、病机、脉候、识症、治法之显而易见者，笔之于书，以作引光之奴。夫童子胜衣就傅，必先教以礼、乐、射、御、书、数之文，示以洒扫、应对、进退之节，况医之变化万端，死生俄顷者乎？故余集前编而名以"粹"者，欲人详内治之方；撰是编而名以"意"者，欲人明外治之法。庶几本末兼该，源流悉澈，即由众而进于良，由良而入于神不难也。《易》曰：引而伸之，触类而长之。又曰：神而明之，存乎其人。其斯之谓与？世之知我者，幸无视为老生常谈也可。

光绪二十二年仲夏辽西龄臣氏徐延祚书于羊城旅邸

（徐延祚《医意》自序）

余尝读《迁史·扁鹊传》而有感焉。夫俞跗之治疾也，必割皮解肌，诀脉结筋，搦髓脑，揲荒爪幕，湔浣肠胃，漱涤五脏，而后奏功。甚矣！医固若斯之难也！范文正公云：不为良相，当为良医。诚以相与医皆有救世福民之任，实天下苍生性命所关。故良相之救民也，必统天下中外而熟筹之；良医之活人也，亦必统一身内外而熟悉之。《汉·艺文志》：医经者，原人血脉、经络、骨髓、阴阳、表里，以起百病之本、死生之分。不此之察，虽曰从事于医，亦何异盲者言视，而不知所以视；跛者言履，而不知所以履哉！夫脾肾心肝肺，五官之司；口舌鼻耳目，五官之候。斯即稍通医理者，亦能言之，夫何必赘！惟世之易视医者，动言五运六气，及叩其所以然之理，弗知也。每言五脏六腑，及询其所以然之部位，弗知也。如此而欲起死人而肉白骨，不几若涉大水之无津涯乎！今之能言脏腑者，惟西医为最原，西医能剖病人之腹，逐一考验，为华医所不及。然核与古人图说，不无微异之处。盖西医只详于一身之脏腑条件而已，至于脉络之起止，精血之流通，尚属缺而未备。不揣愚昧，博览旁稽，合中西而厘订之。凡同中之异，异中之同，各存其实。且删繁就简，俾有心于医者，开卷了然，庶于灵府中燃暗室之灯，辟长明之界，每视疾，若隔纱睹物，莫不悉见，则迭里特之传不至尽失，而于医之一道，或不无小补云。

光绪丙申年重阳奉天锦县徐龄臣识于羊城旅邸

（徐延祚《医意脏腑图说》自序）

余自弃儒就医，钻研其道者近十年。每见诸说纷歧，迨持以临证，恒苦龃龉难合，心窃悼之。于乙亥秋游京师，就正于有道之前，然所论仍不免冰炭。因思古人有"群言淆惑衷于圣"之语，由是勤求古训，专宗《伤寒》《金匮》《神农本经》《素问》《灵枢》诸书。研究复十余年，岐黄至理虽未能窥其堂奥，而论症施治已不同于往昔之隔靴搔痒，徒执五行阴阳运气脏腑经络之说而遂妄投以药也。岁乙未游粤，著有《医粹精言》及《医意脏腑图说》诸卷问世。近复将平昔有关于疾医之言，删繁就简，辑一小册，名之曰《医医琐言》。凡古之所不讲，及诸家之空谈伪论红紫乱朱者，悉屏除之，庶不使学者惑焉。至其中或有未尽之处，尚祈海内同道之士匡我不逮，是则余之深幸也夫！

光绪二十三年岁次丁酉荷月锦县徐延祚龄臣氏叙于羊城旅邸

（徐延祚《医医琐言》自序）

"政文并茂" 王永江

王永江（1872—1927），字岷源，号铁盦。清末民初金州（今大连市金州区）人。祖籍山东登州府蓬莱县，世代以商为业，上溯六代，始迁之祖，名王国禄。时值山东灾荒，赤地千里，饿殍盈野。王家生意不振，贫穷离乡，移居谋生，流落关外，道光年间定居宁海。初至宁海，业商无路，务农耕田。其祖父作霖，致家小康。后父克谦，嗣家业遂经商，于邑南街开"永庆和"杂货店。由于经营有方，生意兴旺，遂为本城商业名流。

王永江为家中长子，与其弟永潮受父母之望，拜当地名儒王天阶（光绪十四年戊子科优贡）为师，读书于乡里私塾。

兄弟二人专心读书，互相勉助，知经史、明礼义、擅诗文，学有所长。永江于14岁初露才华，兴诗作文，挥笔成章；17岁县考头榜；21岁遂授为补第子员，旋食饩。后与弟同入省垣奉天书院深造，朝夕攻读，潜心经史，广交识友，与名流张之汉诸人相交，相得益彰，博学多才，光绪二十六年庚子（1900）考取"金州厅学岁贡"。

王氏学有所成之后，初任本邑南金书院小学堂监理。后因父母年迈，家境贫困，乃另谋生计，弃儒学医。随本城名医采真学艺，专攻岐黄诸家经典，辑诸家之所要，凡选方之精者无不搜录，尤注重方药。经数年，锐意习讨，与其姐夫秀才李景周二人合资，去旅顺开中药铺。始以经营药材为主，后于光绪二十九年（1903）以"采真游"堂号挂牌业医。临证诊治医术益精，医名亦显，远近求治者不绝于门。历时五六年，风云突变，日俄战争突起，东三省惨遭蹂躏，旅顺地区被毁尤甚。正如王氏在《辛亥元旦吟》一诗中云："苟幸食饩二十一，公车三上翅三垂。归来无复寻亲句，不慕良相慕良医。甲辰忽遭沧桑变，苍茫故土悲沦夷。"日俄战后，旅大沦为日本占领的殖民地，王永江的采真游药堂，以及他的业医生涯也随着国土的沦丧而停止倒闭。

后王氏为了适应时机，于民国六年（1917）又弃医从政步入宦途。先后充任辽阳警察所所长，省府沈阳税捐局局长，奉天官地清丈局局长，财政厅厅长、省长，京城内务部总长等重要职务。步步高升，扶摇直上，终于成为奉系军阀中决策人之一，为举足轻重的要员。可谓显赫一时，名扬三省。

王氏莅政以来，初至辽阳，正逢东三省鼠疫流行，辽阳疫情尤甚，相继传染死亡甚多。王氏执医救疾，亲自防治，积极献计出策，多方奔走，所活无算，控制了当地疫情扩散。因其救疾有功，荣获东三省"防疫劳保知事"名誉。民国五年（1916），经奉天参政两署秘书长袁金铠保举任全省医务处处长。又竭力筹办奉天市立医院，对医事卫生尤所热心，多方支助。

王氏在就任省长时，曾于盖县名医高愈明往来，切磋医术。其子维宙患温疹，曾延请诊治，非常钦佩其医术。

王氏步入仕途，经清末民初至张作霖统治时期，整整从政20余年，一生可谓政文并茂。虽身居高位，公务缠身，仍惜时如金，不忘读书立说。"枕上移灯爱看书，一编在手四更余，纵无红袖消蝌蚪，犹胜朱门饱蠹鱼"。他一生著述甚多。其医学方面有《医学辑要》《方书选粹》《痼疾蒙谈》三部书，现存。其他方面有《易原窥余》五卷、《铁龛诗集》四卷、《学易偶得》一卷、《铁龛诗余》一卷、《阴符经注》《赫山子》等。

"名医名师" 刘润苍

刘润苍（1876—1947），字景素（庭名），号冕堂，别号筱河间生。清末民国奉天府（今沈阳）人，时居奉天城内石头市西胡同。初业儒，后隐于医，擅岐黄术，具菩提心。寝馈医学数十年，探幽索隐，博采兼收。饶有议论，是读张隐庵、陈修园二家书有心得者。光绪末年，参加奉天医学研究所考核，毕业于官办医学研究所。

嗣后，刘氏悬壶奉天小西门里"谦益堂"，竖匾为"学究灵素，理法中西"。其临证诊治遵古而不泥古，锐意创新。数十年曾先后在同寿堂、晋益堂、万年青药店业医坐堂，疑难病症，一经治疗，即能妙手回春。随之医名大振，深为奉者医界推重。他与马二琴、高振铎、沈宗之被誉称为沈阳"四大名医"。

刘氏在医术上，虚心好学，博采众家。民国二年（1913），幸从浙江购买名医朱载扬著《麻症集成》一书。时正值奉省疹疫流行，每年婴儿患疹而伤者数百人也，沦丧横夭之众多。刘氏临症多采书中之良法，试之多奏效。于是兴再版之志，民国己丑年（1925）于燠休中医社亲自梓行，并以序言。

民国元年（1912），刘氏认为中医教育落后，他说："近鉴泰西列强诸医有设学栽培之策，果能遵而师之，庶可造良医。"毅然在小西门里石头市胡同创办"燠休中医学社"，历时20余载，共办7个班，每班20~30人不等，为我省培养出百余名中医人才，至今许多名老中医源于其门下。

民国十五年（1926），奉天省同善堂、中西医学校，特聘刘氏为中医讲师，专门讲授中医经典《伤寒论》《黄帝内经》等课程。

民国二十二年（1933），沈阳于大北门外成立了"奉天共荣学院"，内设"汉医专修科"。刘氏应聘该校任教，主讲伤寒论、医案、医论、各家学说等课程。至1941年又先后在"奉天医士讲习会""奉天汉医学讲习会"受聘担任伤寒课、眼科讲师，为我省中医教育培养人才贡献出自己的力量。

在此期间，刘氏躬亲讲解，多有阐发。借寒暑之假期，乃祖述四诊心法，删其陈腐，留其精醇，表章其余蕴，更续其未备，远引旁征。上自《黄帝内经》，下迨近时各种学说，至理名言，靡不网罗。加之以殚究，继之以细绎，沟通中西，历时三易，裘篑而后，告成《初等诊断学》一书。全书凡一百二十条，十万余言，四大类，曰望诊、曰闻诊、曰问诊、曰切诊，兼采西医学说，以资借镜。娓娓数万言，熔古今于一炉，一时成为后学之圭臬。名医马应麟，受业于此，曾题诗称之为："二十载医经伴隐居，曾从绛帐盥清渠，杏林一夜花如锦，又向人间展异书。"与此同时也受到海内名家关注，纷纷题诗写序，如上海蔚楚、无锡周镇、镇江杨燧熙、山东王桂林。尤其是江苏扬州府、近代名医时逸人，特为该书撰写长篇绪论，称刘氏为"医界之泰斗"。

除此外，刘氏在教学授课时，认为古医籍上自《黄帝内经》，下及《千金》《外台》，与夫宋、元、明、清诸先哲之书帙，总括其数，殆汗牛充栋矣。倘有提要钩玄之选集，不亦约臧示我，以安世寿民之同行乎！于是民国十年（1921）在奉天医学研究会会长提议下，推出卫生、生理、脏腑、药剂、诊断、护理、妇科、眼科、内科、外科十门提要，搜集医界关键之要学，编纂《医会讲义十门》一书，专为会员学习之教材。

刘氏不仅在中医教学上颇有建树，而且在临床方面也取得可喜成果。曾撰有《人参论》《肝苦里急食甘以缓之义》《六经为川肠胃为海论》《臁膈何以难治说》《阳盛生外热阴盛生内寒解》等论文。经评议，获优等成绩。此外，刘氏对中医脉学、临证处方也深入研究，著有《脉理抉微》《处方灵范》二书。

民国十三年（1924），刘氏与名医马二琴、沈宗之等人共同创办了《奉天医学杂志》，共刊出 20 余期，一时成为东北最早的中医杂志。民国二十五年（1936）又曾任《汉药成方汇编》一书编纂委员会委员。

【史料拾珍】

《素问》本出先秦，猥托轩岐之作；《本草》但名汉地（指《本草经》多详汉地），谬为神农之词。《难经》割裂《内经》，嫁名扁鹊；《灵枢》始见南宋，撰自王冰。凡此诸书，多有未可尽信者。独后汉张仲景祖述伊尹汤液之学，而著《伤寒杂病论》十六卷，虽后世分杂病为《金匮要略》，而《伤寒论》之六经可以钤百病，约之以阴阳表里；括之以寒热虚实。三百九十七节之变化，法外有法；一百一十三方之奇妙，方外有方。所以汤本求真极力赞叹，而有《皇汉医学》之著也。但此书遭兵燹之劫，始有王叔和之编次，然有错简者，有羼入衍文者，有窜杂数节数言者，目珠易混，积核颇难。纵有成无己、张令韶、隐庵、韵伯、修园、容川、嘉言以及《金鉴》之疏注，互有异同，非寝馈功深，宽假岁月，何能表彰其底蕴！苍承乏斯科，盱衡伤寒，课程仅订十点，虽《伤寒》篇什浩瀚，亦可提要钩玄。谨以修园《伤寒揭要》，辅以各家精旨，藉作贡献之资，诸君素谙《伤寒论》原文，即此荦荦大者，亦可为伤寒之三昧也已。

（刘润苍《伤寒指要》序）

甚矣哉！诊断之难也。苏子瞻所谓"学书纸费，学医人费"者，非由诊断偾事而致饥乎？《风俗史》所谓"肺腑若能语，医生颜如土"者，非由诊断乖方而兴谤乎？虽然诊断固难矣，而医者之省疾问病，无非诊断之朕兆，而调剂处方，亦视诊断为转移。是诊断者，良医之准绳，治疗之指南也。得其道，则恍饮上池，洞见症结，起死何难也；昧其道，则一误尚引日，再误促命期，夭柱亦甚易也。乃上溯中医之诊断，昉于《灵》《素》，杂见于《伤寒》《金匮》，专集于王、李、滑、戴等脉籍。顾诸书夥颐奥衍，学者易有歧多亡羊之叹。自先正著为《四诊心法》以饷学者，撷华撮粹，提纲挈领，固可嘉矣，第原集之四诊精髓，间有漏义，而验舌之法，尤属缺如，是以承学之士，仍以未窥全豹为憾。兹窃不揣谫陋，于民国乙丑应奉天医会创设传习所之召，谬膺诊断一门，于是偷教务之余暑，借寒暑之假期，乃祖述《四诊心法》，变其体例，旁征书报，冀费一己之脑力，以省大众之神思。（景素）皆以是项职志为己任而乐为之。况凤佩为高，必因邱陵之训。遂因《金鉴》之《四诊心法》，删其陈腐，留其精醇；表章其余蕴，赓续其未备，而成此新集。其小而约之，各篇韵言以便初学之诵读；其大而博之，概论屑琼徐俟深造而参考。悠悠三载，始告藏事，只为应潮流之趋向，因易其名曰《初等诊断学》，实括望、闻、问、切，为诊断之全体。一洗从前专事切脉断病之陋习也。然全书聊摭西医之新理，岂为炫奇，良用国医学子之借鉴；至刺取诸书之结晶，非徒贡献，实待新世医家之针砭。虽曰续貂，然于新旧医学过渡之时代，不无小补云尔。

岁在疆困单阏年黄钟月朔日沈阳刘景素冕堂氏自序于燠休中医学社之南窗下

（刘润苍《初等诊断学》自序）

史记之浩如渊海，人每兴望洋之叹，自有纲目年表之编辑，而人多便之；圣道之巍乎高美，人每无从用其钻仰，自有忠恕一贯之表揭，而后人得事其藏。修博而求约，古今所贵，医道何独不然哉！夫医籍上自《内》《难》，中及《伤寒》《金匮》《脉经》，下及《千金》《外台》，与夫宋、元、明、清诸先哲之书帙，总括其数，殆汗牛充栋矣。况千书陆离，开卷茫然，聚讼盈庭，莫衷谁是。是时也，倘有提要钩元之选集，不亦约臧，示我以安世寿民之周行乎！会长卓鉴及此，委（素）编辑十门讲义提要。（素）以教界弃材，医林溷迹，虽宿尚方术，涉猎念载，究之医学未臻奥窔，医识未窥三昧，何敢希当著作之大任！奈辞之终不见允，只可率尔操觚。于是偷教务之余晷，藉假期之暇日，远绍先辈之各科精义，用昭国粹，旁收西医与针师绝技，以新医识。呜呼！渊明读书在得其大意，孔子《春秋》仅笔其大纲。由此推之，十科提要之搜集，非第为医界大关键之要学，亦深得古人摘精摘粹，如《医宗说约》《女科要旨》之遗意也哉。虽然摘辞纵未曼衍，谈理尚歉乎精邃，聊作一时之成绩，敢谓后世之楷模乎！纵使直友搜瑕索瘢，弃之覆酱瓿、盖酒瓮，亦在所不惜也。谨贡献其一得之愚，叙其梗概。今告藏事，敬祈岐黄专家、中医杰士，补是编之不足，攻是篇之谬误，统希赐以大教，（鄙人）幸甚！医学幸甚！

民国十年岁次辛酉仲夏沈阳刘景素冕堂氏序于燠休中医学社

（刘润苍《奉天医会讲义十门》自序）

具药品之功用，说愈多而理愈乱。即一人参，在《神农本草经》仅叙其性味功用，才三十七字耳。后世如《本草备要》《本草从新》《本草纲目》等，大张其功用，至云能补阳气于无有之乡，此可谓"尽信书则不如无书"之为愈矣。盖参始产于潞党，背阳而向阴，其味甘而能补，其质多液而能滋。观《伤寒》一百一十三方，用人参者才四分之一耳。如太阳病，汗后大烦大渴，用白虎人参汤，是清热中寓以补正；如少阳小柴胡汤与厥阴乌梅丸等方，盖肝苦急，急食甘以缓之意也。而活人之人参败毒散，亦以扶正而后祛邪为本，即虚人之外感，借人参之力而疾乃瘥。如四逆汤、白通汤、回阳诸剂而不用之，恐人参阴柔缓滞，反迟其回阳之力，而谓人参能补元气于无何有之乡云乎哉！至云能补肺气，盖人参之多液，有益太阴。他如提痘之浆，排脓内托，均取多液能补之力也。

批：此篇空衍人参论方，破众说，饶有议论，是读张隐庵、陈修园二家书而有心得，笔仗亦佳。

（《奉天医学成绩录》上取第四名刘景素《人参论》）

《内经·审病篇》论五脏苦欲之理，请以肝之苦欲而申论之。夫厥阴肝与少阳相火为表里，肝气不得由少阳枢转外出，则肝气急。且肝本以调达疏散为性，今既郁而为急，将必侮其所胜①之脾，甚且侮其所不胜之肺。况肝郁不已，久而则五脏皆郁，故越鞠丸治六般郁之所由来也。然仍不如《内经》之"肝苦急，急食甘以缓之""肝欲散，急食辛以散之"，此片语数字，足以括尽治肝之大法也。故柴胡汤中用人参之甘，所以缓肝急也；用柴胡下之，辛所以散肝郁也。推之逍遥散、大柴胡，一则以用柴、薄以调达，又益以术、草之甘；一则以用柴胡以散邪，更益以咸寒之品，虽出乎甘辛之外，亦不离调达和解之意也。证之《金匮》云：上工治未病，知肝邪传脾，先固脾振金。由此而知，甘能缓肝，兼寓固脾之法；辛克散郁，兼振金气。治肝方虽千变，要难逾辛甘之范围矣。

（《奉天医学成绩录》上取第二名刘景素《"肝苦急，急食甘以缓之"义》）

半夏感一阴生，能启少阴之气以与胃合，故《内经》治卫气慓悍、不得卧等症，有半夏汤，《伤寒》中有半夏泻心汤，《金匮》呕逆篇亦有半夏汤散之说。由此而知，半夏涤饮散逆之功多。饮邪上逆，故用之以治心下坚、胸胀咳逆等症。若阴霾上布，清阳失位，故有头眩之症，用半夏涤去其邪，而头眩上气自愈。若水走肠间，沥沥有声，得半夏驱饮，而肠鸣自去。他如止汗，特其余事耳。

批：首艺有生发，次艺近敷衍，三艺虽未能按经注解，而引方处亦见用心。细看该生两次月卷，大抵聪明有余，而学力

---

① 所胜：原为"所不胜"，据五行生克规律改。

尚未足。

（《奉天医学成绩录》上取第二名刘景素《"半夏辛甘有毒，
主治伤寒寒热心下坚，胸胀咳逆，头眩，咽喉肿痛，肠
鸣，下气止汗"注》）

且人身为一小天地也，肺为天，脾为地，膀胱为渎，胃为
水谷之海。盖脾将胃中水谷之气，腾之归于肺天，而水出高
原，肺得清肃，而下降于膀胱，胃余糟粕，传递于大肠，此盖
言水谷之道路耶。及观《内经》云"六经为川"，而知其精气
血脉流行之路；再观其"肠胃为海"之言，而知水谷有蓄藏
消化之所。盖六经者，太阳、阳明、少阳、太阴、少阴、厥阴
是也。合而言之曰六经，分而言之则十二经矣。如手阴从脏行
于手，从手行头是手阳，足之三阳头走足，足阴上腹要参详。
由此而知六经为精气血脉之川，信不诬矣。然精气、营血同生
于胃之水谷，其慓悍则为卫气，其精液奉心化赤而为血，藏之
于肝，统之于脾。由是散于六经之川，至寅时会于大关，至丑
时终于足厥阴肝，昼夜循环，流行不止，要不外于六经之中，
《内经》以川喻之，殆善喻矣。至于胃满则不实，肠又实而不
满。一则以有蓄藏、腐化之能，一则以着传导、变化之效。此
又肠胃为海之意所由来也。

批：于血脉之流行，水谷之归蓄，了若指掌。

（《奉天医学成绩录》上取第一名刘景素《"六经为川，肠
胃为海"论》）

治症者有难易，使一逆再逆，则易治之症，将变为难治之

痞。世之以鼓膈为难治，殆失其可治之时也。盖鼓之名有五，而单腹、双腹之胀不与焉。五臌者，气、血、水、虫、劳是也。盖五行承则制亢则害，臌名虽众，要不外肝脾之咎。肝木之气不振，脾土郁而不运。胸中大气不转，肺金失其清肃，气臌成焉。虫得风木之气而生，使肝木之郁甚于脾土，而肺金加以不振，而虫臌成焉。他如血劳等症，亦不外肝脾之咎。观其症形于太阴之部，如覆盘中空之象。治是症者，修园曾以山风蛊卦训之，要于先甲庚三日，后甲戊三日，使土木无忤，而难治之臌变为易治也。是盖欲振其辛金以制木，木不郁则制土，土得制则鼓愈也。慎无徒用破气之品，必振木气，建中州，以转运四旁，大郁之气开矣。至于膈症，大半得之于年老之人。人之食物也，必借胃中津液以资转送。老人胃中津液亏乏，故有扞格不下之苦。治是症，必使其枯细之贲门得展，既亡之津液得生。独喜甘寒滋润之品，以益胃阴，以滋胃液，斯得之矣。慎无迟误至结肠之时，徒叹其难治也。

批：论鼓症阐明亢害承制之理，推本于肝脾，列症分疏而能一意贯注。论膈亦尚合法。

（《奉天医学成绩录》上取第一名刘景素《鼓膈何以难治说》）

《脉要精微》云：人生于地，悬命于天，天地合气，名之曰人。人也者，得阳精之气，而化为阴血之形。是以阳为阴母，阴为阳根，而阴阳循环无忤。庶得阳平阴密之效，自能庆康强之寿矣。非然者，如六淫邪入三阳，得阳化则现外热之症；邪入三阴，得阴化则现内寒之症。推之内伤诸痞，虽有因误药而受为阳盛阴盛等症，而其理莫不若是。此经之阴阳大论

第一篇 ❖ 名医匠心

所云"阳盛外热，阴盛内寒"者，信不诬矣。盖尝思其故，而谓阳盛阴盛者，其类有二，而阳盛生外热，阴盛生内寒，尤不与焉。然二者为何？曰真热假寒，真寒假热。再益以关格，并以则三也。盖真热而外假寒，真寒而外假热者，乃阳盛阴盛之变局也。彼《脉度》云阳气不和归之六腑，卒以阳气太盛，阴不能荣，故谓之格。格者，格其阳于外，甚有食不入之格也。若阴气太盛，而阳亦不能荣，故谓之关。关者，关其阴于内也，其有大小便不通之关也。虽关格，则有人迎、气口迭盛之文，而要归于阳盛阴盛，盛极之理也。夫如是阳盛生外热、阴盛生内寒者，理之常也。医斯云：如外热，三承气之类；内寒，四逆之类，俱可酌而用之。而真热假寒，真寒假热者，此又理之变也。医斯云：如嘉言之进退黄连汤等，又为上乘之治法也。他如越人之阳乘阴乘，曰覆曰溢，是以本此而发。至于阳虚生外寒，阴虚生外热，此又对待之理，不待言而明矣。

批：勘题清切，是能读书者。

（《奉天医学成绩录》上取第二名刘景素《"阳盛生外热，阴盛生内寒"解》）

"精于医术"丁乙青

丁乙青（1876—1961），又名丁寿椿，字若成，清末民初铁岭县人。精医术。幼年时向父辈学医，学成后开业行医，颇有声望。民国二年（1913）铁岭医学会成立时，被推举为研究长，主持医学教育与研究工作，并为铁岭医学讲习所学员授课。1917年11月22日，铁岭医学研究会改称铁岭城乡医士联合会时，被选为会长，为推动铁岭医药事业做出贡献。1918年被奉天陆军征为军医官，同年4月随直奉联军进驻长沙，1920年回师，驻守北京南苑。1931年东北沦陷后脱离军队，返回铁岭继续行医。先后在铁岭红十字会施诊所、义和堂、广生堂中药店坐堂行医。1940年在铁岭城内中街开设元和堂诊所，开业行医。他力主子孙行医不做官。要廉洁行医、钻研医术，他很注重实践，每年多次带子弟上山采药，身体力行。除应诊外，他研制出"育婴丹"，疗效显著，风行东北各地。他还研制出"戒烟丸"，专门供给吸食鸦片者戒烟用，并免费供给，深受时人称赞。他自撰《戒烟诗》一首，诗云："天生青烟大缠绵，劫数原知定在天。不到此时终不悟，只差一念恨从前。少年不过爱趋时，难却朋情试吸之。一再而三迷阵入，尚言吾自有操恃。满口逢人说不妨，那知瘾已入膏肓。而今志气消磨尽，一把烟枪百事荒。屋产田园转眼空，可怜身世叹飘蓬。岁时祭享无心拜，自问无颜对祖宗。"

1956年，他被辽宁中医学院聘为顾问，为了发扬祖国医学，他将自家几代人珍藏的针灸铜人、医学典籍全部无偿捐献给学院教研应用。并奋笔疾书，整理祖国医学遗产和自家临床经验。著有《儿科辑要》《大头证摘要》《青囊回春录》（是一部医治外科病、妇科病、疔毒等症的专著）《药物汇编》等。

丁乙青之祖父、父亲都是铁岭有名中医；其长子丁鹏年曾在铁岭、哈尔滨、陶赖昭等地行医；三子丁英年在铁岭行医多年，在医治疔毒方面颇有专长，曾于1956～1961年担任《辽宁中医杂志》编辑；其孙辈中也有从医者。

"医界名宿" 张继周

张继周（1881—1942），原名树堂，清锦州府（今凌海市）人。幼读私塾，精通儒家经典文学，修养有素。20 岁后，喜读医书，初学内、难两经及仲景学说，之后对唐、宋、金、元、明、清及民初各家理论，无不涉猎，各有心得，取其精华，用于实践，是务实之学者。中年自设敷和堂诊所，晚年在同育堂药店坐堂，为 20 世纪 20~40 年代锦州中医界之名宿。

张继周注重医德，抱必为良医之心，作济弱为怀之事。在临床上，运用四诊八纲，力求详尽，常见病不大意，遇难症必研究。论证访友，创会诊之先例，查阅医案，求准绳之施治。对病患者极其认真负责。1919 年锦县政府举行中医考试时，他名列第二，在群众中颇有名望。鉴于当时中医来源不一、素质不齐的境况，他倡导成立了锦县城乡医学研究会，得到政府批准和各界人士的支持。该会成立之后，他被选为副会长达 9 年之久。在此期间，他主动承担研究工作，并推荐胡子寿、齐国忱、王子宣、朱不华等人为研究员，命题立论，印发学习材料，定期召开学习讨论会。1930 年，瘟病流行，他组织大家以瘟病为题，广泛讨论，提高认识，将瘟病学说提高到新的水平。张继周也因此被誉为瘟病学派的杰出者。

张继周酷爱学习，手不释卷，无派别之固执，无门户之偏见。他积 30 年之经验，撰写《折肱秘要》一册，三万余言。遗憾的是手稿由于辗转传阅而丢失。当时锦州曾出刊《汉医月刊》他为主要撰稿人之一。

长女秀兰、次女梦兰、二子少痴，三子幼痴，出自医门，秉承家训，皆为医大毕业生，实现其所谓"不能医国，但愿医人"之宏愿。

"改良中药"牟世珍

牟世珍（1887？—1953），字聘三，号儒佛，祖籍山东省栖霞县。清末民初奉天（今沈阳）人。幼年随父迁居辽宁法库县，弱冠时拜师学医。刻苦攻读《本草纲目》《医宗金鉴》二书。三年后行医于法库、开原、铁岭等地。

数年后，以坐堂医在开原、法库开设药铺。民国初年，于东北军任军医官，随之声望日隆。后离军职，于奉天小河沿开设红十字会病院，自任院长。与此期间，牟氏钻研西医药理学知识，大胆创新，以酒精等为浸剂，以浸泡、蒸馏等方法，提取中药有效成分，专门研制中药制剂。并在沈阳大南关大什字街设"改良中药店"，以其"改良"中药制剂为目的。诊疗处方后，按方用杯配制，病者归家温服，不以煎药，多所方便群众。并扶急救贫，常采取贫苦人少收费、富贵人多收费的方法。又在药店对过开设施诊部，施医舍药，不取分文。当时又出现吸鸦片成瘾的病人，他以中西医结合治疗，住院两周，即可戒除，经他治愈者达数百人之多。

牟氏临床医术高超，平素遇危险疑难杂病多应手奏效。一天，名医马二琴患一手背水肿，肿胀高寸余，活动受限，用药无效。经他诊治后，大胆投以十枣汤，服药奏效，后病愈。

"九·一八"事变后，牟氏无法再经营药店。1930年去天津与友人合资在大沽路从新开设改良中药店，但一直状况不佳，至 1945 年抗日战争胜利后，牟氏因年迈有病停业。

牟氏一生除致力于临床、中药研究外，还著有《救劳辨误》《福幼宝筏》《济阴慈航》及《三法戒烟等新书》等。

《救劳辨误》，又名《救痨辨误》，为论治痨病专书。全书分为上、下两卷，上卷论述虚病、劳病之别，中西劳病之分，以及痨病的传染途径、肺痨证候、各种治痨方法与预防方法等；下卷详述肺痨的各种肺证、咳证、嗽证，以及相关病症等，最后介绍了西医治疗痨病的药物。该书全面系统，中西互参，是一部难得的治痨专书。

"亦医亦师" 张奎彬

张奎彬，字得珊，又作得三，生卒年不详。清抚顺县人，世居莲刀湾。幼年体弱，习举子业外兼事岐黄。清季茂才，岁贡例选州判。光绪二十年（1894）甲午，进京会试时，因友人疾得识庆云阁先生。会试不第，遂愿为医已计也，发奋学医。乃不数年，戚友知之。求诊者多奇效，而医之名噪。光绪二十六年（1900）庚子，避俄氛迁沈水（沈阳城）。戚友怂恿悬壶，遂从之。本利己利人之心，作医国医民之想。凡问方求诊者，日不暇给，乃远近知名焉。自民国二年（1913）癸丑春，农务总会同人为重人道计，举张氏在奉天城，以义务联合，各师赞助讲授，倡办奉天中国医学学校（又称中国医学研究所）。宗旨为"冀医道之复兴，挽狂澜于既倒"。迄分数载，四方学友云集鳞附，生徒颇负时名。凡速成科毕业班四，本科毕业班二。一时出其门者，或供职于军界，或营业于市廛，获盛名者，不乏其人。虽由各师教授之功，而张氏诱掖提倡，亦不无微劳。适时庆云阁先生由甘肃太守解组回奉天，即聘其为名誉所长，互参教学，精研医术，为人治疾，声振海内。

张氏教学有方，躬亲讲解，常训诸生曰："医本慈善事，尔诸生毕业后，宜广济斯民，同登寿域，均勿蹈世俗庸流，只射利为口腹计也。"在校诸生敦促下，积历年教学之所得，著《医学引阶》一书。是书上册以《伤寒论读法》《杂病论读法》《审证说》《处方说》《用药说》《唐氏本草读法》《为医必尽天地人物之性说》《阴阳虚实表里寒热论》《主治阴阳不可执一说》《气血生化离合论》《主病兼病正病变病说》《伏病说》《读唐氏本草火热赘言》《学识经验为重说》十四方面专论组成。能阐述先圣之玄机，示后学以正轨。下册结合临床，总结了妇幼两科常见病《调经》《种子》《胎前》《临床》《产后》《杂证》《小儿诊治》《缺乳代以食品》《惊风》《内痔外痔》《疹痧斑证》《痘证》等病的诊治。其书付梓以后，招来四方学子。友人称"成得嫡派宗传，有造吾奉医林"。

张氏于清末民国初，应奉天医学研究会考核，撰有《伤寒传经直中解》《亢则害承乃制解》《补论喻嘉言清燥救肺汤》《气海血海辨》《脉可凭不可凭论》《人之伤于寒则为病热解》《人卧血归于肝解》七篇论文，均获取优等成绩。时人评议曰："体味经文层层分晰，反复诠诂，归字实义。至理明言，究源探本。盖见良工之苦心，是于此道三折肱矣。"

张氏与庆云阁先生识为好友，曾于民国二年（1913）10

月 15 日，为先生所著《医学摘粹》一书作序，称"其救世之心苦，医医之心切，传道之心殷。医国医人之目，唯先生其谁与归？故谓为名儒也可，谓为名宦也可，即谓为名医也亦无不可。"

其子元溥，嗣父业，曾为《医学引阶》一书作跋。

【史料拾珍】

医自宋元以降，著录之繁，几于汗百牛充万栋，大都各抒己见，不名一家，甚或互相诋驳，莫衷一是。虽云理愈辨而愈明，实则书愈多而愈乱。吾华医术所由见轻于当时也。鄙人自癸丑（1913）倡办医学，诸生屡请指示心得，俾成著作，辄应之曰：医学乃神圣大法，究天人而夺造化，述之不遑，矧云作耶。欲求深造，亦惟勤求古训，旁证诸家，日久自得其闻奥矣。诸生闻之，复请曰：吾师所言，敬闻命矣。奈古书文深理邃，既非浅学所易窥，今书纷纷聚讼，实欲从之而莫由，仍恳略示梗概，为吾辈升堂入室阶焉。不获已因有是作，意在古人出以深者，道之以浅，古人示以隐者，揭之以显，编中间有辨明前人讹误之处，无非考证古今名家，抉其微而求其是，非故为诋驳也。诸生指示心得之请，遑敢当之。

中华民国五年十月既望张得珊氏识于中国医学校

（《张奎彬医学引阶》自序）

吾乡庆云阁先生，以名儒，为名宦。公余之暇，术演轩岐。当其供职部曹，一时彼都人士，问方求诊者，接踵其门，投以刀圭，无不立瘳。前清光绪甲午岁，鄙入都赴秋围，因友人疾而造访焉。先生为之理方诊脉，立起沉疴。惜维时不知医，第知先生治疗之效，而不知先生医术之神也。洎今春倡办中国医学研究所，适值先生解组归来，举充为名誉所长，全所学员，得叨钧诲，无异饮上池水。后手出斯编相示，观其发明《灵》《素》，取法长沙，知其寖馈古圣先贤者深矣，而复远溯前朝，近衷当代，作宜古宜今之计，知先生无书不读，洎于斯道三折肱者也。其救世之心苦，其医医之心切，其传道之心殷，医国医人之目，微先生其谁与归？故谓为名儒也可，谓为名宦也可，即谓为名医也亦无不可。兹因本所学员等请将原书付梓，俾作后学津梁。爰赘数语，以志景慕之意云尔。

奉天抚顺县后学张奎彬得珊拜序
（《庆云阁医学摘粹》张序）

天以阴阳五行化生万物，气以成形而理以赋焉。然人得五行之正气以生，感五行之偏气以病。即如伤寒一病，在六气为寒邪，五行为寒水，故其为病每先发于太阳一经。倘治之得法，可由表一汗而愈，否则由表达里，由阳入阴，一次逆传，或寒化，或热化，甚至过经不愈，不无转属合并之分。此伤寒传经之说也，若伤寒直中则异是。"中"字作去声读，盖言风为阳邪，寒为阴邪，阴阳邪淫之气变迁而成，凡病自外来者皆是。彼专认为寒热之寒者非也。故其中人也，或以人之脏腑素虚，又兼表阳不固而成。中之时义大矣哉！其初伤之也，殆如矢之中的，一发而直入矣。要传经与直中，则正自有辨。所谓传经者，因医者误药于其始，以致依经而病于其终。直中之伤寒，始发即入于阴分，傥不急用回阳之法，恐祸不旋踵焉。此辨之宜早辨者也，岂得混而视之哉！吾其施治之术，古今以长沙六法为宗旨，后有作者，弗可及矣。此固无待于赘言。

批：首篇于传经、直中之旨，了若指掌，故能侃侃而谈。（《奉天医学成绩录》上取第一名张奎彬《伤寒传经直中解》）

凡物偏则为害，正则得常。害则气之偏，即理之变也。然有其害，必思有以救其害而制其害，此顺天地之自然，极万物之得所。补偏通变，于时消息，古圣之大法昭垂焉。经言：亢则害，承乃制。所谓亢也者，盖指岁运太过不及而言，即偏与变之说也。故子午等年为阳主太过，丑未等年为阴主不及。太过为害，不及亦为害。害则为病，制则生化，即《河图》顺生、《洛书》逆克之至理，五运六气、标本中气之主说。而何夫木运临卯、火运临午、土运旺四季之义焉。经又云：显明之右，君火主之；君火之右，退行一步，相火治之；复行一步，土气治之；复行一步，金气治之；气运顺生，周而复始。理以类推而愈明，气以环转而无定，要不离乎逆亢顺承。害则败乱，生化大病，非其位则邪，当其位则正。邪则亢害而生病，正则承制而气复。此解之以求甚解也者耳。至若天地同此阴阳，化生五运六气；人身秉此阴阳，乃生五脏六腑。惟至人、上人、圣人，调燮阴阳而无病，他则感偏气而即病。所贵详解气运之自然而治之，庶卫生之道得，斯民无夭札之夭矣。

批：首艺于"亢、承"两字引而不发，征证亦确；次篇反论，具有至理。再求畅所欲言，则更透切矣。勉之！望之！

（《奉天医学成绩录》上取第三名张奎彬《亢则害承乃制解》）

　　喻嘉言，明季之名医也，当崇祯之年，初以选举入都，因此名噪一时。凡都门妇孺竖子，莫不荣识其姓名。其后徐尤二子著述，尤本其宗旨焉。其立法遵圣经，其立方遵《金匮》，为晋唐以后，医学中之伟人，议论皇皇，何容妄议？然独于其所拟救肺汤，生不能无僭议焉，何也？盖既名救肺，即为肺损虚嗽而设；又名清燥，复指病久虚火烁金而言。投以寒凉清润之品，以冀生金滋水，其法亦云是也。奈经云：形寒饮冷则伤肺。又云：肺喜燥而恶寒。治之之法，外感寒邪风淫，则用参苏等品解散之，或用小柴胡汤，去参、生姜，加干姜、五味温发之。至内伤肺痿、肺痈、咳血诸症，又不外桔梗、麦冬、小青龙等汤。圣训昭如星日，诚回春之妙法也，他制弗及焉。若喻氏救肺之剂，立意恐不及此。即如方中大寒之品，肺损初服，虚火退听，未尝不效；久恐伤肺中真气，寒痰涌盛翻复矣。至其方中多清润之品，倘加减得法，用之清燥，又未尝不为良剂也。

　　（《奉天医学成绩录》上取第三名张奎彬《补论喻嘉言清燥救肺汤》）

　　气血者，生人之根本也；阴阳者，天地之大运也。盖天地以阴阳五行而生人，人秉天地之阴阳而生气血。故气为阳精，血为阴液。自先天言之，先有气而后有血；自后天言之，气不虚丽，血不虚附。有气即有血，有血即有气，气血相维即阴阳互根之理也。其以海名者，盖以气血附丽处而言，犹水之有源，木之有本，即经所云"冲为气海，任为血海"。气血流通，有百川到海之义焉。

然有此气血，必思以所生气血养此气血，与所以伤此气血者。所谓生者何？经曰：食入于胃，散精于肝，淫精于筋。饮入于胃，游溢精气，上输于脾，散归于肺，脉道乃通，气血乃行。是营卫气血，乃水谷之所资生，所以奉生而周于性命者也。所谓养者何？经曰：食以养阴，饮以养阳，甘以养窍，滑以养肉。如鼻息呼吸，得天之阳以养气；饮食五味，得地之阴以养血。人生之阴阳，实本于天地阴阳而已。所谓伤者何？经曰：贼风虚邪，阳受之；饮食起居不节者，阴受之。阳受之则入六腑，阴受之则入五脏。入腑则多伤气，入脏则多伤血。他如寒伤营，风伤卫，营卫伤，则气血之菁华虚损矣。要之，气血者，生命之所系，偏则为害，正则为常。阴阳和，则气血顺；阴阳乖，则气血病。彼第指肺主气、肝藏血、心生血、脾统血、气海属肺、血海主肝之说者，独视气血之本根，而未明阴阳之大运也。

批：《内经》膻为气海，冲为血海，此篇虽未本经文，而亦言之成理。后推究气血之所以生养受伤之由，逐条分疏，引经互证，穷源探本，阐发无遗。

（《奉天医学成绩录》上取第二名张奎彬《气海血海辨》）

经曰：脉以胃气为本，又曰：营行脉中，卫行脉外，人之有脉，犹木之有枝叶，水之有支流也。人无论老幼强弱，病无分外感内因，一病而脉即随之。良工以此而审治，庸工假此以欺人，遂至有凭者无凭，可凭者不可凭。即如病之情态万端，使仅由一诊施治问之，望色而五行不辨，闻声而五音莫分，甚之以问病为耻，盗名欺世，贻误良多。吁，可慨！吁，可慨！使业此者，读《内经》四诊之法而潜心，复参和诸家之说，弃糟粕而撷菁华，以圣经为宗旨，以仲景为师程。举七表八里九道之谈，而勿泥视；取高阳生、滑伯仁、李濒湖、李世才之论而淹通，亦何不可应手效灵，起斯于夭札，而登仁寿之域乎！古人云：谓脉无凭，而确确乎可凭。洵不诬矣。

批：此篇亦明白晓畅，慨世俗之欺人，亦见良工之苦心。

（《奉天医学成绩录》上取第二名张奎彬《脉可凭不可评论》）

伤寒病热之说，古今解者愈多，其理愈晦，以致患者目为重疾，医者惊为险症。甚或拘文牵义，有谓冬伤于寒，春必病温，病即热病也；有谓夏至以前宜伤寒，必待溽暑伏阴之际，病发始为伤寒也。称名谬真伪之分，施治托阴阳之误。若是者，非惟不明乎寒之所以伤，病之所以热，而时有未明乎五运六气之理，与阴阳互根之道也。夫经所指为伤寒者，凡病自外来者皆是。使第认为寒热之寒，恐于经旨有未合。盖以邪之中人也，天气与人气合病，初则寒自为寒，热自为热，寒与热原不可混同。及其流连既久，或寒化，或热化，由转属而合并，由合并而往来，甚至寒极似热，热极似寒，寒热变迁，外内阴阳偏盛矣。况寒主初伤，自太阳始，太阳主一身之表。经曰：里阴而表阳。阳者热之属也，故伤寒者恒病热。且寒与风相并，风与火相偕，风火皆为阳，阳盛生热，亦与时不悖，而为病热之本也。然此第即伤于表者，传经之伤寒而言，若直中之伤寒，不得以此泥之矣。业斯道者，向其辨明阴阳寒热，分别标本，庶于审治之时，逆从无失于倒置，表里不致混淆，以《内经》为宗旨，以《金匮》为准绳，伤寒热病之理，可复明于天下矣。

批："于寒"二字，剖解、合论俱有精意，是于此道三折肱矣。

（《奉天医学成绩录》上取第一名张奎彬《"人之伤于寒也，则为病热"解》）

人之起卧，与天地之昼夜、阴阳之动静应之，此自然之理也。然人之所以起卧者，气血为之使；而气血所以生养者，脏腑为之归。故在天有雨露，在人有血液；在地有泉水，在人有血脉。是血也者，所以奉养周身，充肤热肉，生毫毛，流通上下，灌溉四旁，而不自息者也。不知血既有所生，血必有所归，如经言"人卧血归于肝"之义，其理可深解焉。盖血为阴液，人之动也，阳为之属，人之静也，阴阳之合。卧则一静象也，静极则阴生，阴与阳化合无间，此时凡四布之血精，皆退藏而归于一脏矣，此血归于肝之一说焉。又考肝为阴脏，五脏皆属阴，而肝则体阴用阳，厥阴风木，独肝主之。谓厥阴者，盖指阴之尽而言也。况经云：心生血，肝藏血，肝为心之母，母子相属，有所生，必有所归。心倦则思卧，神魂内敛，脏真之气，统会而有所归宿矣。此血归于肝之又一说也。

要之，归之时义大矣哉，此义尤不得拘牵文义，误为索解。盖归者，会也，反也。与"人寤魂藏于目，寐则魂藏于肝"义同，归为肝之真气统乎血，血之荣精并于肝，非谓生人之血，因卧悉归此一脏而注之。倘泥视焉，吾恐以块然有形之肝藏，悉能容此奉身无限之气血乎？所谓不得不深为索解者此耳。

批：体味经文，层层分晰，中两段能道出所以然，后复诠诂"归"字实义，至理名言，是能读书有心得者。

（《奉天医学成绩录》上取第一名张奎彬《"人卧血归于肝"解》）

"精于医术"吴景玉

吴景玉，字子珍。清锦州府（今义县）人，为邑知名士。弃举子业，通岐黄术，一时以医道鸣。观所著《伤寒论注解》于三百九十七法、一百一十三方，明法理于经旨之微，释方论于精义之奥。学识渊卓拔萃。昔先哲伊尹汤液作而《内经》明，仲景《伤寒论》出而医法备。今吴氏明其明，而后备其备，乃注所未注，解所未解。功有先贤，德垂后世，与王冰、成无己等争烈矣。

【史料拾珍】

元人替至圣曰：先孔子而圣者，非孔子无以明；后孔子而圣者，非孔子无以法。此言诚确论也。余谓医家仲景张机于医道亦然。盖自羲、农、轩、岐以来，所著天元至册，《灵》《素》诸书，皆有法无方，后学无所遵从。且辞义简奥，学者亦不易领会。惟仲景氏《伤寒论》《金匮要略》二书，无义不精，无法不备。方按君臣佐使，药辨寒热温凉，证察寒热虚实，脉详阴阳表里。真能阐发古圣不传之秘，开悟后学无限灵机，诚圣书也。但世远年淹，传写多讹。得叔和、无己诸贤，创《伤寒论注》。林亿、李彣、徐彬、尤在泾创《金匮要略注》，继之者代有多人，二书始得昌明宇内。无如注家太多，各发一义，学者难窥全豹且不便诵读。今值我义州开创医学研究会，成材达德者，固有多人，而其中蒙学亦复不少。苦无简易明显善本，以便初学诵读。景玉年登花甲，脑力减损，眼目昏瞀，诚不足开悟后学。但承迩安吴君子儒赵君及李、韩、白、刘诸君推为医会科长，经监督赵州尊认可，景玉不获固辞，遂不揣固陋，因于疗病之暇，将仲景《伤寒论》《金匮要略》二书重加注释。俾浅而易读，繁而不复，简而易明。不敢唐突古人，亦不敢抄袭古人。又将近贤瘟疫诸书，较其孰是孰非，窃附己意。务使有当于理，实惬于心，俾临症获效，毫不误人。编辑成书，以留研究会诸君参阅。但其间有词义未当处，祈诸君赏加笔削，不致获罪时贤，此则景玉之幸也，是为序。

（《义县志·卷十三·艺文志上·张仲景伤寒论正解序》）

"内外融通"李荣孝

李荣孝，字显庭，清盖平县（今盖州市）人。居城厢。少时读书无多，后从邑庠生宋自申问学数年，寒暑无间，文义遂日明。宋没于乡，诣其墓躬奠焉，而人未知之也，每以浅学目之。初以外科悬壶城市，名渐著。生有会心，兼通内科，得诸治要领。善疗白喉、痘疹、小儿痞疾，既根据各症标本，又能体验变通之。针法有渊源，迥异世俗，然不轻以示人，非孟浪于医者也。曾充本城医药研究会副会长。著有《女科宗要》《痘疹正治》《白喉辨微》诸书。子树新，亦业医。

【史料拾珍】

医道通乎神明，古昔圣哲实开其先。考《周礼》，医师掌医之政令，其属为：食医、疾医、疡（医）、兽医。古时既以之设官，民命攸关所系，良非浅鲜。后世医学发明，代有传人，第相衍日久，其术纷如，不免有愈趋愈下之势。吾道中人有鉴于此，遂有医药研究会之组织，凡属伪药，有误民生，一并删除之。惟医学研究会尚需时日，正在筹备进行之际，适值去春开行政会议，会员王君兆林提议研究医学，交换经验之知识，全体通过，录为定案，屡经县长辛公促行，成立中医传习所，筹备一切，拨给款项，始有今时之实现。延聘医士名流孟君子衡、沈君祝三、丁君少廉，分任各门讲解，阐发前贤之精义；传授一己之心得，俾济济学员心领神会，日新月异，以期徐收深造自得之效。而诸学员亦皆会通讲义、妙悟笔记，终能各有所得以去。予既叨列所长，得与诸同人晨夕磋商，不惟教学相长，亦顿开茅塞也。由兹医道大明，利济人生，使一般医士出其所学以救世，不至有草菅人命之失。斯可见传习为非虚设矣。

中华民国二十年四月中医传习所所长李荣孝显庭序
（李荣孝《盖平中医传习所讲义》总序）

"清廉恭逊"开元禅师

开元禅师，生卒年不详，清朝阳人。著有《药方》，成书年代及内容未详。

【史料拾珍】

开元禅师者，南海普陀山受戒之高僧也。其行己也，清而廉；其接人也，恭而逊。故凡谒见者，莫不以为和光堪挹，荡然可亲，恍置人于光风霁月之中矣，而其散财恤困施药救民一节，为尤足多焉。是以自幼年周游海内，结纳名流，倾谈会友之间，无不以延访良方为急务，得即书于册，而纳于囊。如是者数年，集腋成裘，今得药方若干，汇集成编。其间凡小儿、妇女、老幼，一切虚弱奇怪诸症，莫不备载于册中。凡此皆人经验，百发百中者，虽无大效，亦无大过，所谓得者十，失者不过一二，诚救生之金丹，济世之宝筏也。吾知此书一出，凡贫民染病，无力延医者，皆可按书开方，以济燃眉之急矣。其有益于人也，岂浅鲜哉。剞劂告成，师嘱予为序，予故略述颠末，以弁简端云。

（《朝阳县志·艺文·赠开元禅师药书序》）

"疫疹圣手"孟宪评

孟宪评，字子衡，清末民初盖平县（今盖州市）人。居熊岳西归州，三世业医。祖，字芳邻，辽海间皆知名。先生学本家传，祖述《伤寒》《金匮》等书。尤长于痘疹、瘟疫等科。著有《医理探源》待梓。

【史料拾珍】

（评）不敏，学文于私塾，未探其奥；学医于家严，仅得其肤。滥竽医界三十余年矣。虽蒙各界不弃，问心究难自信。兹我盖平县长祥民辛公莅任以来，励精图治，百废俱兴，以医学为强国强种之基础，与民生有密切之关系，遂招集全境医生试验，其及格者，发给许可证，未及格者，限期讲习。爰立中医传习所，凡素具医学常识，愿资深造者，共四十人，欲养成一班普通内科知识，以应社会需要，意甚善也。惟教授一席，因困于经济，无力聘请高明，旋经政治委员会谬举（评）为临时讲员。自知识浅，恐难胜任，乃蒙县长委任，责以地方应尽义务，只得勉为其难。况此次之传习所，实破天荒之创举，无一定课程可以遵循，仅就仲圣之《伤寒论》及《内》《难》两经、《医宗金鉴》等书，择其要领，搜其精华，合时用者编成讲义，与诸生讨论之。论断失当，编列不合，自问难免，深望各界明达暨全人指正之，是评之所切祷者也。

民国辛未春三月望孟宪评子衡自序于盖平中医传习所

（孟宪评《盖平中医传习所孟宪评讲义》自序）

（余）蒙县委，在本所忝充讲员，兼任编辑。因限于款项支绌，每人集三十篇即足法定之数。余搜罗群书，参以己见及临证之实验，谨集伤寒、中风、虚劳、咳嗽四门，已将及三十篇矣。本欲接此续编以成全集，尚须加我数年，以待时日，甘愿措资付刊，此余之素志也。

（孟宪评《盖平中医传习所孟宪评讲义》自跋）

溯傅青主先生乃前代名流，所著《女科》一书，久已不胚而走，风行海内。后经陆九芝先生去繁就简，分门别类，重订于世补斋内，使后学按症索方，便于观览，其有裨益于后世医学者，良非浅鲜。兹我盖平县长辛公，特于本邑设立中医传习所，聘医学素有经验沈祝三先生等为讲员。沈君以陆公《世补斋女科》一编，洋洋万言，资质稍钝者，未免望洋而兴叹。因撰为歌词，兴味勃发，能使读者乐而忘倦，不惟易于撷拾，且便于明了。斯沈君之有裨益于后学，可与陆公前后媲美，则陆公子孙显达，而沈君亦宜预高其门闾矣。

中华民国二十年七月念日（兰弟）孟宪评子衡谨识
（沈启甫《女科续编》孟序）

"辽东才子" 房毓琛

房毓琛（1845—1900），字仲南，别号心若，自号偶梦道人。清辽阳州（今辽阳）人，居本邑吴家台。原籍海城。清恩贡生，候选直隶州州判。幼受父镜潭庭训。生有夙慧，目十行下，博通典籍，嗜兵家言，尤精岐黄术。应童试，经古场有"千山胜迹七古"，其起四句云："娲皇炼石五色古，一丸飞下辽东土，长白千里来蜿蜒，到此翻身向空举。"学使任贾台谓幕僚曰："此谢朓惊人句也，此生已探骊得珠矣。"入庠，旋食廪饩，恒与兄伯韩、弟叔越相友爱，有自撰联云：子孙贤，

084

族将大；兄弟睦，家之肥。与荣文达、刘春烺相善，每秋闱，约各专一经，被称为辽东三才子。盛京将军裕禄、钦差定安争延致之。甲午（1894）曾建议于左忠壮公宝贵，颇嘉纳之，格于众议不果行，卒致败，及和议成，叹曰：事不可为矣！乃就吉林将军延茂幕府；值义和团起来，忽发奇疾，独处一室，咄咄自语，何故授人以柄。寻卒。

房氏著有《梦隅草堂诗集外集》《随笔》《论语疏蠡》《训蒙语录》《诗经讲义》《书经正伪》《素问辨难》等书。

"博学名医"刘春烺

刘春烺（1849—1906），字东阁，号丹崖，清镇安（今台安县）人。居住五区齐家窝堡。同治癸酉（1873）拔贡，光绪壬午（1882）举人。奉天府学，读书独观大义，殚心经世之学，为学以治国安民为主。性沉而不尚浮华，善断大事，务远略不求近功。生平学问最博，除文学外，如算术、天文、地理、堪舆皆所淹通。晚年雅好山居，尤精岐黄，行医救疾，多应手奏效。至辽中等地，医亦有名。时山东李中函秉衡特奏通医理，遂省垣各大僚遇有异症宿疾，往往以车马聘之，至则着手成春。年五十九卒。

刘氏一生著作等身，有《木叶山庄杂著》传世。

"医林国手"徐象坤

徐象坤，字厚庵，清海城县人，居牛庄。幼读书，甚聪慧，因贫辍学，改习岐黄术。与名医张衍泽善，研究医理，疑难互诘，必洞达乃已。复潜心体验，久之认症不谬，时称国手。同治元年（1862）大疫，死亡枕籍，象坤惶惶奔救，全活甚多。又重友谊，胶西傅炳甲，蓬莱赵晖吉常主其家。后炳甲病殁，为治丧葬。年六十七卒。著有《医学正传》十卷，《加减汤头歌》二卷，《宝气论》一卷，均未梓行。《宝气论》述择医、延医、煎药、服药、药禁病后调理及常见病用药诸项。

"弃儒学医" 胡万魁

胡万魁（约 1864—1944），号星垣，清辽阳州（今辽阳）人。胡氏自幼体弱，因而弃儒学医。寝馈《黄帝内经》《难经》《伤寒》《金匮》诸书，七历寒暑，饶有心得。24 岁始业医，辗转于辽阳"乾元堂""东顺福"及沈阳"春和堂"等处。茹素数十年，得诸治要领。49 岁在辽阳西"咸春堂"药店任经理之职，遂医名大噪。56 岁时，自设"大安堂"药铺，曾制八宝朝阳散，用于外科疮疡肿毒甚效，畅销省内外。胡氏晚年隐居家中，着力整理临床医案，汇编成册，名为《古方今病》，未梓，至今存有抄本。全书共分四卷，前二卷为经方验案，计二十五方，一百三十一案；后二卷为时方验案，计十九方，一百五十二案。共载方四十四首，医案二百八十三则。书中体例，经方以桂枝汤为首，时方以托里十补散为首。每案前首先是方名，然后病名，一方治多病依次排列病名，遂后是患者姓名、性别、年龄和症状及辨证治疗的经过，个别的病证略加按语。

其子胡化东、胡祉久，继父医业，为时名医。其孙胡炳文，曾任辽宁中医学院教授，为研究《伤寒论》专家。

"邃于易道" 娇晨熹

娇晨熹，字子阳，号四大山人，又号卓卓子。清海城县人。原籍山东黄县。曾祖钧璧刑科给事中，祖玉圣拔贡生，始迁县境。父一桂，业儒。晨熹少孤，事母孝，初习帖括，既而厌弃之，专务高远神奇之术，凡天文地理，及医卜星相诸书，无不窥其奥秘，尤邃于易道，受数理于戚允庵先生，术益精。能手到病除，立时奏效，乡人多依赖之。平生特立独行，与世不苟合，遂以卜隐于市，推测多奇中，日得千钱，足自给，即闭肆下帘，陶然以读书自乐。有严君平风，年 65 卒。著术学书甚多，经兵燹，遗稿散失，仅存《奇门括囊集》《食墨录》《鸿法衍象枢》及《青囊锦襄》等篇待刊。

"力学倜傥" 张鉴

张鉴，字澄之，号镜川。清复州（今瓦房店市）人。原籍山东莱州掖县，附贡生。于五十岁时避乱携眷来复，遂家焉。幼时家贫，力学倜傥，自喜书法，规摹赵子昂，尤娴绘事，游牧四方，足迹历豫、皖、江、浙、湘、汉、川、陕、顺、直诸省。在川蜀幕中，省宪以苗乱勘定，将用君名人保案。君耻因人成事，力却之。中年以诗酒自娱，邃于医，踵门求治者，日不暇给。尤喜奖进士类，老年犹有执经请业者。所著《古今杂体诗赋策论》《医方汇编》等稿，均未及刊，毁于兵火。子，熙孟。次子，文澜。别有传。

"辽西七杰" 李佩沅

李佩沅，字鼎臣。光绪辛卯科举人，官广宁斗秤捐局总办。北洋大臣袁公重其才，委充直隶永平府知府，未接篆卒。生平识大体，不矜细行。与文林李世雄、郝桂芬、李如柏、刘春烺、朱显廷诸人相善，人呼为辽西七杰云。所作有《医学新编》及《青梅诗集》，惜失于兵乱。

"精于医理" 王官彦

王官彦，字庚堂。咸丰十一年任督捕厅事，精医理，著有《王庚堂医案》。

"东成西就" 孙成文

孙成文，字郁双。世居邑城。精通医术，始于日本神户中国精神研究会，颇有心得。继由江苏省张青林之中西医院学习四年，复于上海医学讲习社专习内科。毕业，行医数载，本历年经验所得，参用中西医药制成神效良药10余种。有千金妇女宝、健胃消食水、止嗽清肺浆、小儿定风珠等药，医疗病症颇有奇效。于疗毒恶疮，尤为擅长。自著《卫生指南》一篇，于卫生健康之法及病后选医、购药、治疗之方，皆言之甚详。

"精于医术" 陈扶宇

陈扶宇，清末民初奉天（今沈阳）人。精医术。伪康德三年（1936）五月，奉天市汉药同业公会奉沈阳警察厅令饬，编纂《汉药成方》一书。陈氏任编纂委员会副委员长，制定章则，组织编写，多出其手。伪康德八年（1941）书成作序云："其取材以《伤寒》《金匮》《外台》《千金》《局方》等古籍为主。参以后世名著及流传验方，要以不背古方，著有实效为归。其分剂以《医方集解》21剂为标准，酌加6剂共为27剂，分录一千成方。"历时三载，乃告完成。从此数千年溃散之古方，得有系统之汇编。各地流传之验方，不虞其湮没失传。对于医林药肆，可备参考资料。

陈氏与日人黑田博士、山下教授、冈西为人博士多有往来，该书编纂时，得以前三位指导。

"医界名流" 郭浡然

郭浡然，字兴之，清末民初安东县（今丹东）人。习儒而兼医，尤精通方药。民国年间著《汉药成方辑要》一书，时以石印付梓，现存。郭氏为当时医界之名流，民国十一年（1922）十月起，充任安东中国医学研究会正会长。

"精于岐黄" 王朝文

王朝文，字酉峰，清海城县人。居城内。拔贡生，性古鲠，工书，笔力遒劲，肖其为人。著《四字鉴略》一书，颇便初学。晚年擅长岐黄术，施方疗疾而不取资，著医书数卷未梓而卒。子作伦，亦明经有学行。

"济世育才" 王寅生

王寅生（1850—1936），字耀东，清海城县人，居邑西牛庄。曾为清附生，其自幼习儒，性聪敏，学有根底。因家贫设帐讲学，教授循循善诱，门下多知名之士。王氏博通古今，多才多艺，医卜算命诸学无不通晓，而尤邃于医，着手成春，活人甚多。胸怀济世活人之心，抱培育中医人才之志，于民国七年（1918）在牛庄创立医学校，校址设在药王庙院内，学制四年，教材以《内经》《难经》《脉经》《伤寒论》《金匮要略》《温病条辨》《本草经》《血证论》《医经精义》、陈氏《医书四十八种》等为课本。寅生亲自教授，逐条逐句详解词义，务求理解。课程重点章节，要求学员熟读背诵。前后毕业生徒数百人，悬壶问世，分布在大连、营口、鞍山、长春、哈尔滨、包头、酒泉等地，遍及东北三省，优秀者为各方所赞赏。由于王氏教学有方，民国十二年（1923），被奉天同善堂医学校聘为教员，任职数年，深受各方学士尊敬和爱戴。并结合临床实践，著《阴阳证治论》一文，刊载《医学汇刊》上。

1932 年王氏已 81 岁，所著有重刻《妇科金鉴分类歌括》《温病条辨歌括》《杂病歌括》《脉学歌括》《血证论方歌括》诸稿本待刊。目的是授课时为方便学员记忆而编写。现存有《痘疹科录》一书。

"针到病除" 王和尚

王和尚（1852—1934），号野人，清末民初阜新县人，原籍黑龙江省青冈县。精八法神针，名动一时。初业儒，因得《本愿真经·十二元觉》阅之动心，遂立志游方，医世济人。自辛亥（1911）来闾山北，与申薛二姓舍聚仙山六载，活人无数。后至积德营子，闻佟渡槎先生精性命学，遂认为师，奉命化济吉黑二省，所至施舍神针，针到病除。越三年，复归阜新，方便济世 20 余年矣，犹步履如飞，精神强健。所著有《野人穷源》等书。

"工于书法" 丁孝虎

丁孝虎（1856—?），字肖泉，清营口海防厅（今营口）人。性谦中和蔼，内蓄真刚，具有道气。光绪戊子（1888）优贡，己丑科举人。历任四川大酆、都安等县知县，赏戴花翎，以知府用候选道，所至爱民如子，政声卓著，惟澹于利禄。清季载鹤归来，侨寄津门，精研医学，师法仲景，尤工于书法，得颜鲁公精髓，运篆隶与行草，风骨遒劲，聊娱晚年。旋里后流寓县街，已近 10 载，设有医字社。临池处诊，乐而忘疲，近复刊印左太冲《三都赋》行书帖本风行于世。著有《各体诗文》《家技承经录》。凡遭疾求方，学书索字者，门限为穿，欣然乐与，殷勤无倦容。常谓医字小道，片书薄技，无关轻重，当自顾名思义。年过古稀犹精神矍铄，志成硕宿，咸推重一时。

"砭除疾厄" 赵福荫

赵福荫（1859—1945），字云峰，清海城县人，系祖传第七世业医。幼年从父学医，弱冠时到辽阳拜郭景峰为师，随师学医八年，深得其要领，认证准确，方无不效。后自开设德元堂药店，于海城西、台安东南一带行医。历经58年，精通妇儿科，兼内科杂病诸法。对小儿痘疹尤为擅长，过目便知顺逆，凡经医治者十愈八九，乡人称为奇术。

民国七年（1918），郭家台李永昌之子患天花，痘疮内陷，昏睡五天，奄奄一息，命在旦夕。延请福荫诊治。李家父母恳求曰：余年五旬，仅生此子，子死则吾夫妻必相随而去。福荫视病儿之危，其亲之苦，不避风险，投以丹药，素调侍服，持金针挑痘疔30处，鸡血合药一点喂。经三日调治，始有起色，转危为安。李家夫妇为报答救命之恩，特请匠人雕"砭除疾厄"金字牌匾一面，相酬福荫。福荫晚年诊余之暇，着手著书，著有《痘疹治验案》《妇科医案》四卷、《方药集锦》二卷。其孙三人，均嗣祖业。

"半路出家" 杨喜霖

杨喜霖，字雨亭，清海城县人。居城内土台子。读书能文，久困场屋。中年改习医术，于温病、伤寒颇有心得。著有《药性歌括》《温病论》诸书，未付梓，遗稿散失。

"德高望重" 殷绍南

殷绍南（1870—?），字凤辉，清末民初营口县人，居县街。学有根底，守道不阿。少年习文，学识深厚，光绪十六年（1890）到营口教书。1912年营口警察厅主办中医考试，他成绩最优，被录取为医士。1916年于营口裕泰栈街（原马市街山口马车行附近，今西市区三义兴里）开设品三药房，投资200元，为营口埠内最有代表性的儒门中医。医术、医风俱佳。"熟读方书，精通脉里，擅岐黄之术，有卢扁之能"。以其先人所遗秘方于1930年制成中药坤灵膏，专治妇女月经不调，赤白带下，誉播海内外。中华人民共和国成立后，坤灵膏曾代表辽宁省参加第一届"广交会"，引起海内外客商的关注，香港客商当场拍板，负责坤灵膏在海外市场的包销，使坤灵膏出口70多个国家和地区。中成药坤灵膏（丸）至今仍在生产销售。

20世纪20年代，殷绍南任营埠中西医药部部长，后任市政筹备处宣传委员。1923年任埠内中医考试医官，"命题试士，多出其手，人咸服之"。后与张少棠同时主持营埠医药联

第一篇 ✤ 名医匠心

合会。有《四言脉诀》《本草新药》等著作传世。医界送有"德高望重"匾额；1931 年 6 月，沈阳市市长李德新等 26 名社会政要联名为殷绍南题写匾额"乡党耆英"，谓为"营口医界中泰斗"，洵无愧色。

"济人为务"王建亨

王建亨，字会之，清金州（今大连市金州区）人，居西邑崖屯。读书整 10 年，家居专务医学，造诣颇深。四方患病求医，诊脉开方而售药，专以济人危难为宗旨。著有《应急偏方》一册，远近利用。惜甲午（1894）兵燹，竟尔无存。卒年 79 岁。

"妇科圣手"杨华堂

杨华堂，字号未详，清辽中县人。原籍本县满都户。精通医理，以妇科名闻郡县。谓女科之症，多有不便明言者，作女科论说，定名曰《女科浅论》。概以白话说透真理，以历年之经验，附以管窥之知识，不事玄华，务将一切隐曲难言之候，分门别类，各立条目，逐一详明，非敢质诸高明，俾海内女士，于闺秘室览阅一过，而知妇女所以致病之机。即一证之微，必将始末原因，何因而得，发于何经，证属何名，用何方法调和，虽有不可告人之疾，一览便知底蕴。

杨氏著《女科浅论》一书，受到时人的赞许。民国间被同善堂所主办的《医学汇刊》节次采登，对当时治疗妇女疾病起到了有益的作用。

"明于医政" 刘笑佛

刘笑佛，清锦州府（今义县）人。精医术，明医政管理。著有《卫生行政系统》《卫生行政施行法》二书。

"中西合璧" 刘正山

刘正山，原名锡麟，字振廷，清锦州府（今义县）人，居县西九十里大碾盘沟。天资英敏，著有《榆阴书屋诗集》。清光绪三十三年（1907），学医于德意志之雷满，毕业历充陆军第二十镇军医长、东三省陆军医学校，东三省讲学堂、陆军第二十师等处军官、兵站医院院长，以中西医著称于时。中华民国四年（1915），调充中央陆军第四混成旅军医院院长，后以疾卒于成都。

"精于岐黄" 刘景川

刘景川，清末民初开原县人。初习儒，学帖不成，后精岐黄术。在本县私设"仁医学社"，招收生徒30余人。亲自授课，讲解明白畅晓。尝辑诸家之议论，成《内经释义》《难经歌括》若干卷，后又著《本草汇编》一书。我省现代名老中医彭静山，早年启蒙于其门下。

第三章 世医源流

"吉庆堂"名医杨耀章

杨耀章，字鼎陈，号杨九先生。清奉天府（今沈阳）人。生于同治戊辰年（1868），原籍山东济阳县。清光绪初，随父来辽阳，后移居沈城小西关。家世三代业医，均以"吉庆堂"为号。精通内、外科，尤擅针灸。

民国初年，杨氏以父业行医于小东关大街路北吉庆堂。时正值奉天医学研究会考核城内行医者。杨氏著《虚实补泻说》《肾气通于耳肾和则耳能闻五音矣试阐发其义》及《诸病皆能生痰论》等文，均获最优等成绩。评议者认为："虚实补泻之旨，层层分析，了若指掌。故能侃侃而谈，有条不紊，笔致流利，词旨清醒，可谓医理、文理兼优者也。"后文则"操纵自如，非学有渊源不能六辔在手"。

杨氏于民国丁巳年（1917）任奉天医学研究会编辑部部员，戊午年（1918）任文牍员。

民国甲子年（1924）十一月，奉天医士公会成立，杨氏充董事，兼该会讲习会中医外科学讲师，授课教徒，多出其手。

其兄弟多人，如杨炳元、杨焕章、杨献章、杨向坡、杨华州、杨慕涵、杨孜轩、杨果忱等，均以医齐名于时。

"精岐黄术"万世伦

万世伦，法库厅（今法库县）人。精岐黄术，家世三代行医，往来于开原、铁岭、康平、新民一带。其孙万泽东，自幼随从学习，为中华人民共和国成立后辽宁中医学院名老中医。

"德艺双馨"张衍泽

张衍泽，字子厚，清海城县人。少从慈溪郎椿翼习医术，尊仲景论说，又旁采群书引申之，缊幽凿险，妙悟天开，遂成医学名家。又重医德，遇贫穷恒施方药。某岁营川大疫，奔走施救，全活甚多，积劳致疾。友人张某负债数万缗，力不能偿，衍泽得其情，焚其券，人皆义之。子三，庭素、庭枢、庭朴均绍父业有声。

"八法神针"张廷枢

张廷枢，字一清，清海城县人。居城南老古林子。父兄俱以医名，廷枢习医得家传，精针灸术，遇症按穴砭之，奏效极速。人誉为八法神针。甲辰（1904）日俄之战，死于战乱，人多惜之。

"长于针灸" 路克遵

路克遵，清海城县人。居城内。世业医，尤长针灸术。凡中风等症，砭之立效。弟克循与兄齐名。兄弟俱有孝行，父殁，思念綦切。后年余，有关内卖花翁某至门，具言其父在某处悬壶，托寄一信，启视字迹宛然。述年貌悉符，因大痛，拟即往寻，经姑丈戚允庵力阻之，以为鬼神难凭，往必无益，始不果行。

"儿科名医" 路克循

路克循，清海城县人。居城内。世业医，小儿科多经验，历年施引牛痘不取一钱，小儿天花厄关，获免甚多。

"儿科名医" 黄麟阁

黄麟阁，字以行，清海城县人。居城内。累世业医，精小儿痘疹科。遇危症，一施刀圭立奏效。子有声。

"痘疹科名医" 黄家诰

黄家诰，清末民初海城县人。前名医黄麟阁之孙也。嗣祖业，精医术，尤以痘疹科名于一时。

"德艺双馨" 卢德升

卢德升，字恩如，清海城县人。居城南小河。性朴诚，少贫读书无多，偶得秘方有神悟，试疗疔疽等症辄效。喜《东医宝鉴》一书，深研精求，加以经验，证以他书，遂成专家。又有医德，凡病家叩请，无遏迩早暮，必立往。药价从廉，虽富室不多取。晚岁家类素封，年逾80卒。子廷山、廷海均幼娴父术，有医名；孙十四人，皆悬壶绍祖业。

"小河卢家" 卢廷海

卢廷海，清末民初海城县人。居城南小河。系卢德升次子也。幼娴父术，及长，医名大噪。家世三代业医，有"小河卢家"之称。

"当世佗鹊" 关永清

关永清，字海亭，清岫岩州（今岫岩县）人。满洲镶黄旗。原由长白山移北京，雍正年间（1723~1735），迁居邑南二十五里关家堡子。幼即聪慧过人，就业乡先生，所学倍常人。休业后，习医于严君鸣岐公，尽得岐黄真传。业成出问也，莫不誉为今之佗鹊，着手成春，名冠一时。济世20余载，活人无算。年48以寿终。

"医业湛深" 关复森

关复森，字春园，清岫岩州（今岫岩县）人。海亭公之子也。承乃父之衣钵，又受医业于乃祖鸣歧公，尽得青囊妙法，兼通道理。故其医业湛深，而心清性慈，济人利物，远近知名。卒年67。

"精邃医理" 关裕年

关裕年，字世午，清岫岩州（今岫岩县）人。系海亭公之孙也，鸣歧公之曾孙也。家世四代行医。裕年亦得乃父祖家传，精邃医理，时济人之疾苦。惟赋性清高，不伍流俗，斯亦难能而可贵者。

"业儒精医" 金成玶

金成玶，字佩之，清岫岩州（今岫岩县）人。业儒而兼精通医理，为海岫知名者。

"品端艺精" 金殿辅

金殿辅，字佐廷，清岫岩州（今岫岩县）人。系成玶之子也，尽得岐黄妙诀。在邑街开设兴隆堂药局40余年。品端艺精，济世活人，年73以寿终。子二。

"着手成春" 金倬龄

金倬龄,字象九,清末民初岫岩县人。居邑街,系殿辅之长子也,家世三代业医。倬龄承父祖衣钵,湛深医术,继兴隆堂药局之业,名冠一时。民国八年(1919)邑尊文光,亲送匾额一方,颜曰"着手成春",非虚誉也。

"精于医业" 金修龄

金修龄,字凤九,清末民初岫岩县人,居邑街。系殿辅之次子也,倬龄之胞弟。与倬龄共精医业,开设兴隆堂药局。与乃兄伯仲齐名。

"业医有传" 田明成

田明成,字号未详,清怀仁县(今桓仁县)人。业医,暮年失明。其子福升,业医有传。光绪三十三年(1906),明成病故。

"活人无算" 田福升

田福升,清怀仁县(今桓仁县)人。属内务府镶黄旗。母早丧,父明成业医。光绪二十九年(1903),由省城西辽河迁至普乐堡居住。家道赤贫,福升嗣父业,以医疾为己任,活人无算。事父至孝，志承怠始终不懈。

"济世活人" 王日新

王日新，清凤凰厅（今凤城市）人。精岐黄术，济世活人无算，为当时名医。

"善治瘟疫" 王运甲

王运甲（1856—?），字魁三，清末民初凤城县人，居城南小珠山。前名医王日新子也。读书有识，席父业，研究世传秘剂，参以中外方书，别有心得，纂成帙。尤善治瘟疫，全活甚多，报酬不计，乡里多德之。

"中医正骨" 牟国珍

牟国珍，清安东县（今丹东）人。居东沟。牟氏擅长中医正骨，以伤科术著名。其子牟仁先承父之衣钵，自幼受父之影响，酷爱中医，及长，又以治跌仆损伤及正骨为长。是我省现代值得怀念的一位骨科名医。

"诸人钦敬" 李俊芳

李俊芳，清锦州府（今凌海市）人。自其父以疡医施术，从不市药牟利。俊芳继父业，尤名于时，兼内外科及小儿科。

踵治者门如市，而俊芳一为之处方剂无不奏效。人或以礼馈饷，物虽微，无弗受者，曰："却之，恐其人惭而不再至也，有患将何堪？"邑之士大夫皆钦敬之。子国泰、国安均继父业。

"疮疡圣手" 李国泰

李国泰，字化隆，清锦州府（今凌海市）人。邑国学生。世信天方教，自其祖父以疡医施术，世家三代业医。国泰为俊芳之子，自幼习闻庭训，于术尤深，工书绘，精音律。暇则临池染翰，或抚琴动操，歌声琅琅如出金石。其治疮疡，蓄秘方，不求速效，患者敷药从无呻楚之苦，于小儿尤宜。年登大耋，凡妇女疾者，皆视之如尊长，疾虽隐秘，无讳言者，故施治易效，盖善气之感人深也。弟国安，子永春、永年，皆以医术佐国泰。其奇险各症，则兄弟父子昕夕遑遑如家事，更迭往视，尽法课功，必至疗瘳乃已。

"克承先志" 李国安

李国安，字建磐，清锦州府（今凌海市）人。邑国学生。克绍父业，为国泰之弟也。子永祺业儒，应童子试，屡拔前茅，未售，民国后入二十九师步兵五十七旅百十四团为军需官。永春、永年皆庠生。授徒施医，克承先志。

永春子作舟、作人，永年子作霖，皆以医名于时。遇有疾病者，辄分而治之，各展其长，各奏其效。家学渊源，已历五

第一篇 ✦ 名医匠心

103

世，共 10 余人。

邑有施引牛痘局，自国泰与同志发起，国安、永年继之，至作舟兄弟犹举之，莫敢废。凡施于乡而利于人者，相期永远，奏行罔替云。

"精研医学" 王化鹏

王化鹏，字翼云，清广宁（今北镇）人。居城内。附生，屡试棘闱不第，遂弃举子业，精研医学。自《灵枢》《素问》，以逮历代医学名家诸书，无不搜讨而独有心得。立方不拘汤头，因病投剂，无不奏效，一时声闻甚著。悬壶数十年，活人无算。

"太医院吏目" 王化远

王化远，清广宁（今北镇）人，居城内。化鹏之弟也。少业儒，后弃帖括学，从事岐黄事业，医术颇精，应京师太医院考试，蒙取吏目之职。施方疗病每多奇效，医林咸推重之。

"精研医理" 王思泰

王思泰，字畏三，清锦州府（今葫芦岛市）人。居城东南王家屯。道光时任太医院八品吏目。精研医理，别有会心。著有《伤寒试验经》，风行一时。思泰立方不拘汤头，随病加减多奇效。孙，凤仪，衣钵相传，亦以医术闻乡里。

"精于医卜"赵永裕

赵永裕，字余耀，号显庭。清锦州府（今义县）人。处士也。性慈善，精医卜。道咸间，曾游盛京、北京、天津、江苏各地。医术活人，所至有声。长子祖裔，恩贡生，通星学。

"克承父业"赵祖襄

赵祖襄，字号未详，清锦州府（今义县）人。前清辽阳州学岁贡，开州学正。其兄祖裔，义州恩贡生，候选直隶州判。系赵永裕次子也。克承父业，通医术，为时良医。著有《病理学》《诊断学》二书。

【史料拾珍】

吴景玉，字子珍，吾邑知名士。弃举子业，通岐黄术，一时以医道鸣。观所著《伤寒论注解》，于三百九十七法、一百一十三方，明法理于经旨之微，释方论于精义之奥。学识渊卓，拔萃先哲作，而《内经》明；仲景《伤寒论》出，而医法备。今吴氏明其明，而后备其备，乃注所未注，解所未解。功有先贤，德垂后世，与王冰、无己等争烈矣。

时中华民国元年双十节日书于义县医学研究会

（《吴景玉伤寒论注解》赵跋）

"克承父业" 赵宗阜

赵宗阜，清锦州府（今义县）人。系赵祖襄之子也。继父业，亦以医术为生。

"精于治痘" 韩维昌

韩维昌，字用桢，清锦州府（今义县）人。宗父增公家传，世业医，尤精于治痘，为一时所推许。手到病除，颇不乏人，卒年八十，常就医者如失所望云。长子乃照，己酉（1909）拔贡，通医术。次子乃煦，三子乃瀛，长孙觐武，业医。医以三世为良，韩氏其庶几矣。

"术精佗鹊" 吴稔

吴稔，字庆丰，清锦州府（今义县）人。缵父（号老文）医术，尤精外科，人称为术精佗鹊。子尚贤，侄尚卿，皆系医传。

"妙手回春" 张志文

张志文（1855—1930），字蔚堂，清盖平县（今盖州市）人，居城厢。赋性明哲，通书法。壮年习医，临证持重，悬壶数十年，有医林老成之目。晚年不轻出门户，病者必以车迎之，始可就道。以故人多畏难观望，洎病入危境方来延诊视，往往投药回春，收效于后，亦医中不可多得者也。曾充本城医药研究会会长。著有《瘟疫浅论》。

"幼承庭训" 张培芝

张培芝，字仙圃，清末民初盖平县（今盖州市）人。居城厢。系张志文之子也。幼承庭训，习学中医。清光绪年间（1875—1908）考入大连南满医院讲习班。肄业后，在盖平防疫事务所任医官。宣统二年（1910）由奉天医学所毕业，嗣被公举为本城医药研究会会长。民国以来，历充东北陆军军医长、军医官、军医正，及总司令部少校副官、中校副官，复任陆军步兵中校，五等文虎章，又奖有四等嘉禾章，后回籍，仍事医业。著有《妇科精蕴》一书。

"悬壶儒医" 王书森

王书森，字芸阁，清盖平县（今盖州市）人。居城厢。业儒积学未售，从其父改习医术，悬壶30余年，经验颇富，多所疗救，著有《回生集》。子，有衡。

"妇幼科名医" 王有衡

王有衡（1854—1930），字立堂，清末民初盖平县（今盖州市）人。居城厢。系王书森之子也。克绍家传，业医50余年。临证详审，用药慎重。长于女科、幼科。著有《济阴奇文》《活幼至宝》各种书。

"外科圣手"王作霖

王作霖，清盖平县（今盖州市）人。家中治疗外科疾病四代相传，尤以善治疮疡而盛名医林。王氏学问渊博，终身致力于岐黄术研究，不仅擅长外科，亦精通内、妇、儿诸科。仅生一子，早年夭亡。其侄王品三，为辽宁省现代名老中医之一，嗣家业，被人们誉为"疮王"。

"外科疮王"王品三

王品三（1880—1971），又名希贵，盖州市人。家世五代业医，希贵传其业，尤精外科。早年师承伯父作霖，潜心研读《外科正宗》《疡医大全》《外科大成》等古典医籍。民国三年（1914），于盖县东鹿街自设延春堂业医，直至解放，临证数十年，医承家学，施药济人，活人无算。

中华人民共和国成立之初，王氏在盖县人民卫生院任中医师，因其医术水平高，颇受当地人们称道。1956年调入沈阳，在辽宁省中医院外科临床，自此医名大扬。经数十年临床经验总结，他认为治疗疮疡首先应"引毒归原，提闸放水，开门放贼"。"疮疡初起宜消，移深居浅，提毒外出，不致内攻"，脓成后"不论阴阳，均宜早期切开，使毒外泄"，即溃"宜束根盘，化散其毒，不令壅滞"。治则应"整体与局部并重，内治与外治兼施"，用药则宜"清凉之品，忌用大热大寒之剂"。又告诫"误用热药，能增毒水之势，易致走黄"；"误用苦寒大剂，易损伤胃气"；"误用泻下剂，易致邪毒流窜脏腑"；"误用发汗剂，易致津液枯竭"。王氏所述，对今日中医外科治疗疮疡具有一定指导意义。故他在这些理论的指导下，创制油调膏、九一膏、一效膏、水调膏，所获疗效显著，号称"四大膏"，时至今日我省许多医院仍在沿用。

王氏除繁忙临床外，1962年起，又兼外科教学工作。以师带徒，诲人不倦，为培养人才竭尽心力，受到了许多师生敬仰。

"'天灵堂'创始人"宋氏

宋氏，清辽阳州（今辽阳）人。原籍山东，后与其子孙迁至辽阳，在鞍山七岭子开业行医，立号"天灵堂"。其孙宋庆云，号汉卿。嗣祖业，拜师求学，医术精湛，又兼品德优良，常为今人所称道，是我省现代名老中医之一。

"针药济世" 王安

王安，字世平，清开原县人。世居法库门城西孤家子。少时贫不能读书，又患足疾，必扶杖而能行。然聪颖敏悟，识字日百数见，书籍过目辄成诵。塾师怜其才，不受束修而反供其饮食。曾于六十八日读熟《尚书》全部，其才气过人，类如此。后从良师习医业，精针灸。编有《汤头会通》诸方书，制造温疫科牛黄丸、太公丸、紫雪丹，妇科黑龙丹、玄羊散，儿科保元丹、古铜散、清肺散等药，服者应手奏效。同治元年（1862），移药店于法库，正值瘟疫流行，遭传染者死亡相继。公施舍太公丸、保元丹日不暇给。年终时多有送礼物酬谢而不知姓名者，其济人之多可知矣。同治五年（1866），马贼到处焚掠，法库为巨镇，遭劫尤酷，安以医术闻贼，不忍见害，反敬礼之。因其祈求，商民得免祸者数十百家。后稍裕，有贫苦戚族辄加周济，直至晚年，乐善不倦，寿七十卒。子，毓琪；孙，心一，皆于儒之暇兼习医术，尚能不失家传。中华人民共和国成立后，心一曾任辽宁中医学院副院长，著有《瘟疹论》待刊。

"钟珊医塾" 王毓琪

王毓琪，字钟珊，清末民初开原县人，系名医王安之子。儒之暇兼习医术。民国年间以其字创办"钟珊私立医塾学堂"。学习课程以经典《素问》《脉经》《伤寒》《温病》为教材。学制二年，然后随师临证实践。时有学生10余人。其子心一，曾就学父之门下，颇受影响，成为辽宁省一代名医。

"精通医道" 阎汉章

阎汉章，清朝阳府（今北票）人。家世三代业医，汉章与其父阎刚，早年在朝阳、北票一带行医，由于精通医道，在当地颇有名气。其子景堂系家传，绍祖业，立志献身于医学，为辽宁省名老中医之一。

第四章 妙笔成文

"海防同知"高珍

高珍，字重南，清奉天府（今沈阳）人。习儒为官，因先大夫参政京华，遂居京城。自康熙辛卯年（1711）春，迁任吴闾，得见云间秦子皇士之书，名曰《症因脉治》。是书果为寿世，但因远署虞山，先生又杜门却轨，不得相朝夕。癸巳（1713）岁，开浚东江，未得告竣，各工官会详申宪，高氏奉此按松。而著书之秦子，世居河上，遂讲论旬日。公余稍暇，怡息其家，见架头有《伤寒大白》《女科切要》，闻句分明，治法中病，果然大白切要。会新安陈氏，敬敷昆季捐资寿梓。

【史料拾珍】

粤稽上古，未有儒先有医。盖天生蒸民，未生后稷教稼，周公、孔子教学；先生黄帝、神农、岐伯尝百草，疗疾病。良以人免夭折，始得众庶；既庶矣，然后教稼以富之，讲学以教之。则知医者救生之本，耕者养生之源，教者人伦之道也。若是则保民莫先调养民病，然后富之教之者也。于是留心医学，时切探讨。余原籍奉天，先大夫参政京华，遂居辇毂下。四方医士云集京邸，因闻天下明医出在松江。然多高隐，未得来京，未获亲逢考究。自辛卯春迁任吴阊，得见云间秦子皇士之书，名曰《症因脉治》，施子宇瞻昆季所刻也。症分外感内伤，治分经络表里，就症以审因，就因以审脉、审治。因叹向闻松郡多明医，是书果为寿世。但因远署虞山，先生又杜门却轨，不得相朝夕。癸巳岁，开濬东江，未得告竣，各工官会详申宪，奉此按松，而著书之秦子世居河上，遂讲论旬日。公余稍暇，怡息其家，见架头有《伤寒大白》《女科切要》，词句分明，治法中病，果然大白也，切要也。此先生格致之余，晚年之悟，加以不二之心，不已之功，始得如此。越明年，会新安陈子敬敷昆季捐赀寿梓，嘱余为序。余念秦先生著作，真大功也，实能生死人免夭折者也。陈君捐金付梓，非细德也，实与施昆季保民生、济众庶者也。余故乐为之叙。

时康熙岁次甲午夏现任苏州府督理苏松水师船政海防同知年通家弟高重南氏序

（秦之桢《伤寒大白》高序）

“眼科内科”杜召棠

杜召棠（1841—?），字号未详，清奉天府（今沈阳）人。初业儒，莫不穷源。每于诵读之暇，阅览岐黄书，后遂精于医。光绪初年，医名大噪，求治者络绎不绝。擅治眼疾与杂病。光绪末年坐堂于城外大北关春德堂。

民国元年（1912），杜氏以年七十有一，应业医不闲，并积极参加医学研究会，任该会助理员、评议部员等职。

杜氏晚年著有眼科方面《勿以八廓为恶用论》一文，杂病方面有《噎塞反胃关格论》等文。

"内科名家" 梁钟堃

梁钟堃（1847—?），清奉天府（今沈阳）人。精医术，以治内科杂病坐堂于小东关益生堂。光绪丁未年（1907）经奉天军督部中医学堂考核，撰《温病瘟疫辨》《木郁达之解》《诸风掉眩皆属于肝解》等文。经评议，获优等成绩，准予毕业。

【史料拾珍】

夫温病者，由于冬不藏精而伤于寒也；瘟疫者，由于岁气之偏，天地之疠气也。试即温病、瘟疫而详辨之。冬伤于寒者，伤其寒水蛰藏之令气也。人于冬时宜顺寒水之令，以藏阳气，阳精失藏，相火泄露，阳根不秘，是伤于寒也。相火升泄，久而弥盛，春气一交，阳根尽泄，变木为火，化温为热，是冬月而行夏令也。天时之寒暖无定，人质之壮弱不同，一遭外邪侵凌，而温病作矣。感于岁气之偏者，乡里传染，病状皆同，少由主气，多由客气。盖天地有六气，风火暑湿燥寒也；岁有五运，土金水木火也。天之六气，随五运而迭迁；地之六气，亘千古而不变。五运周回，以天之六气合地之六气；主客加临，太过不及之数见焉。由生克胜复，亢害承制，参差不一，阴阳怒伏，节候乖常，人于天地相通，一气不正而人感之，是为瘟疫。厥阴病者，伤风淫也；少阴病者，伤火淫也；

太阴病者，伤湿淫也；阳明病者，伤暑淫也；太阳病者，伤寒淫也。同气相感，是以相应。木火伤则病在血分，金水伤则病在气分，土居气血之中。血化于己土，己土病则血伤；气化与戊土，戊土病则气伤。此温病、瘟疫之源也。

（《奉天医学成绩录》上取第四名梁钟堃《温病瘟疫辨》）

夫木旺于春，感温和而发荣，喜条达而恶抑郁者，是其性也。然在地则为木，在人则为肝，人之受病，肝木居多。使肝木不郁，何病之有？特患七情伤于内，六淫侵于外；或肺金相克，而木受制；或脾土不升，而木抑遏；或肾水寒，枯而不生。此郁之所由来也。达之云者，遂其条畅之谓也。木性既遂，虽为六经之贼，又何患不化为良民也哉？

批：首艺缕晰明辨，一丝不紊。次亦简且当。

（《奉天医学成绩录》上取第四名梁钟堃《木郁达之解》）

"弃儒学医" 赵鹤舞

赵鹤舞（1857—?），字成壁，清奉天府（今沈阳）人。原籍河北昌黎县。幼习儒，攻举子业，屡试不售，遂弃儒学医。光绪初游奉天，以医为业，踵门求治者日不暇给。末年，医名大噪，于城大南关天益堂坐堂。民国改元，奉省城内组织考核医生，赵氏撰《噎塞反胃关格论》一文，获最优等成绩毕业。名医王松阁评价为"从题之根底立论，三症分明，是予沈氏书中颇有心得"。

民国三年（1914），赵氏任奉天医学研究会助理员；民国四年（1915），升为奉天医学研究会评议部部长；民国六年（1917）至七年（1918）为奉天医学研究会研究长。

"医文兼优" 李钟文

李钟文（1858—?），字号未详，清奉天府（沈阳）人。光绪末年悬壶城外大北关宝春堂。擅长治疗杂病，学有根底，多有心得。兹仅光绪间，即有学术论文十一篇，内容广泛，如《夏伤于暑秋必痎解》《邪正虚实辨》《心生血解》《阴虚阳虚辨》《痫症有五详言之》《痹证论》《五脏不和则七窍不通说》《温病多端是否皆因伏气论》等。可见李氏"寝馈功深，作意可观，非苦读书者，三折肱之试验决不能如此，可谓医理、文理兼优者也"。

民国乙卯年（1915），李氏曾任奉天医学研究会总务部部员。

【史料拾珍】

《内经》云：夏脉如钩，以应心也。心之属火，其性为热。人之恒苦炎热也，所以多棲密树之阴，多饮蔗浆之寒，多用水袭之物，多居污湿之地。常语人曰：何地非吾乘凉所也？只以避暑而不知实有伤于暑也。故曰：先夏至日为病温，后夏至日为病暑也。当暑之令，及暑余之际，其人多不觉病，何也？以其犹有夏气之熏蒸，而余热未已也。故夏至候而一阴生焉，则暑气之溜注游溢于周身，皮肤交疏，腠理不密，阴阳反错，水火不交，而寒热遂于是往来。大凡伤暑之疾谓之心病，

第一篇 ✦ 名医匠心

115

是时心家当恶焦臭之味。如不得已而致成为痎疟之状焉，非所谓处夏而有伤于暑，其至秋能不成疟疾哉！此其不能防于未然也。时而及秋，天气清肃，金风为之飒飒，玉露为之瀼瀼，暑气触之于中，凉气束之于外，将疟病大作。属于少阳则正在半表半里之际焉。夫疟之发也，浅则一日一作，深则二日一作，至于三阴之疟，是则三日一作。轻用小柴胡汤去人参，恐其寒热相结也。重用常山饮，以常山善能邪气远驱也。疟之为病不一，何妨历举。有风疟，其脉必浮，宜用防风、枳壳可也，用通圣散亦妙。有瘟疟，其脉必数，宜用银花、连翘可也，用化毒丹亦妙。有寒疟，其脉必沉，宜用姜、桂、附子可也，理中汤亦妙。有热疟，其脉必数，宜用石膏、知母可也，黄连汤亦妙。有虚疟，其脉必微，宜用人参、白术可也，养荣汤亦妙。有实疟，其脉必实，宜用常山、槟榔可也，承气汤亦妙。有食疟，其脉必沉，宜用神曲、麦芽可也，平胃散亦妙。有瘅疟，其脉必涩，宜用半夏、陈皮可也，二陈汤亦妙。方具于此，只在临裁成可也。当夫疟疾之发也，无非寒热之往来。其作寒时，战战兢兢，上下切症齿，如冒雨著水之势焉；其作热时，惛惛愦愦，熏蒸于心，如炽炭畏火之势焉。疟之为害不浅，此"夏伤于暑，秋必痎疟"，其谁曰不宜。

批：论疟得提纲挈领之妙。

（《奉天医学成绩录》上取第一名李钟文《"夏伤于暑，秋必痎疟"解》）

且夫人之召病也，有邪不能无正，亦有正不能无邪。其为邪也，自他经而来者；其为正也，自本经所得者。其人之获病也，有虚即不能无实，亦有实遂不能无虚矣。其为虚也，悉气血亏者；其为实也，悉气血所盈者。邪也、正也、虚也、实也之四者，正不可以不辨焉。兹即邪传他经，正由本经，不可一视混同也。譬如有中风者，系肝邪所发，递之于他经；有饮食劳倦者，系脾邪所发，递之于他经；有伤寒者，系肺邪所发，递之于他经。此五邪所伤，由他经所传，直可以谓之为邪也。譬如忧愁思虑，则主伤心，而即伤心；形寒饮冷，则主伤肺，而即伤肺；慧主气逆，则主伤肝，而即伤肝；饮食劳倦，则主伤脾，而即伤脾；水湿强力，则主伤肾，而即伤肾。此五脏所伤，由正经所自病，直可以谓之为正也。兹即虚证无虚虚，实证无实实，不容等量齐观也。有如病宜补者，是虚证也，以泻之之道补之，宜用热剂者，而以寒剂为类从之引。如阴盛格阳之症而用益元汤，姜、附必与以知、连，所谓热因寒药为引用也。又曰：虚者补之，补正经可也，过虚则补其母，亦未始不可也。有如病宜泻者，是实证也。以补之之道泻之，宜用寒剂者，而以热剂为向道之施。如伤寒痞病之满症而用泻心汤，三黄必兼以附子，所谓寒加热药以推阳也。又曰：实者泻本经可也，过实则泄其子，亦未为不可也。此所谓邪正虚实之症，执之当明以辨之哉！生之所言，未知是否，以质高贤。

批："邪正虚实"四字分晰清楚。

（《奉天医学成绩录》上取第一名李钟文《邪正虚实辨》）

且自天道有生生不息之机也，而人身亦有生生不已之势。故《内经》曰：南方居离，主火生热，热生火，火生苦，苦生心。至于心之所生，其所以得滋荣调畅，不独有益于心君，而且有益于周身者，不明明乎赖有血乎？况乎心为君主之官，其藏乎神与出乎神，全恃血以养神乎。然则心之生血，岂无故而能生哉？必也从胃化谷食而生津液，借脾击之力，以输送于肾，而肾主五液，复借冲任脉力，起于会阴之地，以输送于中焦。而心居中焦之部位，受气取汁，其精奉心化赤而为血焉。心之得血，则手少阴之经将勃勃然而得所养也。心之血，多循经络而藏之于肝，统之于脾。夫心一脏也，五脏中不独一脏有血，而四脏咸有血。然彼四脏之血，不居然赖心之生血乎？一自心之生血，半随冲任而行于经络，半散脉外以充肌肤。至于四肢百骸，无处不到。血如波澜，气如橐籥，而血之隧道，气息应焉。故经曰：诸血皆属于心。此"心生血"解，不诚卓卓有据乎？审若是，心之得所涵养，心之血液固足，而复使心包络以遮盖于心，而心更得所养也，必不至有健忘、怔忡、惊悸、不寐之忧，又何至有外溢吐衄、内溢崩漏之患哉？

批：解从"生"字引起"血"字，次能说出心之所以能生血，后推言血之流行，以"气"字作波澜，末更说到心包络之用。意义周匝，笔致清醒。

（《奉天医学成绩录》上取第一名李钟文《"心生血"解》）

且自人之召病也，皆阴阳不和之为患。三阴之病，有其实不能无其虚；三阳之病，有其实亦不能无其虚。今病既见其虚，只可即其虚，以辨其何以为阴，何以为阳。有如阴属血，主里，阴病虚，其按脉必虚，微也，弱也，细也，皆阴虚之脉也。故经曰：阴胜则身寒，则为阴之实。至于阴虚，则未免生内热矣。然其间变病亦多矣。假令手太阴肺虚，则主咳嗽，气息无音；手少阴心虚，则主血亏，惊悸不寐；手厥阴心包虚，则主烦劳，抑郁不畅；足太阴脾虚，则主腹胀，湿气留注；足少阴肾虚，则主遗精，元阳不秘；足厥阴肝虚，则主筋挛，四肢麻木。阴虚之极，其脉似阳，阴血不足，能不作内热乎？推其原，皆阳盛使之然也。有如阳属气，主表，阳病虚，其按脉必虚，钩也，促也，散也，皆虚之脉也。经故曰：阳胜则身热，则为阳之实，至于阳虚，则未免生外寒矣。然其中之变症甚众矣。假令手太阳小肠虚，则主五淋，便闭不通；手阳明大肠虚，则主肠鸣，肠澼飧泄；手少阳三焦虚，则主气闭，关格不通；足太阳膀胱虚，则主气寒，清浊不分；足阳明胃虚，则主胸胀，完谷不化；足少阳胆虚，则主神怯，如人将捕。阳虚之极，其脉似阴。阳气既亏，能勿生外寒乎？推其原皆阴胜使之然也。阴虚阳虚之症，不从此而立辨乎？

批：辨以脏腑分诠，辨证亦极分明。

（《奉天医学成绩录》上取第一名李钟文《阴虚阳虚辨》）

"明辨医理"刘百龄

刘百龄（1865—？），清奉天府（今沈阳）人。光绪末、民国初坐堂于大南关大德堂。光绪丁未年（1907）撰《谵语郑声辨》，以为"谵语、郑声二症，似乎同类而虚实诚有分别。谵语者狂妄之语也，此邪有余。郑声者不振之声也，此神气不足。凡邪热之有余，或因感冒传经误于汗解，伤寒传里误于下解，皆能所致。至于郑声，出于内不足也，或因病后神气未复，或因心虚神不守舍。二症有脉可凭，有证可辨，或清或补而施治疗之术也"。民国甲寅年（1914）经奉天医学研究会考核，成绩优等，准予毕业。后任该会干事正副长，助理员等职。

【史料拾珍】

盖谵语、郑声二症，似乎同类，而虚实诚有分别。夫谵语者，狂妄之语也，此邪热有余；郑声者，不振之声也，此神气不足。凡邪热之有余，或因感冒传经，误于汗解，伤寒传里，误于下解，皆能所致。将邪热留驻阳明，胃火煎熬，内热熏蒸，阳郁不伸，神情错乱，言语失常。然热则伤神，心为神明之主，被邪热所扰，蔽其明暗，失其权正，而邪热任其方张，神明遂其狂躁。盖语出于心，心被热拘，神志昏乱，言语失伦，所言非常之事，此皆谵语，有余之邪热也。至于郑声，出于内不足也，或因病后神气未复，或因心虚神不守舍。夫神气者，两不可离也。今神气已虚，而心无主，失其正也。所言虽非错乱，但声低气怯，终而复言，言过而不知觉也，此皆郑声，不足之神气也。反此二症，有脉可凭，有证可辨，或清或补，而施治疗之术也。

（《奉天医学成绩录》上取第二名刘百龄《谵语郑声辩》）

"长于温病" 崔兴麟

崔兴麟（1865—?），字振之，清广宁（今北镇）人。擅长温病，撰《温病三焦分治说》。其云："温病法在救阴，三

120

焦分治，吴瑭之说由来尚矣。然而上焦篇治温病初起；中焦篇者邪亦入里，辨证多端，莫可胜言；下焦篇其分多矣。中焦治未善必传下焦，病已深矣。见脉定经，识症用药，加减临时，运用之妙，在乎一心，难以预言矣。"光绪丁未年（1907），奉天医学研究所考核上取第一名。时人以为"法在救阴为该书之关键，鞠通先生毕生之学识首先勘出，想亦寝馈有年"。

崔氏于民国年间任奉天医学研究会监督，总商会会长。

【史料拾珍】

伤寒法在救阳，六经分治；温病法在救阴，三焦分治。吴瑭之说，由来尚矣。然而三焦分上中下三篇。上焦篇治温病之初起，发热头痛咳嗽，脉浮数，以银翘散加减治之，获效多矣。中焦篇者，邪亦入里，辨证多端，莫可胜言。或天热口渴，腹痛结胸，结胸者，大小陷胸汤治之。大热口渴，脉数而有力者，邪热散漫也，以白虎汤治之，虎啸风生，而金飔退爽也。腹痛热邪结聚，大小调胃承气之所以分也，承气者，承胃气也。下焦篇，其分多矣。中焦治未善，必传下焦，病已深矣。见脉定经，识症用药，加减临时，运用之妙，在乎一心，难以预言矣。吴瑭之《温病条辨》，远师张仲景，近尊叶天士，其说远矣，其旨微矣。

批：温病上中二焦均能分晰，下焦稍欠完整。法在救阴，为原书之关键。鞠通先生毕生之学识，首先勘出，想亦寝馈有年。

（《奉天医学成绩录》上取第一名崔振之《温病三焦分治说》）

少阴者，手少阴心、足少阴肾也。肾脉上循咽喉，肾水亏竭不能上升，而心肺之火乘之，是以咽痛，杂症之论详矣。专门治此者，莫如《重楼玉钥》之可遵也。伤寒、温病、瘟疫皆有之，庸工不分何经何症，往往大用寒凉。芩连知柏，率意妄投，牛黄救惊，兹意攻发，而升羌辛烈，混同施治，误人多矣。而善治少阴咽痛者，必先温肾，少佐清凉，或甘寒益阴，少益桂附，引龙雷之火下而归原。渴既止，而咽痛可渐愈矣。凡治病者，急则治其标，缓则治其本。咽痛虽愈，治肾为本。虽然，不独治肾也，而兼治他经者，往往获效。要归其当而已。

批：三题原出伤寒少阴篇内，虽未本经立论，发挥处亦有心得。

（《奉天医学成绩录》上取第一名崔振之《咽痛治从少阴论》）

论病机一十九条，言火者十之八，言寒者十之二。百病之源，多起于火，而火之类不一而足也。夫人有壮弱，而火有虚实。实火者，六淫之邪，饮食之伤，自外而入，势犹贼也，贼可驱而不可留。虚火者，七情色欲，劳役耗神，自内而发，势犹子也，子可养而不可驱。至若风寒壅闭，火邪内郁，宜升发之，如升阳散火之类是也。或内热极盛，宜用寒凉，如黄连解毒之类是也。热之拂郁，清之不去，攻之不可，此本来真水有亏，不能制火，所谓寒之不寒，是无水也，当滋其肾，如地黄汤之类是也。他如肝经气结，五郁相因，当顺其性而升之，所谓木郁达之，逍遥散之类是也。此以一方治木郁，而诸郁皆解也。劳役神疲，元气受伤，阴火乘其土位，经曰："劳者温之。"又曰："甘温能除大热。"如补中益气之类是也。至于肾水虚寒，逼其无根失守之火浮游于上，当以桂附杂于壮水药中导之下行，谓导龙入海，引火归原，如桂附地黄汤之类是也。此治内外虚实，驱贼养子，升清补泄，运用之治火法固已，然有邪盛正虚之时，而用攻补并行之法，或用滋水制火之法，往往取效。是知养子之法，可借为驱贼之方；断无驱贼之法，而为养子之理。然火郁发之，是邪火内郁，为风寒所闭，或风热所闭，其变症不一，初治之升阳散火是也。

批：主火之议，莫备于河间《原病式》。此篇引《病机十九条》得火郁之议，引东垣升阳散火汤得发之之法，后复旁证诸家治火之论，虽非经旨，亦足以互相发明。所谓千狐之腋，集成一裘，治火无余蕴矣。

（《奉天医学成绩录》上取第一名崔振之《火郁发之解》）

"官画诗书医" 张之汉

张之汉（1866—1931），字仙舫，号石琴外史、石琴庐主、方舟山人、辽海老渔、辽海画禅等。清奉天府（今沈阳）人。原籍承德县，先世由抚宁徙广宁。父声远营商来省南十里河，遂占籍焉。之汉生有宿慧，褓褓中耽视壁画若解意，冬月抱瞰玻璃窗，就霜痕伸指画花鸟颇肖，见者惊异。初学步庭院，坐地画恒移晷。七岁入塾读书，及父殁，及舌耕以养母。后入邑庠，食廪饩，留心经世之学。中东战后，忧心时局，创三卫法，著《辽东守备策》。庚子年（1900）著《时势评议》《抗俄策》《弭盗策》两万余言。宣统纪元，举孝廉方正，考取优贡，历充自治局顾问、资议局议员、官银号总办、保直隶知州、官地清丈局总办、东三省监运使等职。

之汉诗画本于天资，济以学力，画专用左手，书则左右皆宜，于骚坛画艺，可以独树一帜。尤究心医术，精通篆刻。著有《石琴庐丛刊》及《诗集》行世。

张氏于民国初年弃官立志学医。认为"夫医术至精也，医理至深也。虽以天资聪颖，必殚精竭智，肆力于斯"，后与抚顺名医张奎彬挚友，与省垣同力协助，创办中国医学校。民国十二年（1923），奉天同善堂创办医药慈善事业，张氏首任《医学汇刊》报社评议员，注释按语，多出其手。如第二期《阳虚吐血治验》一文，按语云："血虚症多端，而阳虚脱血，特其一种。血多伤阴之见症，而因伤阴以致气不摄血而吐出者，实不多见之病也。此案确是阳虚脱血，虽有心热，特虚烦耳，其脉与现症，必具种种阳虚之寒象。案内并未标出，恐阅者视为血症正治法，则贻害非浅矣。"又如对第三期《偏方咀华》篇中治霍乱方、治噎膈方注释按语，解词明了，确切中肯，医理娴熟，是医林很有造诣者。

张氏医术上，擅长温疹。民国二十四年（1935）夏，此地正值瘟疫流行，死亡甚多。张氏临证问诊询情，分析其因，认为一是病家惶惑乏主，日更数医，试百药以致病情复杂，变证丛生，虽有良医亦难措手；二是世医对此不能探源法古，通变因时，墨守元明以来医书成法，自谓是症是方确有所本，一误再误，全不知非；三是洋医视为猩红热险证，以为法在不治，冰袋、冰枕逼毒内行，重者立殒，轻者亦危。究之温疹之在中国，本为寻常时症，非必与死为邻，即杂病所兼之，瘢、痧、恶痱，治之如法均可应手奏效，胡致危危纷纷耶。盖死于病者十不一二，而死于医者十常六七焉。

张氏在学术上非常崇拜盖县名医高愈明，曾于民国二十年（1931）四月中浣，为高愈明所著《温疹溯源》一书作序。评介此书"开宗明义，直抉古圣之真枢；竟委穷源，力袪时医之胶柱。所列方剂大都得诸经验，兼疏禁忌，犹恐误人歧途。痧疹为每岁所恒有之症，即是编写为今世不可无之书；亟怂恿付梓，以广流传，不独医林得所参考，共识南针，即病家家置一编，临时翻检，亦免于乱投医药"。知是书一出，俾生民减轻夭札，则先生慈心仁术之所济，其功不亦大哉。

张氏不仅精通医理，而对中药也颇有研究。著有《药笼半稿》一书，辑于《石琴庐诗集》下编。

【史料拾珍】

中国医道之浸微，由于天资聪颖，学术湛深之士，率役志于科名，仕进之途，而不屑措意于斯。其业斯者，大都中下人才，学识浅陋，以为衣食计耳。夫医术至精也，医理至深也。虽以天资聪颖，学术湛深之士，殚精竭智，肆力于斯，犹恐莫究莫阐焉。况夫中下之才，学识浅陋之辈，欲以探轩岐之闻奥，通天人之机械，而其道大光，不夐夐乎难哉！吾友张得珊先生，固所称天资聪颖，学术湛深之士也。绮岁游胶庠，食廪饩，蜚声文苑。群以玉堂金马相期，乃独屏弃制科，精研医术，悬壶都市，遐迩驰名。又复招来四方学子，起中医学校于省垣。手订课程，躬亲讲授。凡毕业以去者，咸得嫡派宗传，其有造于吾奉医林，岂浅鲜哉！近从学者之请，著《中医总

第一篇 ❖ 名医匠心

125

论》若干篇，阐先圣之玄机，示后学以正轨，益以幼、妇两科，暨平昔方案，都为一书，颜曰：《医学引阶》。将付梓，问序于予，且求正焉。独是予虽有志医学，实未窥见门径，乌敢以蠡测管窥之见议高深。虽然，予之钦佩得珊医术有年矣，而确信是书之言论方案，悉轨于正，学者由是而之焉，则庶乎其不差矣！爰眦笔而为之序。

中华民国五年仲冬沈阳张之汉

（张奎彬《医学引阶》张序）

吾甚惑，夫非必死之病，而病家、医家汲汲求生，因以致死，且致死者病非偶然，乃连村比巷，同起相感病者，既肩相比而死者，亦踵相接也。如近年流行之温疹，是已其为病也。四季皆有，而春夏为多，男妇同膺而童孺特多。若在穷乡僻壤，无力延医之家，苟非发源极逆，率都勿药有喜，而名城巨镇，富家大族，病犹是也。而危亡偏多，其故何哉？一由于病家惶惑乏主，日更数医试百药，以致病情复杂，变症丛生，虽有良医亦难措手。一由于市医对此不能探源，法古通变，因时墨守。元明以来，医书成法，自谓是症是方，确有所本，一误再误，全不知非。一由于洋医视为猩红热，险症以为法在不治，冰枕、冰袋，逼毒内行，重者立殒，轻者亦危。究之，温疹之在中国，本为寻常时症，非必与死为邻，即杂病所兼之瘰疹、恶痱，治之如法，均可应手奏效，胡致危之纷纷耶？盖死于病者，十不一二，而死于医者，十尝六七焉，吁可悯已！辰州老医高骏轩先生，悬壶以来，矻矻以阐明医学为己任，常集生徒相讲，贯探奥轩岐，导源仲景，所著如《伤寒详解》《脉理溯源》等书，早经刊行问世。近以新撰《痧疹探源》四卷，问序于余，受而读之，见其开宗明义，直抉古圣之真枢，竟委穷源，力祛时医之胶柱，所列方剂，大都得诸经验，兼疏禁忌，犹恐误入歧途。痧疹为每岁所恒有之症，即是编为今世不可无之书，亟怂恿付梓，以广流传。不独医林得所参考，共识南针，即病家，家置一编，临时翻检，亦免于乱投医药。吾知是书一出，俾生民减轻夭札，则先生慈心仁术之所济，其功不亦大哉！惟是先生年七十矣，伏案搦管非所能任，是书纂辑，全由先生口述，门弟子抄录，而成精义，自尔显明。文字容有未粹，读是书者，幸勿以辞害意焉可也。是为序。

中华民国纪元二十年四月中浣沈阳张之汉书于营川运署镜帆楼

（高愈明《温疹溯源》张序）

"妇科圣手" 赵经训

赵经训（1866—?），字成章，清奉天府（今沈阳）人。居邑乡，工医，擅治妇科杂病。著《妇人带下由劳伤冲任论》，云："大抵妇人平居，血欲常多，气欲常少。气倍生寒，血不化赤，遂成白带。气平血热，血热生燥，血不化红，遂成赤带。寒热交并，则赤白俱下。其脉右手尺浮，浮为阳，阳绝无子。若足冷带下，经则漏下，甚者崩中，皆由心不荣血，肝不藏血所致。《脉经》曰：崩中日久为白带，漏下多时骨木枯。所以妇人带下由劳伤冲任之故耳。"时人评议此文"本《准绳》发挥，属明达之论"。

民国初年经奉天医学研究会考核，成绩优等予以毕业。曾充该会助理员。赵氏另著有《风疹温疹辨》《表证里证分治说》等文。

"时邑名流" 王有声

王有声（1867—?），字松阁，清末民初新民县人。光绪末年迁居奉天，遂行医于钟楼南永和堂，以擅长内外科坐堂。时为邑中之名流，民国甲寅年（1914）充奉天医学研究会研究长，乙卯年（1915）至戊午年（1918）任该会副会长、代理研究长等职。

王氏主持该会时，全力筹办。强调人生最宝贵的是生命，生命所以倚赖的是身体，身体健康，生活在世，无病无灾，又何须乎延医用药。盖药不可以轻用，而医尤徵诸实学。神农著《本草》，阐发药性之真诠；轩辕作《内经》，穷究阴阳之奥旨，道至大也，理极深矣。固非浅尝辄止者能窥其底蕴。于是与同道朝乾夕惕，细研脉理之精微，病证之传变；日省月试，深究乎诊治之妙法，药品之功能。精益求精，方书之疑义顿释；详欲再欲，药材之真伪立办。医学从此大有进步，必超脱乎西医之上，可挽利权于将来也。

王氏与此同时，也积极参加该会组织考核，光绪丁未年（1907），撰《冬伤于寒春必病温解》及《丹溪阳常有余阴常不足试伸其说》二文。以为"人伤冬气之寒，伏藏脏腑，日久而不发露，及至春阳上升，暖气相加，并无容留寒邪之地，则寒邪被春气之融和渐化为温，而病必发作矣，故曰春必病温"。又云："夫阳者气也，阴者血也。阳生于左则为肝，升于上则为心，心者君火也。又有三焦之火相与辅相，是阳气之发越升腾，动而不静，较阴气而独胜，故曰阳常有余也。阴生于右则为肺，降下者为肾，肾者水也，虽有两枚之分，并无资助，是阴气之潜伏隐敛，静而不动，较阳气而稍逊，故曰阴常不足也。"经评议，王氏为成绩优等，准以毕业。

民国初年，河北名医张锡纯先生赴奉天，积历年之所经验，著《衷中参西录》一书。是书首版于吾奉天，一时彼都人士，争先抢购。张氏之书时在奉天医界影响很深。未付梓之前，经友人张钟山、苏明阳、姜公羽三公之请，王有声于民国六年（1917）特为作序，并与名医高振铎一起详加校订。称张锡纯"怀医国之深心，擅医林之雅望"，同时评介该书为"其书中之精明治法，研究病机俱折衷参考乎中西医学。所立之良方，条晰缕分，药到病除，无不由经验中得来也。彼世行之《中西汇通》《良方汇集》等书，皆莫如此。《参西录》之精妙，足以传世于不朽也"。

【史料拾珍】

人之有肾，犹天之有冬也。肾为水脏，内含冬至一阳之气，藏而不泻，其体坚贞，当隆冬严寒之时，虽触慄冽肃杀之气，亦不能伤害，病何有焉？然肾阳虚者，寒水之气上泛，一值天地杂厉之气，两相感召，乃伤于寒水之经。其不即病者，以其入之深而发之渐也。盖寒者，温之源也；温者，寒之化也。人伤冬气之寒，伏藏脏腑，日久而不发露，及至春阳上升，暖气相加，并无容留寒邪之地，则寒被春气之融合，渐化为温，而病必发作矣。故曰：春必病温。

批：着墨不多，语皆中肯。

（《奉天医学成绩录》上取第八名王有声《"冬伤于寒，春必病温"解》）

人秉阴阳之气以生，含阴抱阳。阴生五脏，阳生六腑，无偏无倚，二气和平，乃为无病。然五脏象乎五行，五行各一，而火分君相，则有二焉。有余不足，可以辨矣，试即朱丹溪之说引而伸之。夫阳者，气也；阴者，血也。阳生于左则为肝，升于上则为心。心者，君火也，又有三焦之火，相与辅相。是阳气之发越升腾，动而不静，较阴气而独胜，故曰阳常有余也。阴生于右则为肺，降下则为肾。肾者水也，虽有两枚之分，并无资助。是阴气之潜伏隐敛，静而不动，较阳气而稍逊，故曰阴常不足也。

批：明白如话，再求透辟，则更胜矣。

（《奉天医学成绩录》上取第八名王有声《丹溪"阳常有余，阴常不足"，试伸其说》）

"杂病明医" 刘庆春

刘庆春（1867—?），字向阳，清奉天府（今沈阳）人。幼习儒，壮业医。于城北大北关庆德堂，以治杂病名闻于时。求医者，车骑络绎不绝。光绪末年，奉天军督部中医学堂组织全城业医者考核。刘氏著有《中风寒热解》和《义》二文应试，均获优等成绩。评议人认为前者"发明寒风、热风脱症、闭症现象，及推究治法，均系至当之语。理论明透，笔调亦佳，非儒医不能有此佳作"。后者"直从脏府发挥心字，乃得题之真解，足见医融儒理"。

刘氏于民国初年，先后任奉天医学研究会助理员、编辑部部员。民国二十五年（1936）任《汉药成方汇编》编纂委员会委员。

"普济同胞" 孙廷弼

孙廷弼（1868—?），字右卿，清奉天府（今沈阳）人。光绪末年，以擅长内科杂病，行医于城外小北关三益堂，热心倡办奉天医学研究所。孙氏认为"光绪间，以东省医学无根柢材，悬壶者多竽滥，每致害人，请于前途立研究所。诚希望组织合宜，维持有法，众士合志，免蹈后辙，庶无愧乎"。两年之间，人争向学，颇有成绩，实为奉天医学会同仁共相切磋之一大起点。孙氏于奉天医界人士中，颇享名望，民国元年（1912）至民国三年（1914）被推选为医学研究会副会长，并为《奉天医学成绩录》一书作序。其云："实欲与同学诸君子共相劝勉，以期积长增高。一则为吾研究医学存一大纪念；一则为表前研究所办理有方，师资可取；一则此编一出，普呈公览，同志兴起，言论精详，不甘再让于外医之独步，均为普济同胞之幸。"

孙氏对人身之气的认识，简赅明了，他认为："夫气以一身论之，则为元气；以先天论之，则为真气，又可为之宗气；以后天论之，则为中气。中气者，脾胃气也。五脏各有其气，六腑亦各有其化也。"以膀胱为例，撰《"膀胱者为州都之官，津液藏焉，气化则能出矣"解》，光绪丁未年（1907），经奉天医学研究所考核取第二名。

【史料拾珍】

胜朝光绪间，以东省医学无相柢材，闽南曾石农明府宗韩，悯悬壶者多竽滥，每致害人，故详陈利弊，请于前途，立研究所。开办以后，二年之间，人争向学，颇有成绩，实医学会同共相切磋之一大起点也。未几，为续任制府以虚糜无实，著取销，诚不识窔奥之厄言。复于宣统初，经孟秉初氏为府守，又行提倡，建研究所，与警局对，无如治学非医学所，举多不当。是类课耕于婢，问织于仆，故终不竟其功允，为吾东省医学之一大阻力也。近来同胞志士，各进文明，无论城乡，研究之端，纷纷自举。沈垣地居首善，研究会亦因时成立，在会同人，诚希望组织合宜，维持有法，众士合志，免蹈后辙，庶无愧乎！今兹举望推贤，（鄙人）亦厕末坐，深念夫后会正雄，前尘未泯，因于午夜读书余，检前此石农君研究所拔取医卷之优者、案批之吻合者，汇为一帙，刊集成书，非敢云缔述自名，实欲与同学诸君子共相劝勉，以期积长增高。一则为吾研究医学存一大纪念；一则为表前研究所办理有方，师资可取；一则此编一出，普呈公览，同志兴起，言论精详，不甘再让于外医之独步，均为普济同胞之幸。因名之曰《奉天丁未医学成绩录》云。罪我教我，敬待知觉。此序。

中华民国元年八月二十八日东亚后学孙廷弼自述

（《奉天医学成绩录》孙序）

膀胱者，肾之配也，以州都之官许之，乃气之所化也。夫气以一身论之，则为元气；以先天论之，则为真气，又可为之宗气；以后天论之，则为中气。中气者，脾气也，胃气也。五脏各有其气，六腑亦各有其化也。今以膀胱者解之。膀胱本为肾之表里相关，一阴一阳，互相为用。膀胱无肾气则无以为运，肾气无膀胱则无以为用也。盖用者为何？用其为化也，化清分浊之用也。运者为何？运其为气也。其为气者，谓肾中一点真元之气，非他脏腑之气可能比也。他脏腑之气亦不过借为小用，各有分职运化之说。惟膀胱之化，非肾脏真元之气，则无以为化也。真元之气足，则化变如常，清汁得其渗归一腑，故曰津液藏焉。渗藏溢满，则必有水窍直出矣。

批：于气化二字，说得有条不紊。

（《奉天医学成绩录》上取第二名孙廷弼
《"膀胱者为州都之官，津液藏焉，气化则能出矣"解》）

"读书善悟" 韩庆德

韩庆德（1871—?），字松年，清末民初奉天府（今沈阳）人，精岐黄术。民国初年，悬壶奉天大东关天德堂。擅治内科杂病，读《黄帝内经》《难经》皆有神悟，推崇河间学说，偶有发挥。以河间"三消论皆火说"，提出三消症"不专主火而有寒者，更不可不说也"认为"治此症，必借气化益火归原，以消阴翳之药，拟金匮肾气丸治之。使其彻上彻下之意，总治三消之寒证也"。故著《三消有寒不专主火说》一文。

韩氏还著有《伤寒消渴何以属厥阴热证试申其义》《诸风

掉眩皆属于肝解》《五脏不和则七窍不通说》《呕吐哕解》等文。时人评介为"穷源探本，阐发无遗，是其平日读书善悟，见解亦超"。

韩氏于民国初年毕业奉天医学研究会，曾任该会编辑员、评议部部员、干事等职。民国二十五年（1936）五月，任《汉药成方汇编》编纂委员会委员。

"奉系文胆"谈国桓

谈国桓（1875—?）号铁隍，又号玉庵，清奉天府（今沈阳）人，隶汉军镶白旗。业儒通医理，光绪癸巳年（1893）举人。任广州驻防，光绪三十四年（1908）保陞，宣统元年（1909）二月解。其父任辽东道出使榆关，遍历锦广诸邑。国桓随父仕官，与锦县名医徐龄臣先生订交。然初犹未识其精于岐黄也。后知先生以医名世，才怀经世略，遂学焉。光绪年间，徐氏撰《医粹精言》四卷，《医意》二卷，赠国桓，读之见其书条分缕晰，沿流溯源，非三折肱者不辨。先生之才承灵胎家学，术艺精到，亦固其所大丈夫不为良相，终为良医。

谈氏后居奉天，于医道多所探求。民国初年结识了沈水名医景仰山先生。正值景氏所著《医学从正论》及《医案》二书，谈氏为之作序，认为"先生之立言矜慎，迥非好为论者之所可匹俦也。自昔医家著论，首贵阐明病理，而不欲多为之术，以迷眩后来。《内》《难》以降，惟《巢氏病源》一书，阐得此意。唐之《外台》，宋之《局方》，术非不多，然谓执此，遂可以精究病变哉。金元以后，医书愈杂而立之方愈多，甚至有加减一方而冀可以治百病者，又何怪俗医之趋于之谫陋，但记通治数方，遂欲贸然一试耶？呜呼！大道以多歧亡羊。自方剂杂出而医术遂为天下裂，于是以叹轩岐圣训，为能高把群言执神之机也。先生论其精者于《灵》《素》之奥，多所发明。次者亦能自述，其心得即间有与时贤抵悟之处，要亦持之有故"。

谈氏医理娴熟，时为名流，很受医人赞许。

【史料拾珍】

吾乡景仰山先生，读书具特识，于兵刑钱谷皆所深究。民国改纪，养素邱园，不欲局促为文墨吏，以为卢扁之术可以起人之死，于是专意诊疗，求医者日麇集，皆霍然以去。闲尝本其学之所得，博稽精究著论一卷，医案一卷，其为书专就气化探索病原，而不斤斤于方剂。余披而读之，乃深知先生之立言矜慎，远非好为高论者之所可匹俦也。自昔医家著论，首贵阐明病理而不欲多为之术，以迷眩后来。《内》《难》以降，唯《巢氏病源》一书，尚得此意，唐之《外台》，宋之《局方》，术非不多，然谓执此遂可以精究病变哉？金元以后，医书愈杂而自立之方愈多，甚至有加减一方而冀可以治百病者，又何怪俗医之趋于简陋？但记通治数方，遂欲贸然一试耶？呜呼！大道以多歧亡羊。自方剂杂出而医术遂为天下裂，余是以叹。轩岐圣训为能高把群言执神之机也，先生之论，其精者于灵素之奥多所发明，次者亦能自述其心得，即间有与时贤抵悟之处，要亦持之有故，而可以直抉经心。虽于政事未见诸施行，而其医学之家传，固已继承而勿替矣，何其进道勇而立言谨欤。今同人将以其书付剞劂，即脱稿爰揭其论述大旨，以当发凡。

壬戌十有二月谈国桓

（景仰山《医学从正论》谈序）

天下有佳山水处，其间必产异人，此古今之大较也。余弱冠奉家大人之任辽东道，出榆关，遍历锦广诸邑，见医巫闾山绵亘数百里外，烟鬟霞帔，玉笋瑶簪，揽胜登临，伟然雄镇，而大小凌川又复潆洄曲抱，浩瀚无极，灵秀所聚，心窃赏之。及检校诸士才艺，果以数邑为最，地灵人杰，其信然欤！岁乙未返里，适同年太史雨葚有事于羊城，常调之间，得与龄臣先生遇。聆其言论，把其丰采，知为有道之士，遂订交焉，然初犹未识其精于岐黄也。先生以名世才，怀经世略，居帝京者垂二十余年。凡朝政之利病，与民生之疾苦，久已默窥其微，乃欲出宣公活人之技而终不可得，于是南下，自燕而齐而吴，而闽而粤，遂游于八千里中，以期快意而适志。吁！可慨矣！日前以手撰《医粹精言》四卷见赠，受而读之，见其条分缕晰，沿流溯源，非三折肱者不辨。嗣又出《医意》二卷，问序于余。夫余门外汉也，书中精义，如啖江珧，只知其美，莫名其味，独怪先生来穗不数月而著书盈尺，正如淮阴将兵，多多益善，以是叹先生之才之奇也。然先生锦人也，得山川灵秀之气，而又承灵胎家学，术艺精到，亦固其所。大丈夫不为良相，终为良医，先生之志将毋同？是为叙。

光绪丙申六月铁隍弟谈国桓拜叙并书于四十四声斋

（徐延祚《医意》谈序）

"医界名流" 高振铎

高振铎（1875—?），字警堂，清末民初铁岭县人，以医术享有盛名。光绪末年，奉天府军督部堂特饬创设医学研究所，检拔医生，勉励医学。高氏积极应考，丁未年（1907）撰《消渴论》云："夫消渴者，胃肺肾三经俱病也。大抵治法，上消者宜润其肺，兼清其胃；中消者宜清其胃，兼滋其肾；下消者宜滋其肾，兼补其肺。三消之治法，不专执本经，而滋其化源则症易痊矣。治宜变通正当，临证制宜，未可以一途而取也。"该文经评议考核，获上取第二名，准以毕业。充陆军第二十七师军医官。

高氏学术上认为"我中国医道，原属无穷，溯自岐黄，而后历代名医辈出。凡经考之医书罔不秉古圣之遗规，以为模范。故医学之发达，医理之彰明，日臻于美备。持此可以应万症，疗沉疴，似无须参以西医真理，别开生面也。特以处今之时世，海禁大开，轮舶往来，中外杂处，社会状态，变幻多端，而病因之亦异，况学问原无止境，医理尤为渊深。欧西医道，治法虽殊，理无二致，苟能参合研求，自足以济世活人"。由于高氏学术上的卓见，时为奉省医学之名流。民国初年被推举为奉天医学研究会会长。

时正值河北盐山张寿甫先生来奉行医，著《医学衷中参西录》一书。经天地新学社张钟山、苏明阳、姜公羽三公之约，为该书第一版付梓详加校正，并为序言。高氏对该书评介为："理法详明，研究有素，堪称硕儒之作。并将中西之医理，搜罗无余。且于病机情理种种之关键，率都朗若列眉，诚为后世医学之指南针也。"

【史料拾珍】

夫消渴者，胃肺肾三经俱病也。凡人饮食入胃，浮游精气，上输于脾，脾气散精，上归于肺，清气上升，犹天地之雨露也；通调水道，下输膀胱，浊气下降，犹地之江河也。水精四布，五经并行，为常度。至若胃土敦阜，燥热结聚，而津液消耗，致化源枯竭，此消渴之所由来也。嘉言先师云：消渴三证，而上中下之别。上消者，渴而多饮；中消者，消谷善饥；下消者，小便如膏。此三消之的候也。大抵治法，上消宜润其肺，兼清其胃；中消者，宜清其胃，兼滋其肾；下消者，宜滋其肾，兼补其肺。夫上消清胃者，使胃火不得伤肺也；中消滋肾者，使相火不得攻胃也；下消清肺者，滋上源以生水也。三消之治，不专执本经，而滋其化源，则症易瘥矣。经云：饮一溲一，或饮一溲二，病势危急，仲景用八味。八味主之，所以安固肾气也。又《伤寒》少阴篇：肾经虚，必频饮汤水以自救，此同气相求之理。今肾经虚寒，饮水自灌，虚寒不能制约，小便频数。似此不消渴同论，宜用理中汤。此消渴虚实之分，治宜变通，正当临证制宜，未可以一途而取也。

批：前半辨证清楚，入后说到少阴虚寒同理中，足见平时临证之细也。

（《奉天医学成绩录》上取第二名高振铎《消渴论》）

"四品才子"袁澍滋

袁澍滋（1879—1949），字霖普，桓仁县城南关（今东关村）人。早年家境贫寒，自幼勤奋好学，聪颖有大志。十几岁在长岗村私塾读书时能吟诵《四书》《五经》，练就一手八股文章。每逢春节或邻居遇有婚丧之事，都请他写对联或续写宗谱。他编写的对联不仅字句工整，而且妙趣横生，城里人称其为"才子"。

清光绪二十八年（1902）八月，袁澍滋赴京赶考中举人，名列五经魁，入麟厅，由礼部尚书授其金雀冠和四品大红袍，任直隶（今河北省）监司（又称按察使），民国时改称天津道尹。从此，袁澍滋成为朝廷督察府州县的高级官员。月俸银二百两，出门舟车代步，巡捕随从前簇后拥。在为官期间，曾多次出巡，体察民情，周旋于京都各地。到过范阳（今房山、邢台）、博野（今河北中部地区）、灵寿（今河北西部区域）、故城（今郑家口）、独石（今赤城县）等地检查潴龙河、滹沱河、南运河、海河泛滥和治理情况，并督促行政，惩处贪官污吏。

1931年"九·一八"事变后，时任职天津道尹的袁澍滋怀着忧忿心情，专程回桓仁探望。他拿出钱安慰乡亲、朋友，并气愤地写下诗作《还乡口赞》，其中有"借问戚党间，多作泉下人""巡视城郭里，居室若鱼鳞""盗贼害乡民""十室已九空"等诗句。

袁氏曾为近代名医张锡纯《医学衷中参西录》一书作序

并题词，另著有《历代名人孝悌录》。

【史料拾珍】

夫古者《神农本经》实为药性之真诠，轩辕《内经》穷尽阴阳之奥旨，于以叹圣神首出，不但利济一时，实能利济万世也。至汉张仲景得伊圣汤液经，更上溯《本经》《内经》之精义，著《伤寒》《金匮》两书，医学于以大备，后世论医学者推为正宗。但《本经》《内经》，医者多因其文字艰深，义蕴难窥，束阁不观。《伤寒论》及《金匮》，医者又多畏疑其方而不敢轻试。虽晋唐迄今，诸名家立论，咸遵古训而阐发《本经》《内经》及《伤寒》《金匮》，诸书仍多余蕴。至独出己见更能发前人所未发，则行世方书中诚不易觏也。吾友张寿甫君，盐山博雅士，素有穷经工夫，于《本经》《内经》及仲景以后诸名医著作，莫不探索其精奥；又兼通西人医学及西人化学之理，亦恒运用于方药之中。是以生平临证疏方，活人无算；于内伤、外感诸要证，无不应手辄效。而其屡试屡验之方，久而恐其遗失，辄于方后各加诠解，并附载紧要医案，缉为八卷，名曰《医学衷中参西录》。实能阐发前人所未发，更能融汇中西为一致，见者争相传抄。予于春杪客京师，适见抄本，读阅一过，惊为当时医学中有一无二之著作。函劝于内务部，呈请立案，公诸世界。君题予言，内务部果批准有著作权，而君仍未敢自信也。于夏季正自录真本，并细加研思，夜以继日，心力疲甚，不觉睡去。梦升讲台，对大众演说医理，忽有人捧一冠，若南海大士所戴莲花冠形，为加于首。醒后恍悟曰：此中殆有神灵欲我速成此书，以普济群生也。遂觉精神奋发，顿忘其劳，而付梓之意亦决，并委予以参订。予虽不习医，然十年作吏，于民间疾苦时，恫瘝在抱，颇志同而道合焉。古人云：上医医国。又云：为医等于为相。君之大著，钦佩已深，故乐得而赞成之。

民国六年季秋奉天桓仁愚弟袁澍滋霖普序

（张锡纯《医学衷中参西录》袁序）

活人事业本农黄，学富五车医更良，考据精深追汉代，诗歌典雅重三唐。

韩康手制壶中药，抱朴心裁肘后方，著作等身参造化，群生普济同慈航。

桓仁愚弟袁澍滋霖普敬题

（张锡纯《医学衷中参西录》题词）

"会长""委员"赵炳炎

赵炳炎（1880—?），字煜麟，原籍河北昌黎县。光绪末悬壶奉天府（今沈阳）大西关宝和堂。撰《伤寒温病辨》，其云："伤寒初病，外虽受邪，内本无热，则必传阳明而始作渴。温病初起，即内外俱热，其症头痛、发热、自汗，即见口渴。伤寒瘟疫，可以辨别者此耳。"光绪丁未年（1907），奉天医学研究所考核上取第一名，评者认为"吴又可先生言外之意，非十年读书、十年临证，不克道此"。

赵氏学识渊博，曾为奉天医学研究会评阅论文，并于民国乙卯年（1915）、丁巳年（1917）任研究会研究长，戊午年

（1918）任研究会副会长，丙子年（1936）任《汉药成方》编纂委员会委员等职。

【史料拾珍】

夫伤寒瘟疫者，俱大病也。生死反掌之间，仍宜随机应变，分晰而治之也。盖伤寒者，初得发热恶寒，身痛如束，头痛项强，其脉阴阳俱紧，此之谓伤寒也。瘟病者，感受天地之疠气也，触而发之，其证头痛发热，口渴胸满，或时吐黄涎，乡里传染，人人相同，六气不正而人气感之，盖人与天地相同。然六气均能致病，瘟疫之症，发热汗出，得之于风；寒病寒热无汗，得之于寒。风为阳邪，寒为阴邪。阳盛必传阳明而发热，阴盛必传太阴而为寒。瘟病多病于春夏，寒病多病于秋冬，其气之使然也。但伤寒初病，外虽受邪，内本无热，则必传阳明而始作渴。瘟病初起，即内外俱热，其证头痛发热，自汗，即见口渴。伤寒与瘟病可以辨别者此耳。

批：伤寒、瘟疫界限分明，末段尤能溯其源流，得吴又可先生言外之意，非十年读书、十年临证，不克道此。容当发抄为后金针之度。

（《奉天医学成绩录》上取第一名赵炳炎《伤寒温病解》）

且夫人之渴者，乃热甚之所致也。如伤寒传经入里，方见口渴；邪传太阴，则嗌干未甚渴也；至少阴则口燥舌干而渴；至厥阴则消渴矣。盖消渴者，饮水多而小便少，不知消归何处也。可见，厥阴热甚，则大渴而能消水也。

至于三阳经，亦有口渴，何也？太阳经证有无渴，其小便不利而渴者；太阳腑病者，阳明经证亦无渴，不过唇焦漱水耳。其有渴者，则阳明腑病也。邪未结聚，热势散漫而口渴也。邪已结实，腹满便闭而口渴者，此阳明腑病也。至于少阳，乃表里交界之所，在表为寒，在里为热，兼有口渴，此少阳经之渴也。

又有阳明腑病口大渴，与厥阴消渴何以别之？盖阳明属中土也，万物所归也，三阴三阳之邪皆得传之。今厥阴消渴者，阳明胃中消之也，又或因汗下，重亡津液，胃中干燥，致令思水，所饮常少而喜温。

又少阴证，肾家虚寒，频饮热以自救，乃同气相求之理。但小便色白，外见下利清谷、厥逆诸寒证。以上诸证，与厥阴囊缩而消渴者相隔千里，是不可以不论。

批：能从经腑之界辨证，比他卷已细心已。后叙少阴之虚寒，读书临证更有心得。与高振铎作同一精细，各有所长，可谓同工异曲。

(《奉天医学成绩录》上取第三名赵炳炎《消渴论》)

"外科疡医" 宁国恩

宁国恩（1884—?），字品清，清末民初奉天府（今沈阳）人。原籍本市，居住小东关。民国初，以外科疡医坐堂于城内广生泰药局。

民国甲寅年（1914）参加奉天医学研究会考核，著《痈见疽脉疽见痈脉说》一文。其云："夫人乃一小天地也，清轻成象，重浊成形，故清轻而法天，重浊而法地，故有天地而别阴阳也。以痈疽论之，发于筋骨部位之阴者疽症，而属阴；生于肉脉部分之阳者为痈，而属阳。然痈疽虽属外证，而实于内也，亦必切脉而深察之。痈症所见之脉宜洪数，谓阳症。疽症所见之脉宜沉弱，谓阴症。脉反浮散而大者，乃气血两亏，终无治之症也。所谓痈疽二脉相见乏说此耳。"

"保元堂名医" 冯镜春

冯镜春（1885—?），字蓉阶，清末民初奉天府（今沈阳）人。原籍沈阳市，居住本城大南关。民国年间悬壶保元堂，为奉天医士公会会员。曾参加医学研究会考核，著《孰优解》一文，获最优等成绩。时人曰："崩漏二症，解说明确。而《内经》、东垣所责之理，胪陈精详，询是医学之最优者。"

"益善堂名医" 沈文魁

沈文魁（1888—1958），字宗之，沈阳人，原籍河北滦县。民国初年参加奉天医学研究会考核，成绩优等，业医于城内小南关益善堂，以治内科病挂牌。时任医学会编辑部副部长、评议员、文牍员等职。学术上擅长温病、金匮，熟读喻嘉言之书。曾对水气、乳痈、乳岩病症专文论述。有多篇论文载入《成绩录》。1921 年受《盛京时报》之约，撰文"医事琐谈"一栏，连载报端，深受医界人士赞许。1923 年秋，与马二琴创办《奉天医学杂志》，任编辑部长。后期参加医士公会，被聘为汉医讲习会温病学讲师。由于沈氏对奉省医界贡献及影响，被人们称为沈阳"四大名医"之一。

中华人民共和国成立后，任医务讲习会温病学讲师，并亲手编写《温病讲义》，积极参加中西医联合医院，热心中医事业。

"医界名流" 萧毓麟

萧毓麟（1890—？），字瑞宸，清末民初奉天（今沈阳）人，原籍沈阳市。初行医于城西杨士屯天育堂，擅长治内科杂病。

民国甲寅年（1914）奉天医学研究会考核，萧氏撰《肾藏精论》一文，其云："凡人肾脏者，居壬癸之方，为坎中满脏也。所谓五脏统藏七神，较之诸神，精神不可为劣。考之诸脏，肾脏尤不可轻，何则？肾脏者，为五脏六腑之精气矣，为生形之源头，为神志之基础，而肾脏生形充神之功，何得谓之轻哉？夫精神者，全赖于肾水而充实也。若肾水耗散，下寒上热，胫酸力乏，尚可谓之精神乎。然肾既居壬癸二水之地，而行润下作咸之味焉。壬水者膀胱也，鼻吸天阳之气，由督脉而入膀胱，若釜底而添薪然。水热则汽沸，内蒸膏油，外卫连网。水火济溉而生精，内连于精室，故谓肾藏精也。"经评议部评议，副会长高警堂评语认为"发挥题旨，颇有探骊得珠之势，而尤有特色"。获最优等成绩毕业。乙卯年（1915）任该会调查部部员，戊午年（1918）任四乡调查员。甲子年（1914）十月，奉天医士公会成立，萧氏任医士讲习会《杂病学》讲师。后迁居沈城商埠三经路南口会春堂后院，业医该堂，并任该会正会长。丙子年（1936），奉天医界人士汇同满洲医科大学日人黑田、山下、冈西三教授，组织成立《汉药成方汇编》编纂委员会，萧氏任编委会委员。辛巳年（1941），亲自主持筹办伪满洲中央汉医会结成总会，并起草该会成立《报告书》，同年被推选为奉天省汉医会会长职务。

萧氏时为奉省医界之名流，对当时我省医学发展起到了一定的积极作用。正如他为《医士公会同学录》序言所说："提倡汉医学术向上，及增加西医新知识。"以及《报告书》所言："期图医道之昂扬，立医事卫生之改良发达，寄与国民保健之增强。""为汉医之医学及医术向上。"

"儿科名医"王宪章

王宪章（1894—?），以字行，清海城县人。幼习儒，稍长应试，本县岁贡，后弃儒学医，尤精小儿科。民国初年，迁居奉天小南关东大什街路北，遂在本街德裕堂业医。

王氏著有《幼科疳疾论》云："夫疳疾者，干也。乃幼科为病也。其证之现象不一，其名目亦不一。盖《金鉴》书载名目有五，心、肝、脾、肺、肾是也。大抵多由先天秉赋不足，气血虚弱，后天饮食失节、津液枯槁之所致。"时奉天医学研究会会长高警堂认为："认证确切，洞彻渊微，足徵饱餐幼科医理，否则乌能于疳症缕晰条分，侃侃而道。且立论尤能扼要处，发挥精蕴，不遗余力，堪称佳作。"

民国乙卯年（1915），王氏充奉天医学研究会交际部部员。

"医校教员"郭振镛

郭振镛，字桂五，清末民初奉天府（今沈阳）人。业儒善诗，所作皆近体，著有《养锐堂钞》一卷。其女玉秋，字伯肃，著《寸草轩词》一卷。

振镛后习医，凡《灵》《素》《伤寒》《金匮》之秘无不潜心习讨。认为："前人著作极精，而后世注疏多谬，致使良苗杂于莨莠之间，而是非莫辨；嘉粟埋于秕糠之内，而真伪谁分。此有心人所同慨也！"学术上推崇黄元御，以为"自古注《伤寒》者，未有知黄氏之盛者也"。后经仁甫先生介绍，与庆云阁先生相识，遂往来识为好友。

民国初年，郭氏学有成就，照黄氏成规，将伤寒杂病各证各方，俱为《证方歌括》，以便披吟。书成录出，即与庆云阁先生笔削，不料适值庆氏亦编《证方歌括》，以授及门。遂检阅镛稿中有精粹可取者，即摘录先生书内，以排印行世。

民国元年（1912），名医张奎彬在省城奉天创办中国医学校。五年春（1916），延请郭氏入校充任教员。朝夕谈心，相交益善。同年十一月，张氏著《医学引阶》一书，郭氏为之作序。

【史料拾珍】

粤自神农尝百草而药性乃传，轩帝著《内经》而病源始出，此固开天之神智，亦即救世之苦心也。越及汉季，有张仲景先师出，著有《伤寒》《金匮》各编，理精法密，辞古义深，探石室之秘藏，发兰台之奥蕴，洵为医林中特出之书也。乃前人著作极精，而后世注疏多谬，致使良苗杂于良莠之间，而是非莫辨；嘉粟埋于秕糠之内，而真伪谁分。此有心人所同慨也！今有黄氏《伤寒》书出，辨伪订讹，悉复篇章之旧；钩深致远，独探撰述之原；譬如淘尽荒沙而黄金始得呈其色，剖开顽石而白璧乃能显其光，自古注《伤寒》者，未有如黄氏之盛者也。然未经名人指授，终不敢自信赏识之非诬矣。兹闻庆云阁先生，素日博览医书，迄今已涉猎三十余载矣，谅必于群书淆乱之中，独衷一是。因倩世仁甫先生为介绍，只求先生引而进之，得闻此道之指归素愿足矣。乃蒙不弃，即延入讲堂，当而指明，古今医书精纯者绝少，惟《伤寒》《金匮》之书，独得《灵枢》《素问》真传，医学家群当奉为圭臬也。注疏不下数百家，惟黄氏注疏独合圣经之旨，直可与仲景之书并传不朽矣。其余各书，瑕瑜互见，实不敢赞一词焉。镛敬聆之下，如获南针之指示，向往弥殷；益望北斗之光华，仰瞻倍切。退归后，即照黄氏成规，将伤寒杂病，各证各方，俱编为歌括，以便披吟。书成录出，即呈先生笔削，不料适值先生亦作《证方歌括》，以授及门。遂检阅镛稿中有精粹可取者，即摘录先生书内，以排印行世。镛以迂疏之作，叨附末光，是亦生平大幸事也。爰为叙。

民国四年旧十一月初八日后学郭振镛谨叙

（庆云阁《医学摘粹》郭叙）

昔孔子有言曰：述而不作，信而好古，窃比于我老彭，是谓士之立言，有本者然也。为医之道，何独不然。夫郑之越人，汉之仲景，理通玄妙，道本《素》《灵》，作《难经》，著《伤寒》而能成一家言，为万世法者，岂徒不悖乎古人，亦何尝尽肖乎古人哉！继此以还臻，斯诣者盖鲜，今乃于吾友张君得珊之书见之。先生创办中国医学校，历有年所，今春延余入校充任讲员，朝夕谈心，相交益善。于以知先生诊脉精，立方简，凡踵其门而求诊者，悉示以证属何经，治宜何法，投以刀圭，无不应期而愈。非先生融贯古今，神明斯道，曷克臻此。

先生每语人曰：业斯道者，重以学修，尤当所经验，诊断则详查六经，施治则务遵六法，因证用方，不可强方就证，斯诚见道之言也。当其稍有余间，辄复著书立说。凡古人言之深者，悉能解之以浅，更有发前哲之所未言，其寝馈食大家者深矣。书成适同人与全校诸生劝付枣梨，以公诸世。

先生辞不获已，从其请，并嘱余为之弁言。噫嘻！不文如余，乌足以序先生之书，然以相知之深如先生，又乌可以已于言哉！因是捧读再三，觉先生救世苦衷，溢于言表。本先民之矩矱，示后学之津梁，名曰《引阶》，为初学计，实不仅为初学计也。盖其人有矫矫不群之概，故其书有戛戛独造之诣耳，振坠绪而挽颓风，以名儒而维医学微，先生其谁与归，余不揣简陋，谨赞数言以钦佩。

中华民国五年十一月沈阳郭振镛桂五序

（张奎彬《医学引阶》郭序）

"博通典籍"史民范

史民范，字秩铭，清末民初奉天（今沈阳）人，复居城乡东北隅。性颖善悟，复好读书，博通典籍。乃谬膺师席，不研究医术，又何以启迪后生？于是考药性与神农，探病本于轩岐，采方书于仲景，复参以后世哲学大家，无不旁搜而远览，研究数年之久，终日犹兢兢业业，唯恐不得此道之真传。

民范刻苦钻研数年，遂精通医理。后相识医人庆云阁先生。民国癸丑年（1913）为庆云阁先生所著《医学摘粹》一书作序。称其书"发二千年来未发之秘，补原书所未及，真仲景之功臣也。总之，择群书之纯粹者，搜辑为一编，无非示人以简易也"。

【史料拾珍】

浩浩乎！医学如海，茫无津涯，不有人授以宝筏，谁得道岸之先登。范非精于医者也，何敢侈口而谈医。乃谬膺师席，不研求医术，又何以启迪后生？于是考药性于神农，探病本于轩岐，采方书于仲景，复参以后世哲学大家，无不旁搜而远览，研究数年之久，终日犹兢兢业业，惟恐不得此道之真传。今幸遇庆云阁先生临学，手出《医学摘粹》一书。范读之恍然如得渡津之宝筏焉。观其所著伤寒，将表、里、寒、热、虚、实之专证兼证，分类列清，以补原书所未及，发二千年未发之秘，真仲景之功臣也。所著杂证，专取古方。其有古方所未备者，即取时方，亦必合乎古法，纯与《伤寒》《金匮》一气贯通，酌古准今，悉臻美善，先生煞费苦心矣。至于药性、四诊法、辨证法，亦各有精义存焉。总之，择群书之纯粹者，搜辑为一编，无非示人以简易也。古人云："易则易知，简则易能。"天壤间何事不当如此，况医学乎。有志斯道者，诚于此编熟读而揣摩之，庶不致望洋兴叹矣。余谓斯书为渡津之宝筏，良非虚语也。爰为叙。

古乐郊后学史民范秩铭拜序

中华民国二年岁次癸丑秋九月既望

（庆云阁《医学摘粹》史序）

"以儒辨医" 常英额

常英额，字凌翮，清末民初奉天（今沈阳）人，隶满族籍。文生，工书法，精医理。认为医自神农尝百草，作方书，以疗民疾。轩辕氏咨岐伯作《黄帝内经》，命俞跗、雷公察明堂，究脉息，巫彭相君处方饵，独得其传，而医道始备。传流宋、明以来累代名家，各有著述，要皆自抒己见，不免彼此互有抵牾。夫固犹山河之分派，道统之沿流也。惟是学问以研究而愈深，又理以辨剖而愈晰，前人龃龉之点，正可为后学考镜之资，然必学修邃而经阅深。

常氏以儒学研讨医理，同抚顺名医张奎彬善于癸丑年（1913）在省城创设中医学校，互相勉力，同倡奉省医学。五年（1916）为张奎彬所作《医学引阶》一书题字书序，称此书"引证精详，立论明了，师古而不泥古，洵可抉医理之真谛，为学者之导针"。

第一篇 ✦ 名医匠心

【史料拾珍】

江河浩淼，派别支分，吾不知其纪极，而究则朝宗于大海。山峦起伏，干笋络联，吾不知其纪极，而究则结穴于昆仑。道统流传，门殊户异。吾不知其纪极，而究则折衷于至圣。至于医自神农，尝百草，作方书，以疗民疾，轩辕氏咨岐伯作《内经》，命俞跗、雷公察明堂，究脉息，巫彭相君处方饵，迨汉季仲景先生著《伤寒杂病论》，承先启后，独得其传，而医道始备。传流至宋明以来，累代名家，各有著述。要皆自抒己见，不免彼此互有抵牾。夫固犹山河之分派，道统之沿流也。惟是学问以研究而愈深，义理以辨剖而愈晰。前人龃龉之点，正可为后学考镜之资。然必学修邃而经阅深，确然有得于中会而通之。神而明之，始克善众长而臻绝诣。

若以为初学之津梁，未始不予蹩者屐，而贻盲者镜也。吾友张君得珊，以文坛之硕宿，探医学之真荃，悬壶问世，十有余年，博览群编，抉其奥突，以故有所诊治，无不应手而瘥。因虑斯道，渐失其真，而学者之茫无所适也，乃于癸丑（1913）间，创设中医学校于沈垣。日与及门诸子相讲贯，迄今又数年矣。诸子辑其授课，所论断衰然成帙，分科别类，将付剞劂。余取而阅之，见其引证精详，立论明了，师古而不泥古，洵可抉医理之真谛，为学者之导针，固不啻山河之有所归宗，道统之溯厥源本也。

余不文于医之一途，弥望道而未之见，窃喜吾友之著有斯传，可为学者迷津之宝筏也。因不揣简陋，弁言简端，质诸吾友，不知其以为然焉否耶，是为序。

中华民国岁次柔兆执徐窒辜之月上浣

沈阳常英额凌翮氏识于昧腴堂之南牖下

（张奎彬《医学引阶》常序）

"习儒兼医" 常麟臻

常麟臻，清末民初奉天（今沈阳）人，为抚顺名医张奎彬之女婿。深蒙谬爱，忝列门墙，迭受殊恩，秘传衣钵。民国二年（1913）于张氏所创中国医学校读书数年。

常氏习儒而兼医，力促《医学引阶》一书的出版，并为该书作跋，称其为"初学之捷径，救世之奇端，寿民之宝籍"。

【史料拾珍】

且自岐黄之道不明，杨墨之言纷起。谓勤学何如经验，视古方不合机宜，异喙争鸣，逞意说而互相诋驳，私心自用，著新书而竞炫奇能，此无稽言，何足道哉，亦有心人所同慨也。岳父得翁先生，于民国二年（1913）创办学校，冀医道之复兴，挽狂澜于既倒，济人宝筏，务期道岸之，先登渡世金针，不愧儒林之雅望。臻深蒙谬爱，忝列门墙，迭受殊恩，秘传衣钵。今春同学等请先生纂述讲义，俾得入道之门，以免望洋之叹。

先生俯从所请，不惮其劳，于是本先民之矩矱，采前哲之精华，缕析条分，理完法备，即间有稍参己见，亦足以昭示，

第一篇 ✤ 名医匠心

153

来兹酌古准今，去呋存液。知先生煞费苦心矣，名曰《医学引阶》，谓为初学之捷径也，可谓为救世之奇编也。可即谓为寿民之宝籍也，亦无不可。兹因同学等请，将原书付梓，聊缀数语于简端，以志景慕之意云尔。

（张奎彬《医学引阶》常跋）

"研究会会长" 甘志谦

甘志谦，字益堂，清末民初奉天府（今沈阳）人。以医术悬壶省垣。光绪末年撰《人之伤于寒也则为病热解》，经奉天医学研究所考核，获上取第二名。甘氏曾于民国甲寅年（1914）任奉天医学研究会会长，并为该会许多论文批阅、作评语。

【史料拾珍】

夫寒邪伤于人也，使人毫毛毕直，皮肤闭而为热，翕翕然作，体若燔炭。当是之时，可汗而已，且风伤之邪始伤阳气，故令人毫毛毕直。太阳之气主表，而主开，病则反闭而为热矣。言风寒之邪始伤表阳之时，可汗而解矣。盖伤寒之邪，自表入里，寒邪郁于腠理之间，皮肤闭塞，使其清阳之气不得发越，与寒邪相搏，则蕴酿而成热也。然非温非湿非暑，实乃寒化为热也，治宜清热解表之法。如日久传经，尤宜分其某经，则用某经之药以治之，庶不紊乱矣。

批：着墨不多，明白确当，令阅者爽然。

（《奉天医学成绩录》上取第二名甘志谦《"人之伤于寒也则为病热"解》）

"喉科名医" 郑培兰

郑培兰，字秀琨，清奉天府（沈阳）人。习医术，光绪间悬壶奉天。受军督部堂开办中医学堂考核，成绩优等，准予毕业。临证诊治尤擅治咽喉痛，以六经辨证，明确指出"夫咽者，少阴病也"。积历年经验之所得，总结为初起之病宜甘桔汤解之，因此汤为阴阳通用之药也。若再诊其脉，阴阳俱紧者，宜猪肤汤。如阳毒咽痛，口疮赤烂，宜生麻六物汤，或蜜浸黄连汁。若脉弱咽痛者，非时暴寒，附于少阴之经，宜先用半夏桂甘汤，次服四逆汤。甚而下痢咽痛，手足微冷，无热症者，宜理中汤。时人赞许曰："是熟读伤寒，而知化裁者。"

郑氏又于光绪三十三年（1907）撰《徐灵胎吐血不死咳嗽必死论》一文，被选入《奉天医学成绩录》。

【史料拾珍】

夫咽痛者，少阴病也。若得此症，既不可汗，又不可下，倘误用以发汗之药，错用以降下之品，其症必如火之方炽，虽欲扑灭也不可得矣。盖初得此症，宜用甘桔汤解之。何者？因甘桔汤为阴阳通用之药也。再诊其脉为何脉。脉若阴阳俱紧，主无汗，有汗曰亡阳，属少阴当咽痛，故曰治从少阴，宜猪肤汤。虽然，此症原非一端。或阳毒咽痛，口疮赤烂，宜生麻六物汤，或蜜噙黄连汁。抑或脉弱咽痛，非时暴寒，附于少阴之经，宜先用半夏桂甘汤，次服四逆汤。甚而下痢咽痛，手足微冷，无热症者，宜理中汤。其痛种种不一，而其用药亦殊。然而用药虽殊，而其治要不外于少阴。少阴者，咽之本也。治咽痛而不从少阴，则方从何立，药从何下？名虽曰医，亦庸医也。不惟无益于病，而病恐反增且损矣。故曰：治咽痛必先自少阴求之。

批：此卷指出猪肤是知题之本意，惜于少阴症无所发明，其推解甘桔为阴阳通剂，蜜噙黄连治阳毒咽痛，是能熟读伤寒而知化裁者。

（《奉天医学成绩录》上取第三名郑培兰《咽痛治从少阴论》）

试观徐灵胎先生所注，非不尽善尽美，然而血之为病不一，嗽脾、唾肾、咯心、渴肺、呕肝、吐胃，莫不由阳乘阴热，血溢妄行，泛于气分，不归正经。及腑渗浊，及脏出清，又有劳伤、努伤、内伤等证，其病不一，其证各异。况五脏之血皆少，而心肝肾为尤甚焉。若三经之真血一动，则三月难生，未必延至三载。所谓吐血止不死者，大抵瘀衄之血，去其旧而新易生也。若咳而必死者，必其人真阴素虚，相火妄动，使土燥肾固，母不生而子复盗其气。若真阴足，元阳固，虽有咳证，未必不可旺其治也。

批：能反其说而发挥之，虽着墨不多，然已扼其要。

（《奉天医学成绩录》上取第十三名郑秀琨《徐灵胎"吐血不死，咳嗽必死"，试伸其说》）

"明辨医理" 申文衡

申文衡，字号未详，清奉天府（今沈阳）人。通医理，光绪末年以医术侨居奉天府。读《黄帝内经》"亢则害承乃制"而有心得，著《君火相火解》一文，选入《奉天医学成绩录》。

光绪丙午年（1906），奉天医学研究所考核为上取第四名。

【史料拾珍】

五行之中，火木土金水也，配心肝脾肺肾。其中有生中有克，克中有生，克不全克，生不全生，生畏克而不敢生，克畏生而不敢克。提言火者，心中之火者，心包为相火也。二火之中，各有水焉；二火无水，则心燔灼而包络自焚矣，又何能生脾胃之土乎？火无所养，则二火炽盛，必有燎原之害，此为生中有克乎，治法当补其心中之血，以生君火，更当补肾中之水，以滋相火。水足而二火皆安，不去克脾胃之土，而脾胃之土自生矣，又言克中有生乎？但火克金也，而心火非金不能生，无金则心无清肃之气矣。然而肺金必得心火以生之也，火生金而金无寒凉之忧。何以见克不全克，盖心失肾水而躁烦生焉；何见于生不全生，盖心得肾水而神明始焕发也。何以见生畏克而不敢生乎？心火本生胃土也，而心火畏肾水之侵，不敢去生胃土，则胃气转虚，不能制肾水之胜，而水益侵胃土也；心包之火畏肾水之泛，不敢去生脾土，则脾气更由不能伏肾水

第一篇 ✦ 名医匠心

之凌，而水益欺脾土也。又何以见克畏生而不敢克乎？火制金者也，心之克肺，又何畏脾之生肺也？不知脾旺则肺亦旺，肺旺则金盛，金盛则心火衰，虽性欲克金，见顽金而难煅矣。故金衰者当补土以制金，不必息火以全金耳。

批：心为君，包络为相，古人亦有是说。作不泛填二火空话，能于相克相生中分出许多议论，是读《内经》"亢则害，承乃制"二语而有心得者。笔仗亦轻利可爱。

（《奉天医学成绩录》上取第四名申文衡《君火相火解》）

"外科名医" 田文立

田文立，字成一，清奉天府（今沈阳）人。光绪年间悬壶奉天，尤邃外科。所著《瘰疬多生耳旁议》一文，列入《奉天丁未医学成绩录》。数年潜心研究，总结认为"瘰疬者多生于妇人室女，乃为酷疾也。患之经年累月，痛苦不堪。实乃气血不畅，有碍血气荣卫之道路，不得通行于周身也。无火不能成疮，火盛而生毒，三气相结合，凝结使气血不得宣化，通行十二经络，变生诸疮。患其症者，无不由经前经后、内伤七情、喜怒无常、忧思忿气、肝气郁结，成为患症之因者也。惟其症得之多生耳旁者，盖诸阴经，皆至颈而还"。

田氏辨证尤精，治疡毒，多能应手奏效。光绪三十三年（1907），又撰《真寒假热真热假寒辨》一文，时人评为"此篇反复明辨，见解亦高，诚于此道三折肱矣"。

【史料拾珍】

夫瘰疬病也，多生于妇人室女，乃为酷疾也。患之经年累月，痛苦不堪。按"痛痒疮疡，皆属心火"，实关乎气血不畅，有碍血气荣卫之道路，不得通行于周身也。无火不能成疮，火盛而生毒。三气相合凝结，使气血不得宣化，通行十二经络，变成诸疮。生于阳经者易治，生于阴则难矣。概妇人之象阴也，任脉通调，太冲脉盛，更兼癸水相参，患其症者，无不由经前经后，内伤七情，喜怒无常，忧思忿气，肝气郁结。又心生血，肝藏血，肺主气，肝木盛有生心火，火旺而肺金受克，肝气不舒而使血之凝结，成为患症之因者也。惟其症得之，多生耳傍者，盖诸阴经皆至颈而还，惟足厥阴之经，上由风府至百会，行太阳，循耳前后络颊而终。统而论之，病生至何经，必由内发现于外者多矣。

批：前半所议，识见亦老生常谈耳。后推究何以多生耳傍之故，结出由厥阴经上联风府，循耳前后，络颊而终，洵属至理名言。经络清晰若此，可为外科名家。

（《奉天医学成绩录》上取第三名田文立《瘰疬多生耳傍议》）

《脉经》云：迟则为寒，数则为热。寒藏于下，热结于上。若经云寒热有真假之分，其辩论不诚大矣哉！譬如伤寒诸症，或为吐利腹疼，或为欲寐肢厥，或为吐蛔消渴，得之三阴经者，可谓真寒矣。或为头痛项强，或为胃实便硬，或为耳聋口苦，得之三阳经者，可谓真热矣。然而太阳青龙之病，间有似少阴真武之疾，心烦骨躁则同，而有汗无汗则异，虽有发热头痛，可以谓为假热矣。厥阴白虎之用，间有似阳明石膏之条，不眠身疼则同，而便软便坚则异，虽有肢厥吐利，可谓为假寒矣。盖戴阳于上者，症虽头痛身热，非姜附不能回其阳；而毒闭于内者，症虽肢厥战栗，非芩连不能救其阴。辨寒热之真假，虽未专指夫伤寒，然生不能揣冒昧，仅指伤寒数条以陈。

批：此篇反复明辨，见解亦高，诚于此道三折肱矣。

（《奉天医学成绩录》上取第五名田成一《"真寒假热、真热假寒"辨》）

"精于医理"张庆恩

张庆恩，字号未详，清奉天府（今沈阳）人。初攻举子业，后习医，寝馈多年。是读香岩、鞠通有心得者也。光绪末年著《中暑论》一文。

张氏于伤寒一证，汗、吐、下法多所推崇，临证于此，缕晰详明。入试应考，选《汗吐下解》为文，获上取第三名。评议者称"下法尤能提要钩元，深得'伤寒'之旨。若更进以求之，可入长沙之室"。

张氏另撰有论文《心君主之官神明出焉解》，更释经义，是时精医理者。

【史料拾珍】

昔仲景推阐《内经》之旨，以著《伤寒论》也，立法三百九十有七，定方一百一十有三，传留世宙，炳若日星，此诚医门入室指南也。然虽洋洋数千言，而撮其大要，究不离此三大法。三法维何？曰：厥惟汗、吐、下。试即汗法辨之。夫太阳表证，脉浮而紧，恶寒恶风，是寒伤于营，麻黄证也；阳明表证，脉浮而长，目痛鼻干，恶寒无汗，是邪仍在表，葛根证也。推之营卫同病，大青龙等方，不一而足，而要在因病施药耳。纵尺迟误发，致有漏汗之虞，而桂加附子，亦足解救。究之救药于其终，孰若谨之于其始也。慎之！慎之！勿致误汗而成坏病而已。再即吐法辨之。夫脉沉而滑，邪传胸膈，致生胸痞等疾，发之而徒伤其表，攻之而又伤其里，为吐一法，奏功捷，取效速。而要轻则栀子豉汤，重则瓜蒂散，且虚极以参芦代之。倘或误用此法，则必有性命之忧矣。惟不轻用，而犹不得不用者，然后始可用也。慎之！慎之！勿致误吐而成坏病而已。更即下法辨之。夫诊其脉息，沉数有力，病实阳明之腑矣，症见咽干舌燥，少腹满痛，小便赤涩。然必量病之轻重，始可议以三承，斟酌用之。盖欲知定鞭，须识矢气。倘不转矢气，而脉见微涩，则下之未免冤死矣。慎之！慎之！勿致误下而成坏病而矣。大抵汗吐下三法，用之得当，能奏厥功；用之失宜，即未免有过。而固不必拘拘于伤也，苟遇可汗、可吐、可下之症，而当汗则汗之，当吐则吐之，当下则下之。因此悟彼，触类旁通，而随机应变，不拘于墟，则虽不中，而不远矣。

批：推阐三法，缕晰详明，下法一段尤能提要钩元，深得伤寒之旨，想亦寝馈有年。若更进以求之，可入长沙之室。

（《奉天医学成绩录》上取第三名张庆恩《汗吐下解》）

第一篇　名医匠心

161

心者，手少阴经也，与足少阴肾异其官而同厥经者，特取既济之义耳。何则？心属火，位南方而象离，故十二官中特推心为君主，而谓其有知觉焉。夫心之知觉，神主之也。神也者，两精相搏耳，神明不测耳。然此特空论神之名，而非实指神之实也。吾窃即神而确解之。夫肾中之精气，发而为神，而上归于心，合为离卦，则坎水之象在中之气矣。然使阴精含之于内，而阳精不护之于外，则心脏之火，又何能朗润之余而大发光明，致类明堂出治而坐照万几哉！盖心即火也，得肾中真阴济之，而心中神明湛然而出，有不期然而然者。不然，何以心藏神，而何以心血不足，则神为之烦？心火不足，神为之怯？而且风痰入心则神为之昏，神为之愦也？或者谓知觉脑髓也，非心也。不知髓者心之用，而非髓能知觉也。盖髓为水之精，得心火烛照，而其明著自生知觉矣。故有时扩其心于古今，一息能烛千秋之远；揭其心于天下，方寸能印大千之遥。心之官则思，古文"思"字，从"囟"从"心"，盖取心火照脑髓之义焉。解经之义如此，此愚昧之言，尚待质诸高明。

批：此篇文字能从旁面发出心之神明，所以见佳。

（《奉天医学成绩录》上取第三名张庆恩《"心者，君主之官，神明出焉"解》）

昔李笠翁云：使天只有三时而无夏，则人之病也必稀。抑何论之确也！而揆其所以立论之意，岂不以夏也者，热迫蒸淫，伤人正气，而正气一有隙可乘，则邪从鼻口而入，而气分先阻矣。于是乎清肃之气既不行于上焦，而轮化之机复自失其度。后人治暑病，动云水谷之精蕴结为湿，是谓暑必夹湿者，盖取火生土之意耳。试就中暑论之。夫暑之中人也，每入肝心，观其为疟与痧，与霍乱暴厥卒死，传变多端，各寓精意焉。兹不暇深究，第觉其变化因人。人之阴虚者，火旺而邪在营分；阳虚者，湿盛而邪伤气分。就其耐清耐温，而诸脏之性可想而知。虽然，暑之中人也，有急有缓。急者随时为患，缓者发于秋后而名伏气。其诊也，脉色滞，口舌腻，或微寒，或单热。热之极者，证见烦冤渴闷，气滞脘痞，时而当午则甚，时而抵暮尤甚，惟时至平明，得汗庶乎稍缓。每每如斯，倘使医不中肯，暑气从阳上蒸，而阴伤化燥，致生洞泻、神昏诸恶证，岂不难治也哉！生宗河间三焦之说，病在上焦者，以辛凉微苦者治之，如半夏泻心汤之类是也；病在下焦者，以湿行寒，质重开下者治之，如桂苓甘露饮之类是也；倘有所夹，而辄分营卫气分，可寒可温，寒则治以白虎汤、天水散，温则治以二陈汤、正气散；营分或清或补，清则治以犀角地黄汤，补则治以三才复脉汤。苟因病施药，而不拘于墟也。如是者，庶几于治中暑一症，不无小补云。

批：夏月三气杂感，暑多夹湿热二气。篇中以人之禀赋而分病在营在气，诚属不易之论。又复辨别病情之浅深，分三焦以异其治，亦属不易之法，非熟读香岩、鞠通，不能有此精确。

（《奉天医学成绩录》上取第一名张庆恩《中暑论》）

"癫狂圣手"樊金生

樊金生，字号未详，清奉天府（今沈阳）人。精医术，以治癫狂病名于时。撰有《狂癫之病何以别辨》一文，获光绪丁未年（1907）奉天医学研究所考核第二名。时人评议为"独出机杼，不袭前人牙慧，非十年读书，十年临证者，曷可臻此"。

【史料拾珍】

狂癫之病，病象似同，病本迥别，故不可以不辨也。夫狂乃重阳，原其理由，或因大怒气逆之时，实邪在肝，木肆其强而然也，气之滞也；或妇人产后，郁伏于内，则实热乘心而然也，阳之亢也。其或内或外，总属阳也。癫之一症，癫乃重阴，总思郁忧郁，伐心气所致也。如思郁者，嫠女旷妇，及灯窗困厄，积凝作怨者皆有之。盖思则气结，结于心而不能生血，心失所养，则神志不守，渐至冥顽不灵矣。又如忧郁者，或以衣食之累，利害之牵，及悲忧惊恐而至之。盖悲则气消，忧则气沉，必伤脾胃。惊则气乱，恐则气下，必伤肝肾。因此精气日益消索，神志不振而不安其室。而舍此之外，则有痰饮留中，治节不行，迷塞心窍而然者。其或微或甚，总属阴也。然则何以别之？盖狂者有余而多热，必其脉盛形强，声音壮亮，登高詈骂，禁之益甚，举动轻捷，多言喜明，如闻喜幸事者，此阳邪善行主动之使然也。癫者不足而为虚，必其脉息弦急，气少神短，起倒如狂，禁之则止，言语轻微，举动疲倦，懒言欲暗，常道虚诞鬼怪者，此阴邪凝结使然也。然治此之法，有要存焉。盖一曰风，二曰火，三曰痰，四曰阳胜，五曰阴虚，宜详辨所因，庶无误矣。

批：此篇为论症之文则，晰理之明之，分条以辨之，皆独出机杼，不袭前人牙慧。非十年读书、十年临证者，曷可臻此？

（《奉天医学成绩录》上取第二名樊金生《"狂癫之病何以别"辨》）

"经方名家" 郎成绍

郎成绍，字恩荣，清奉天府（今沈阳）人。精岐黄术，有名于时。光绪三十三年（1907），奉天医学研究会考核，郎氏著《南北风气不同其病因之各异，诸生在奉临症既久，宜从何家之言为当说》与《虚劳何以难治说》二文。经考核成绩优良，准予毕业。

郎氏临证上擅长经方，认为《伤寒论》"大青龙汤、麻黄汤而皆取汗解也。何同一汗剂，治病而有异矣？病由于表而有伤寒、中风之别。伤寒者则头项强痛，身痛恶寒，干呕无汗，脉见浮紧。此寒邪伤表，用以麻黄汤以解太阳初入之寒邪，所以得汗而邪去矣。然而犹有症似伤寒，而见中风浮缓脉，则中风之证复见烦躁呕逆，有是少阴而无少阴之症。据以症论而脉反，以脉论而症异。此荣卫同病，太阳表邪未解，将欲传里，里拒而呕逆，热邪散漫而烦躁，宜用大青龙汤取三升雨降。所以治病与麻黄汤相似，而实有不同也"。辨证之明析，足堪后学之效法。

【史料拾珍】

南方风气柔弱，北方风气刚劲，此风气之大不同也。然人处地球之上，千里之外，寒暑不同，一日之间，阴晴各异，此时令之又不同也。经云：春伤于风，夏生飧泄；夏伤于暑，秋必病疟。此南北之春秋一大同也。然民有病有不病者，讵非风气寒暄之异乎？闲尝考据各家之书，李东垣之法重脾胃，刘河间之法专治火，子和之主攻破，石顽之重温补，叶天士之清淡，张景岳之繁冗，之各家者，皆有可取。南方地处卑湿，在北方亦有中湿者；北方地处寒冷，在南方亦有多中寒者。生籍历奉天，临证不为不久，总在诊视之际，详细斟酌。宜用南法，便投清淡之方；宜用北法，即用厚重之品。不薄古，亦不泥古，因病制宜，无分畛域。虽有百家之书，取其所长，弃其所短。陈修园云：群言淆乱衷于圣，神而明之存乎其人。

批：此篇议见超群，可破曲士拘墟之见，非熟读诸家、参以阅历者不能道。惟言之非难，行之维艰，临症时尚望勉之是幸。

（《奉天医学成绩录》上取第四名郎成绍《南北风气不同其病因之各异，诸生在奉临症既久，宜从何家之言为当说》）

虚痨症，"痨"字从火，未有痨病而不发热者也。各家之说，皆无把柄，却少的方，持论纷纷，互相聚讼。医者无法可遵，谓此病难治，信斯言也。然读书贵有见识，或谓阴虚火动者，辄用滋阴之品；或谓阳盛则亢者，亦用降火之方；当有折衷，乃能无所措手。时贤陈修园引证诸说，颇为合法，谓此症固贵温补。虚火上炎者，苦寒正不可少；阴虚火动者，滋阴反助其邪。故譬云气上升则为云，试看阴霾四布，白昼如夜，不

166

仅龙雷之火沸腾，而腐草萤虫亦能发光矣。若据此说，滋阴大为所禁。研求《灵枢》《金匮》各经书，无病不详，无法不备，治此症之大旨，总在调以甘药一句，隐喻后贤重脾胃之说。惟在医者临证，时诊其有余不足，察其何亏何损，悉遵《金匮》建中汤、䗪虫、薯蓣各丸方，或补或攻，变通斟酌，可为治劳疾者金针之度矣。准绳在手，规矩从心，谓难诚难矣，日易亦易耳。倘败绝已见，恐庐扁亦未如何。斯论治法，至于斯症内外等因，诸虚百损，甲错腮红，各病形兹不复赘。

批：首艺能得题解，次有见地，可谓读书有得。

（《奉天医学成绩录》上取第四名郎成绍《虚劳何以难治说》）

"妇幼科圣手" 李荣

李荣，字号未详，清奉天府（今沈阳）人。以医术闻名，尤擅治妇幼科，并佐以临证所得经验，别出心解。撰有《脾胃为仓廪之官五味出焉解》《流注说》《妇人带下由劳伤冲任论》《发热脉躁不为汗里解》《表里寒热分治辨》《孰忧解》《小儿卫生科论》等文。其中尤以《小儿卫生科论》见解独到，集验十条之多。首论小儿先天在胞胎之中，其胎母当洞明胎教。其云："胎教乃先天立身之基础，小儿性理之本源矣，其母当此之际，养胎之法可遵。"次论小儿未降生之先即属胎元，仍待十月身体完全而降生，降生之后又有乳汁食之。再论母病遗子，子病医母。认为"夫乳母感受时疫而病，其小儿因食病母之乳，母之病遗及其子，子病因母病传染，此谓母子同病，治法二病同医。病分孰轻孰重，轻缓重急治之。又有母病遗子，子病其母病愈，如此只治子病，不必再疗其母也"。
光绪三十三年（1907）正月二十五日，经奉天医学研究所考核，成绩获最优等。评议者云："《流注说》阐流注未发之旨，因症拟方，得《医林改错》之秘。而《冲任论》能发挥冲任真谛，又能将《内经·热病篇》引其精义，以畅题蕴，非阅历年深，何有此吐嘱。终论十条虽未尽儿科之能事，而议论光明正大，居家者不可不知也，谓医道可也，谓为格言亦可也。"

【史料拾珍】

脾与胃相合，今以仓廪之官许之，可称水谷之海。然饮食入胃，浮游精气，上输于脾，脾分布于五脏而化生，故五味出焉。盖脾属太阴湿土，胃为阳明燥土，况脾胃为存聚水谷之海，故有仓廪官之责任，所以脾有运湿之功用，胃为蒸化之能事。脾属湿土，借清气运湿而行；胃为燥土，仗阴养化热而出，故脾胃二经皆属于土。万物土中所生，可谓万物之母；又为生化之源，所以稼穑作甘。水谷纳入胃脘之中，蒸出其津液，上行于脾，而甘味出也；由下运行于肾脏，而脾土克制肾脏，肾气虚而不化，浊阴逆上为痰，润下作咸，故吐痰最咸也；其左亢于肝，肝木强盛，克制脾土，脾脏受其克制之化，故有吞酸、吐酸之症，随木性曲直作酸矣。其胃火右冲于肺，肺属燥金，今受胃火蒸炎，喉间干辣，从革作辛矣。况脾胃全凭二火蒸化，少火生气，壮火食气，此邪火以生，销铄其津液，故作口苦之症，此乃炎上作苦之候也。故五味出焉，正当解之。生拟作其说，未知是否，以待高贤指谬矣。

批：揣摩书理，言中有物，与他卷浑为大意者不啻霄壤。

（《奉天医学成绩录》上取第三名李荣《"脾胃为仓廪之官，五味出焉"解》）

论小儿先天在胞胎之中，其胎母又当洞明胎教者，何也？夫胎教乃先天立身之基础，小儿性理之本源矣。其胎在母腹中，周身胞衣裹之，中有一窍，内通于脐，故曰先天之气在于脐。以脐呼吸其母之气血，借其母之气蒸血养胎，即赖母气血以生，又随母之天性而成。其母当此之际，养胎之法可遵。玩赏美玉明珠，刺绣奇花异草，谈论古圣先贤，夸赞忠臣烈士，行事正大光明，存心纲常伦理，容装修饰雅素，身体坐正履方，心内不生淫念，口中勿发狂言，目睛不视邪色，耳朵勿听恶声，勿受六淫外感，勿动七情内伤，房事首要当戒，忌食宜食分清，养胎谨遵此法，得子聪明过人。追及历史，古之贤母，而有孝子，又为忠臣。此胎教乃小儿先天之紧要，而俟有承先启后之效果也。

论小儿未降生之先，即属胎元，仍待十月身体完全而降生者，何也？其胎在腹，按月成形，男女攸属，七窍既分，脏区以五，腑部以六，内生筋骨，外弸肌肉。至于经脉，无不联属；至于毛发，无不攒簇。魂魄即生，人神具备，百骸完全，四肢转动，十月胎足，三转其身，头颅向下，腰腹坠痛，胞衣即破，交骨已开，嘎啦一声，小儿降生。故曰后天之气在口鼻。口纳谷气，而得生气；鼻通天气，亦得养气。此时精未足而髓未满，肾未坚而骨未生，故小儿出生未有牙齿，其母有不用嚼之乳汁。乳汁养力最大，能助小儿速长也。此谓十月胎足，即如瓜熟脱蒂，榴开露子，降生之后，又有乳汁养力，助儿速长者也。

论小儿降生二三日，其母乳汁，自然而来者，何也？夫小儿降生二三日，其母竟有天然之乳。乳乃冲任气血所化，下则为经，上则为乳。凡妇人产后之时，冲任血旺，脾胃气壮，乃生化之源俱旺，下行经阻，上升乳通，乳房高起，乳汁满溢，若海潮涨，如泉涌流。此谓产妇生儿之后，乳汁自然而来者也。

论小儿食其母乳分三色，又有生、害、病三大不同者，何也？夫乳汁乃水谷之津液，从胃中蒸化而出，散布于胸中，被清气所化而为白。故白乳汁浓为正色，入于乳管，由窍而出，小儿食之，可以养生。再有黄乳汁稠，故胃壮血热之人有之。凡水谷入于胃脘，胃气壮实，蒸出其厚津液，散布于胸中，被有余之气化而出，所以黄乳汁稠，小儿食之日久，口中酿乳频吐，喉间痰壅声嘶，上焦多热，大便干燥，屡生疮疖，稍有其害。复有青乳汁者，乃胃弱气虚之人有之。而胃中受纳水谷，胃气虚弱，蒸出其薄津液，散布于胸中，被不足之气化而出，故有青汁稀。小儿食之，不生肌肉，腹痛便泻，日渐削瘦，久成虚病。此谓乳汁分为三色，又有生、害、病三不同也。屡次详明，故又及之，前论所言，冲任气血所化，下则为经，上则为乳。此论又言胃中纳受水谷，蒸出津液，气化为乳。余每见妇人乳少，饮肉汤则乳多，故知乳乃胃中水谷之津液所化成也。

论母子性情相同者，何也？夫小儿初生，食母乳而解饥。乳乃母之气血性情而化成，而子食母乳，感受而传化，随母之气血性情而生成。谚语有云：母子天性不差。诚哉是言也！

论母病遗子者，何也？夫乳母感受时疫而病，其小儿因食病母之乳，母之病遗及其子，子病因母病传染，此谓母子同病。治法二病同医，病分孰轻孰重，轻缓重急治之。又有母病遗子，子病其母病愈。如此只治子病，不必再疗其母也。

论子病医母者，何也？夫小儿食血热妇人之乳，往往常有上焦热郁之病。或口中酿乳，即喉中声嘶，医以清痰降火，大便泻去结热。即或一时稍愈，久之旧病复发。然而此病之治法，先治妇人之血热，不治小儿之病，小儿之病自愈矣。

论妇人肝郁血滞之乳，小儿食之日久则成痞癖者，何也？大凡妇人多郁，而事稍不如意，即触肝经忿怒。五脏惟肝最娇，怒气郁闷伤肝，肝伤气滞血滞，乳乃血汁所化，血滞而乳亦滞也。况小儿胃肠而软，其消化力小，食其母血滞之乳，不容易消化，停留胃脘之中，积久变成痞癖，此谓妇人肝郁血滞之乳，小儿食之日久则成痞癖也。

论富贵之家，妇人本来有乳，希图省事，欲雇乳子，不知选择良善，竟成败家之子者，何也？夫富贵乃三春之景，此时妇人本来有乳，身体尊贵，不任劳苦，希图省事，雇乳妈子。这是中国向来习惯，其损处最大，不可不知也。然只知道雇乳子省事，不知雇乳子选择，务必要挑挑选选，万不可任意随便。一要与生母年纪相当的，二要跟生母同籍贯的，三要身体坚壮没有疾病的，四要性情良善、行为方正的，五要不至于太糊涂稍有知识的，有这五样才算合格。倘若不明选择之法，冒昧急图雇乳妈子，如遇性情习恶无耻之妇，身体轻薄下贱之人，然而小儿食之其乳，久则损处最大。身即尊贵人之遗体，口食薄贱辈之乳汁，食久而感受其传化，成人即为下流之辈。此为善根恶化之说也。

论贫穷之家，妇人生儿无乳，又无钱雇乳妈子，喂糕干竟成弱体者，何也？夫贫穷乃无钱之称，偏妇人生儿无乳吃，又无钱雇乳妈子，无法喂儿糕干吃。这喂糕干害处，不可不知也。糕干是米粱作的，精华没有糟粕多，给小儿食之，不容易消化。况肠胃很软，其消化力小，吃糕干的日子多了，不得胃病就得食积。就是不得病，他的身体不能健壮也。然而糕干也得钱买来，未若买牛乳给儿食之，当取新鲜牛乳，则有益而无损也。

（《奉天医学成绩录》附录李荣《小儿卫生科论十条》）

"明辨医理"绂昌

绂昌，字号未详，清末民初奉天府（今沈阳）人。隶满洲镶黄旗。光绪末年始悬壶奉天。医理上强调"五行皆相克，何以木乘土之病为多"，认为"五行相生则为顺，可以延年。五行相克则为逆，因致之病"，故撰《五行相生论》以阐述之。临证治疗，多以此析理。如治消渴病，认为治疗消渴一症，首先抓住上、中、下之别，"饮而复饮仍渴者，为上消；食而复食，既食仍饥者，为中消；至小便无时，精滑仍起者，为下消"。病机总属虚，"盖此病因肾经大虚，天一真水枯竭，不能抽坎填离，致令心火妄动，上烁肺金，肺之阴虚即病，安能下肾经之水？肾无金水接济，相火妄动，上干于肺，下燥于肝，肝木性烈，既无金制，又乏水养，势必迁脾，土受木制，必失运化。脾既失于运，胃亦失于化，后天运化失常，消病作矣"。治疗上倡导宜遵喻嘉言之法，先救肺保肾为主；或遵李东垣之法，补肾清心为主。

绂氏于光绪末年参加奉天医学研究所考核，获上取第三名，继续业医。

【史料拾珍】

五行相生则为顺，可以延年；五行相克则为逆，因之致病。夫五行金水木火土也，调摄失宜，皆能致病，何以木来乘土之病独多也？大概天下事，不如意者十居八九，必先应之于心。夫心属火，稍一不顺，内火自炎，上干于肺，肺既为病，乘盛犯肝之阴木。肝受克，必侮脾之阴土，则脾病矣。脾之阴土既病，而胃之阳土因之弱矣。土者，乃后天之母，名称都市，何所不容？虽受四脏之生克，较他脏尚能支持。所以然者，有以静待动之功力也。然虽如此，凡日用饮食，稍不节俭，亦能为病，此乃本经自致之病者，轻也；外侮之病者，重也。肺属金，稍有失宜，必犯肝木，而肝火自动，直侮脾土，脾又因之受病矣。脾既受病，必下克肾水，肾因之不振，自无力生于肝木。肝弱气郁火燥，必干脾土，脾又病也。夫肾水不旺，岂能上润于心，由是水火不能既济，必不得肾水上润，火炎妄生，自顾不暇，安旺去壮于脾土？土不得火生，因而虚弱，百病作矣。是以人之一身，木之乘土为病实多。信然！

批：此卷分四段，首言木自受病之源；次言土之自病与受侮之故；中言土病反为克水，水断养木，循环土又受侮；后言母病不能顾我而受病。层层发论，却有至理。若再参明书卷气，则更上一层矣。

（《奉天医学成绩录》上取第三名绂昌《五行皆相克何以木乘土之病为多论》）

　　夫消渴有上中下之别，饮而复饮仍渴者，为上消；食而复食，既食仍饥者为中消；至小便无时，精滑仍起者，下消。总属于虚。然渴者饮而即不渴，乃寻常火扰之渴也，岂可与消渴同论哉？惟消渴者，饮而又渴，渴而复饮，无能停止。盖此证因肾经大虚，天一真水枯竭，不能抽坎填离，致令心火妄动，上烁肺金。金被火烁，轻则虚嗽而燥渴，重则痰中气秽而屡渴。肺之阴金既病，安能下生肾经之水？肾无金水接济，相火妄动，上干于肺，下燥于肝。而肝木性烈，既无金制，又乏水养，势必迁怒于脾。土受木制，必失于运，况胃与脾为表里，脾既失于运，胃亦失于化。后天运化失常，消病作矣。以致亢热下克肾水，肾水虚极，不能毒龙是制，反由相火妄动乱施，上克生我之金，渴病作矣。凡遇此证，宜遵喻嘉言之法，先救肺保肾为主；或遵李东垣之法，补肾清心为主。夫心清而脾肺自安，是肾足而心肝自润，先后天壮，水火自然既济，而消病除，渴病去，而消渴何由而作矣？

　　批：病源叙得清楚，与他卷杂抄者自别。

（《奉天医学成绩录》上取第二名绂昌《消渴论》）

"业儒工医"徐永安

　　徐永安，字炳文，清末民初奉天府（今沈阳）人。业儒，

174

工医。光绪三十二年（1906）参加奉天军督部中医学堂考核，撰《内伤外感说》一文，认为外邪中表渐而入里，按经传递，是为常理。但临床见症不尽此言，变成坏症多矣，七情六淫之所伤也，多参杂之。当于阴阳两证中，察病势之变不变；更于三阴三阳中，审其病合不合。阴病治阳，阳病治阴，扶阳抑阴，泻阳补阴等法用之。评者云："就传经、并病上发出误之成伤之义，文笔流利，词旨清醒。"获上取第一名。

徐氏考核成绩优秀，于奉天府业医多年。能阅读诸家之书，多有体会。民国乙卯年（1915），充奉天医学研究会编辑部部员。另著有《温病多端是否皆因伏气论》和《治积大法说》二文。

【史料拾珍】

夫内伤、外感之症，时有变迁，如邪之伤人，先中表，以渐而入于里。三阳为表，三阴为里，始至太阳以及阳明、少阳，乃入阴经，由太阴、少阴以及厥阴六经乃尽。治者当及其在表而汗之、散之，使不至于传经入里，则病易已。若表邪未尽，而遽下之，表邪乘虚而入里；或误补之则内邪壅闭不出，变成坏证者多矣。又曰：忧虑伤心，气怒伤肝，饮食不均伤脾，寒冷伤肺，房劳过度伤肾。此为五脏之伤，六腑亦然。怒则气上，喜则气缓，悲则气消，恐则气下，寒则气收，热则气泄，惊则气乱，劳则气耗，思则气结。九气之中，皆七情六欲之所伤也。夫阴阳互根，气虽分而神自合，三阳之里便是三阴，三阴之里即是三阳。如太阳病而脉反沉，便合少阴；少阴病而发热，是合太阳阳明，脉迟是合太阴；太阴脉缓是合阳明少阳，脉小是合厥阴；厥阴脉浮是合少阳。或阳得阴而解，或阴得阳而解，或阳入阴而危，阴亡阳而逆。愚谓脉理难尽，当于阴阳两症中察病势之变不变，更于三阴三阳中审其病合不合。阳病治阴，阴病治阳，扶阳抑阴，泻阳补阴等法用之。

批：不泛填内伤外感空话，就传经、并病上发出"误治成伤"之议，文笔流利，词旨清醒。

（《奉天医学成绩录》上取第一名徐炳文《内伤外感说》）

"同善堂堂长"王有台

王有台，字熙春，清末民初奉天府（沈阳）人。初业儒，多有善心，后习医。光绪初年，左忠壮等人在奉天创办牛痘局、惜字局、义学馆、育婴堂等，已具有同善堂之雏形。迨光绪二十一年桂公云舫合为同善堂，至此始有同善堂之名。王氏始任副堂长，创办施医院、红十字会病院、中西医学校、达生学校、病丐疗养所及《医学汇刊》。民国初年升为正堂长，任劳任怨，酌盈剂虚，始能勉力前进，百折不回，以期达到最终目的，以期达到奉天省慈善事业兴旺发达的最终目的。在王氏努力下，奉省慈善医药卫生事业初具规模，当时不仅在省城奉天影响很大，而在辽阳、铁岭、昌图、洮南等10余个县都先后办起同善分堂。仅奉天同善堂就培养医药卫生人才数百人，王氏为新中国成立前辽宁省的慈善卫生事业，做出了一定的贡献。

王氏通医理，有济世活人之心。于民国十二年（1923）创办中西医学校。其宗旨一是为了增进社会医学，二是为了满足施医院及卫生部门对医用人才的需求。学制四年，共分六个学期。并且他非常重视培养人才的医德，强调医德教育，故把每一学期首课列为中医医德课，然后再列其他课程。他不仅对学生这样强调，而且对自己也同样要求。在他出任《医学汇刊》总经理职务之时，每期首刊亲笔撰写《医德论》，以示海内学者予以重视。他经过数十年亲自调查研究，总结出我国医界"十二弊"。其内容包括百姓缺乏医药知识、迷信巫医、祈祷却病、不信科学，医生乏术、敲诈勒索、图财害命、贫富分等、药材作伪、医生保守、各执"经方"等。更为严重的是，他通过统计调查说："惟我省医界，窃常调查。约全省业医者在二万人之谱，其中通明术者，仅有二千人。方脉不谬者，仅有八千人。其余万人，均在不通之例；每人每年误药致人死者以一人计算，每年肖枉死约一万人。其为害岂浅鲜哉！"

王氏所撰《医德论》一文，对当时医德教育是一部很好的教材，其影响不仅是对我省医界人士，而且对海内行医者也是有很大的影响力。

"医林国手"李万博

李万博，字允中（？），清末民初奉天府（今沈阳）人。工医能文。光绪末年以医术坐堂于本城小北关八和堂，擅治内科杂病，尤以妇人病为精。

民国初年毕业于奉天医学研究会。任该会调查员，后于甲寅年至丁巳年（1914～1917）任交际部副部长，戊午年（1918）后改任助理员。

李氏著有《胎前产后用药宜慎说》云："谚云：女怕胎前产后，不可不慎。此言固女子之良箴，而亦用药者之良箴也。夫胎前用药宜养血，虽有诸般等症，必以四物为主剂，而佐以中病之品。产后宜补虚，虽有血积、血瘀等症，必以补中益气为主，而兼行血之药以次之。"又认为"产后之药，不惟大寒大凉不可用，即微寒如芍药亦不可用。盖寒凉即有妨于虚人。伐其生生之理。况产后之人，十有九虚，古人以一芍药示戒，凡寒凉大于芍药者，更可知也"，时人称之"医林国手"。

"擅治痫症" 王名彰

王名彰，清末民初奉天（今沈阳）人。精医术，擅治痫症，求治者踵相接。积历年之经验，总结治痫症有五类。一类者，卒然仆倒，闷乱无知；二类者，嚼舌吐沫；三类者，脊背反张，二目上视；四类者，手足搐搦；五类者，作六畜之声音。"然其致症之由者，总不越于惊恐得之也"，其病机"盖以风痰闭其气窍"。王氏为此专著《癫狂有五详细言之》一文。

民国三年（1914），王氏应奉天医学研究会考核，有三篇论文被选入《成绩录》，名曰《胃为水谷之海论》《治积大法论》《呕吐哕解》，成绩均获最优等。评审人认为"是研究《内经》《伤寒》、东垣、李士材而有心得者"。

民国四年（1915）王氏被选为该会评议部部员，民国六年（1917）任调查部部员。

"医林老手" 董杏林

董杏林，清末民初奉天（今沈阳）人，居城内。以医世其家，堪称杏林上乘。指迷金针，精脉学，甲寅年（1914）著《脉有相似辨宜》一文。临证之际，以至息辨以脉象，辨以部位，均能言称一家。另著有《鹤膝风论》等文，时称"医林老手"。

董氏于民国初年毕业奉天医学研究会。

"医林国手" 战子臣

战子臣，字号未详，清末民初奉天（今沈阳）人。习儒通医，平素博览医典，贯通古今，行医数载，多有心得。

战子臣著述甚多，仅民国乙卯年（1915）《奉天医学研究会成绩录》就载有七篇论文，包括《诸湿肿满皆属于脾试阐发其义》《新产妇有三病一病痉二病郁冒三病大便难试申其义》《痛不通通不痛之法各有不同试申其义》《喻嘉言龙雷之火论》《壮火食气少火生气试阐发其义》《二阳之病发心脾论》《喉主天气咽主地气说》。上述论文均被评为最优等成绩。会长王有声评介为"独能弃旧翻新，不拾前人牙慧。于笔花耀彩，辞藻生辉，尤其余事，安敢不拔前茅"。特别是《喻嘉言龙雷之火论》一文，有会长、研究长二人评议，双加批语，实属诸文之罕见。研究长窦雅亭认为"此文精思妙理，层出不穷，是为诸卷所罕睹"。也有人评价"能于嘉言所论之外，独具只眼，别开生面，真有卓落不群之概"。上述诸家评介，可见战子臣是当时于医理造诣很深的一位名医，故时人称为"医林国手"。

"擅于眼科" 杨占魁

杨占魁，字耀琦，清末民初奉天（今沈阳）人。精岐黄术，尤擅眼科。著有《瞳子黑眼法于阴白眼赤脉法于阳解》一文。后经考核，获成绩最优等。其云："盖瞳子黑眼者，属于肝，肝脏血也。法于阴者，以血亦属于阴也。白眼赤脉法，于阳者属于肺，肺主气也。法于阳者，以气亦属于阳也。"

杨氏于民国三年（1914）任奉天医学研究会助理员，民国四年（1915）任干事。

"杂病济世" 张书绅

张书绅，字号未详，清末民初奉天（今沈阳）人。潜心医理，多有论述。以杂病济世，所活无算。民国初，参加奉天医学研究会考核，著有《虚实补泻说》《伤寒消渴何以属厥阴热证试伸其义》《癫狂论》《人之伤于寒也则为病热解》《呕吐哕解》五篇论文，均获优等成绩。张氏师古不泥，于诸证现象治法，同《医宗必读》相类，是读书临证而有心得者。

民国四年（1915）任奉天医学研究会总务部部员，次年（1916）任调查部部员等职。

"究心医理" 高文阁

高文阁，字云凌，清末民初奉天（今沈阳）人。究心医理多年，治病辄应手奏效。著《目为至宝论》云："目之为体，乃先天空窍，肇始元明之精华，而荣卫之膏液，故有金珠玉液之称，幽户神门之号。究其源，实阴阳蕴气之始。"时人对此论述，认为是"认题清切，论断详明，足证素谙医理，颇有溯本究源之妙，与凡响者不同"。

高氏对医学很有造诣，民国三年（1914），又著有《内伤头痛与外感头痛如何辨别》及《癫狂论》二文。前文论述条分缕晰明确，指出外感头痛与内伤头痛辨证要点，并有所发挥，能够结合临床经验总结出治诸头痛之方法。"逍遥治血虚头痛亦妙，加半夏、天麻、芍药以治肝郁头痛更妙；太阴头痛用半夏天麻白术汤益妙；青空膏能通治三阳头痛，茶调散亦然矣，用升阳益胃汤亦可"。后文论述也颇为中肯，实为医学精细者。

另高氏还著有《呕吐哕解》《杨梅疮毒有精化气化二因试申其义》等文。

"诸生才子" 张振远

张振远，字连赓，清末民初奉天府（今沈阳）人。诸生，多才艺。民国初年以医为业。奉天医学会开办以来，全城医界人士云集响应。张氏于壬子年（1912）至甲寅年（1914），任该会文牍员。首撰《议》一文，论述中医基础理论"心者君主之官，主神"的作用。继则以杂谈形式撰《问市坊购用人参其地道真伪从何辨认》一文，为当地药行经营人参、鉴别真伪指明了要点，认为"潞参、沙参（沙州产）、高丽参、新罗参、自济参皆平平之类者，其佳为长白山参，味甘兼苦，黄润紧实，细皮锦纹，珍珠须似人形者真。白粉空须，纹粗无珍珠，如防风去皮，荠苨桔梗等伪也"。

张氏又于乙卯年（1915）至丁巳年（1917）任该会编辑部正部长，主持编辑《成绩录》，戊午年（1918）任助理员。

张氏另著有《伤风见寒脉伤寒见风脉试阐发其疑义》一文。名医王松阁称其云："抉出题之所以然，反复议论，是功深养到之作。"

"明辨痘疹" 王云阁

王云阁，字号未详，清末民初奉天（今沈阳）人。行医省城数载，尤以幼科痘疹为名。时正值东省痘疹流行，医生忽于辨别，一见发热，即云外感，不论斑疹，不分麻痘，张冠李戴，汤剂乱投，杀婴致死者甚多。为此王氏应陈时弊，著《小儿斑疹麻痘如何辨别说》一文，指出"斑者，红晕遍体，不起颗粒者是也。有因伤寒而发者，有因温疫而发者。伤寒发斑，寒壅毛孔也。瘟疫发斑，热出募原也。其临症见淡红者轻，深红者重，紫黑者死。疗此症，以举斑汤表之，青黛饮凉之，庶可愈矣。疹者，乃天地之疠气，由鼻而入，先及皮毛，后达脏腑，偶有所染，攸尔倾生。气胀心烦，壅塞也。疹在气分，磁器刮之。痧在血分，针砭刺之。紫金锭乃治痧灵丹，清毒饮是痉痧妙剂，遵此而治无不愈矣"。

民国三年（1914）王氏又著有《肾气通于耳肾和则耳能闻五音矣试阐发其义》和《诸病皆能生痰论》等文。于奉天医学研究会考核，获最优等成绩。该会会长王有声认为"非读书功深，阅历年久者，不能作此"。

王氏于民国四年（1915）任该会经济部部员，民国六年（1917）任干事。

"弃儒就医"崔德敏

崔德敏，字子三，清末民初铁岭县人。自幼钦慕医学，向在工业学校，适抚顺名医张奎彬在校任监学职务，目睹生徒偶有恙，刀圭所致，无不立起沉疴。后张氏辞职创医学校，德敏也遂弃儒就医，从先生游。拜师跟从，多授学《伤寒》《金匮》诸经典。书中之微言、奥义、心得，和盘揭出。德敏秉笔录之，未数月集成卷帙。民国五年（1916），在奉天中国医学校读书，多有获益。先生辑诸讲义，著《医学引阶》一书。崔氏为之作跋，称云："先生于《内经》《伤寒》《金匮》《本草》各书，含英吐华，提纲挈要，分门别类，悉萃是编，诚不啻锡宜慈航而渡以金针也。"

【史料拾珍】

敏欣慕医学也久矣，向在工业学校，适我师在校任监学职务，生徒偶有恙，刀圭所至，无不立起沉疴。嗣乃辞职创医学，敏遂弃儒就医，从先生游，得请业焉。夫先生之倡办医学也，盖深痛岐黄之道晦世，人多不学无术，以业医为糊口计，而生命之误于医药者，乃指不胜屈，于是医之道日以坠，而医之业亦日以卑。先生爰作医医之计，发明圣学，取《伤寒》《金匮》各书中之微言奥义，讲解明晰，俾吾等稍能领会于万一，但先生虽循循善诱，第愧吾等不才，每多过而辄忘，又未能举隅而反，因约三五同学，恳请编述讲义，示以人们捷径，以便有所寻绎。蒙不弃，以敏等为可教，故不秘心得，和盘揭出，命敏秉笔录之，未数月集成卷帙。敬览一周，知先生于《内经》《伤寒》《金匮》《本草》各书，含英咀华，提纲挈要，分门别类，悉萃是编。诚不啻锡宜慈航而渡以金针也。敏请曰：先生以济世为心，曷付诸枣梨以垂后学。法强而后可。敏知是书一出，固匪为业医者之所幸已也，因不揣冒昧，述其巅末，以志欣感云尔。

受业铁岭崔德敏谨跋于奉天中国医学校
（张奎彬《医学引阶》崔跋）

"精于医术" 郭维邦

郭维邦，清末民初西丰县人。精医术，临床诊治，施以方药，无不奇效。癸丑年（1913）受业张奎彬所创中国医学校，拜师求艺，跟随多年。丙辰（1916）暑期，请举要讲解笔记心得。张奎彬先生提要钩玄，著成讲义，以便记诵。冬月书成，郭氏为之作跋。称其云："师指训讲演，远遵岐黄仲景，近法修园、容川各家之精要，镕冶于一炉。"

【史料拾珍】

校长张得翁夫子，固儒而医者也。邦未受业时，尝临诊治，施以方药，无不奇效，尔时犹不知我。

师医术之神也，后经辱蒙收入门墙。得聆我师指训、讲演，远遵岐黄、仲景，近法修园、容川，取各家之精要，镕冶于一炉。始知我师寝馈于斯道者深矣。丙辰（1916）暑期，邦请举要讲解，笔记心得著成书籍，慨然应诺，既复恐各生笔记有误，乃将各家医书，提元钩要，纂著讲义，以便记忆诵。以二十余年读书临证所经验，和盘托出，是不啻渡金针而饮上池水也。尝训诸生曰：医本慈善事，而诸生毕业后，宜广济斯民，同登寿域，切勿蹈世俗庸流，只射利为口腹计也。吾侪服膺师训，宜如何仰体我师悲悯之怀，以慰勤勤善诱之苦心耶。邦不敏，书成请付刊，谨缀数语，以志铭感焉。

中华民国五年冬月受业西丰郭维邦谨跋于中国医学校

（张奎彬《医学引阶》郭跋）

"妇幼圣手" 刘兴源

刘兴源，清末民初西丰县人。临证诊治女、幼科为长。习医理，认为医书汗牛充栋，议论纷纭，遂使学者莫知适从，殊为憾事。癸丑年（1913）到奉天，忝列门墙，受业于张奎彬所创中国医学校，聆听张氏讲解医理，以为先生所著《医学引阶》一书"遵古而不泥古，居今而不循今，词简又深，洵为后学之津梁也"。民国五年（1916），该书付梓之时，刘氏为之写跋。

【史料拾珍】

医书汗牛充栋，议论纷纭，遂使学者莫知适从，殊为憾事，惟我夫子著《医学引阶》一书，遵古而不泥古，居今而不循今，词简义深，理精法密，洵后学之津梁也。篇中女科、儿科，及各医案，皆我夫子读书临证而有心得者。其总论诸篇，发前启后，尤为精心独得之杰作。是书行世，不惟业医者奉为慈航宝筏，即家置一编，亦可免为世俗庸医所误。兴以愚钝之质，忝列门墙，实不足仰赞夫子之高深。然窃幸是书刊印告成，因不揣冒昧，谨赘数语，以志私衷之钦佩云尔。

中华民国五年仲冬奉天西丰受业刘兴源谨跋

（张奎彬《医学引阶》刘跋）

“善治痹症”常安

常安，清末民初铁岭县人，隶满洲正黄旗。宣统二年（1910）毕业奉天法政学堂，为第二届学生。后改学医，善治痹症。著《寒湿痹说论》一文，参加奉天医学研究会考试，评议者认为“痹为血脉不通，古人原有是论。此篇反复比喻，益推阐无遗，且语语圆到如珠是盘，是能融会古书，而具卓识者。医术实际，不以文字工拙计矣”。

民国初年参加奉天医学研究会。

【史料拾珍】

窃谓：痹之说寒也、湿也，为根言也。夫血之为用，专司乎流行，生于心，藏于肝，质原于脾，且无脾虚而涌跃实者也。痹也者，经络滞涩也，而滞涩之有，不外乎寒湿之伤耳。寒之伤血，厥凝者有之；湿之伤血，不仁有之。痹之分别多岐，其致病之由，不外乎风痰、死血二端。风者，血不行也；痰者，湿气胜。死血自有由也。谓痹者，塞滞不通也。寒之胜，必凝固于血；湿之偏，壅腻于气。荣卫失守，功用固疏矣。夫人之一身，无不借血气之养。血如水也，脉络犹似百川，潮水往返，是成一周，如环无端，岂容有止？渐止则渐涩，又由寒湿相乘而来，不节时宜并入。痹之成，如沟积；痹之流，如渠壅。疏通经络之活，亦不如节寒湿也。夫伤人之最重者，莫过于寒湿。寒之气象肃杀，湿之蒸如浸润，二者之伤荣，并贼邪之象也。故血得温而长流走，得寒得涸顽难通。血有流走，思涸涩则可无矣。视痹之来，先知有象，或麻木，或偏枯，或废举，或瘫痪，皆寒湿之作由也，实血不令而行也，但问血从而生起。经云：补脾调饮食，运化广则血滋胜。如是之血，内可洒陈六腑，外能滋润百脉，部部得血，则功用不失常度矣。盖痹之分有几焉？有言风、麻、血、湿、周之名。分而言之故多，并而论之合一，皆由寒湿统领而出也。且知其致病之由，易于施治，活血则脉络自通，散寒则湿则痹自解矣。寒湿之袂，定成痹病之患，所关心民瘼者不可不知矣。

批：痹为血脉不通，古人原有是论。此篇反复譬喻，益推阐无遗，且语语圆到，如珠是盘。是能融会古书而具卓识者。

医求实际，不以文字工拙计矣。

（《奉天医学成绩录》上取第十一名常安《寒湿痹说论》）

"精通医理" 刘俊

刘俊，字济东，一名刘浚，清末民初本溪县人。精通医理。民国初年，以医业侨寓省垣。经奉天医学研究会组织考核，成绩优等，准予毕业。曾充该会助理员和干事等职。

刘氏著有《痛不通通不痛通之之法各有不同试申其义》及《孰优解》《喉主天气咽主地气说》等文。

刘氏与沈水名医刘景素识为好友，曾于民国乙丑年（1925）为《初等诊断学》首页题词，称先生"冕堂既罗英才，设绛帐更挥妙笔，续青囊隔垣术，绝俞跗杳独有真诠"。

刘氏于民国二十五年（1936），被选为《汉药成方汇编》编纂委员会委员。

"精于医术" 冯濯尘

冯濯尘，清末民初安东县（今丹东）人。精医术，通医理，民国初年悬壶本城。业医数年，多有见解。一者强调临床医生为医不经30年之阅历，恐不能尽医道中之玄奥。非研究有素，经验不足30年，尚恐不能悉诸病之变化。二者认为，名医者虽名闻一时，未必尽系良医也。循方逐边，侥幸得誉，究其医术学识，未必尽善。如临证遇有至亲良友，以及本身之病，则渺无定见，自治不已。故撰《自己刀不削自己把之一解》来论之。

冯氏非常重视不断学习，他常言"医道深远玄微，原非旦夕间事业"。

"精通医理"李维桢

李维桢，清广宁（今北镇）人。光绪二十四年（1898）戊戌科夏同和榜甲名，第一百八十名进士。习儒为官，兼业医。精通医理，推崇唐容川中西医汇通。认为唐容川所提"以西医所谓油膜连网，证明三焦之说，窃独喜之"。前人所提三焦，言其有位而无形。惟唐容川上溯《说文》，旁参《金匮》，近据西医之解剖，反复辩论，昭晰不遗。而后六经递传之路，以逮气之所由上布，水之所以下行，靡不洞垣一方，悉见癥结。由是反而求之《灵枢》，则上焦如雾，中焦如沤之义解矣。复求之《灵兰秘典》，则水道决渎之义亦解矣。欣跃之余，每居恒自念以为，安得遇唐容川其人者，能据新理以阐古义，言前人之所未言。

李氏在奉天府任职时，于光绪末年结识了沈水名医景仰山先生，二人往来频繁，每每切磋医术，时时学术合拍，同心倡导中西医汇通。民国十二年（1923），受友之约，为景氏《医学从正论》一书作序。

【史料拾珍】

呜呼，学术讵不赖发明哉！前哲著论，多人所未言；后之著者，又将言前人所未言。科学类然，而医术为尤著。往者余读唐容川医书，得其以西医所谓油膜连网证明三焦之说，窃独喜之，以谓三焦之义湮晦久矣。俗医无灼见，但言其有位而无形，释氏谓上焦从顶至心，中焦从心中至腰，下焦从腰至足，既涉肤廓，或依黄庭，配以卦象，谓乾主上焦，艮主中焦，巽主下焦，与实体无关。唯容川上溯《说文》，旁参《金匮》，近据西医之剖解，反复辩论，昭晰不遗。而后六经递传之路，以逮气之所由，上布水之所以下行，靡不洞垣一方，悉见症结。由是反而求之《灵枢》，则上焦如雾，中焦如沤之义解矣。复求之《灵兰秘典》，则水道决渎之义亦解矣。欣跃之余，每居恒自念，以为安得遇唐容川其人者，能据新理以阐古义，言前人之所未言，乃今于吾乡而得。景仰山先生，幼承庭训，以文学政事著称，春官报罢，遭世嬗变乃弃去，思以医学世其家。其为学也，凡古今医籍皆钻研有心得，而于近世论著尤钦服容川，所著医论及医案两种，精而要，切而不浮，类能抉发经蕴，矫正时弊。而其胆汁入小肠，提取食汁，由别肠经膜络入心化血，以及饮水入胃，由津门下出各说，皆足补救容川之失，而为容川所未及言。絜以容川之发明三焦，庶几后先辉映乎？然则如先生者，不独为容川之诤友，即其论著仰亦研求《灵》《素》所不可或遗者也。世有折肱此道者，请发箧而一读其书。

民国十有二年，岁在娵訾北镇李维桢谨序

（景仰山《医学从正论》李序）

"外科魁首" 王鸿恩

王鸿恩，字号未详，清末民初营口人。光绪末年毕业于南京大学，后入奉天城。精医术，尤以疡医为名。

民国初年，奉天城医界人士积极组织成立医学研究会，考核全城行业者。王氏以《痈疽发病之源论》一文应考，成绩获最优等。其文云："夫痈疽之作，皆由五脏六腑蓄毒不流，非独因荣卫壅塞而发。发于喉舌者，心之毒也；发于皮毛者，肺之毒也；发于肌肉者，脾之毒也；发于骨髓者，肾之毒也；发于下者，阴中之毒；发于上者，阳中之毒；发于外者，六腑之毒；发于内者，五脏之毒。故内曰为坏，外曰为溃，上曰为从，下曰为逆。"在治疗上王氏提出"感于六腑则易治，感于五脏则难疗，近骨者多病冷，近肤者多病热。近骨者久不愈，则化成血虫。近肤者久不愈，则传气成漏。成虫则多痒少痛，先痒后痛；成漏则多痛少痒，或不痛不痒；内虚外实者多痛少痒。血不止则多死，脓溃则多生。呕逆无度，饮食无时，此皆痈疽使然"。

王氏对疡科论理精辟，勘题明确，说明清真。时研究会会长王松阁称为"洵是外科魁首"。

"习儒精医" 刘逢泮

刘逢泮，号海珊，清末民初盖平县（今盖州市）人。居住邑北。习儒而精医术，学有根底，时为当地秀才，为高愈明先生之乡友。民国年间，高愈明办学校，特聘请刘氏为助教一职，深得高先生医术之启蒙。

民国四年（1915），任高愈明私立医学讲习所老师，多所用心，尽职尽责，躬亲讲授。每遇医理疑难之处，尝于高氏互商研讨，求得明晰，而后方授学生。高氏所称，儒学医理兼得者惟有刘卿友也。

民国六年（1917）冬，高愈明所著《伤寒论溯源详解》即将付梓，请刘氏作序，他评介曰："该书语尚平易，为浅人能解，但其义精微。每析一理，必探气化升降之源；每解一方，必详君臣佐使。不抄袭旧说，为阐发经旨，较之前贤诸家注，意旨迥不相侔，诚可谓独树一帜矣。"

【史料拾珍】

吾乡高骏轩先生，具颖悟才，精岐黄术，岁活人以千百计。近因时局变更，而尊重人道之心愈笃，当自言曰："医病只医个人，不如医医其功倍之。"遂请私立医学讲习所，招集生徒多人，分门授课，研究古书而外，类多附以讲义。而于《内经》《难经》《伤寒》《金匮》《本草经》等书，尤皆详为注释，抉择不遗余蕴，以开后学之法门，其用心亦深且远也。乙卯秋，延余应助教一职。余素不知医，然经先生之提示，耳濡目染，亦觉稍启愚蒙。每于功课余暇，辄取先生所著之书，浏览披阅，如《脉理溯源》《妇科维新》《鼠疫问答》《温病革弊》《温病说略》各种，无不确有心得，为当时名医所称赞，然此不过为救一时计耳。惟《伤寒论溯源详解》一书，语尚平易，为浅人所能解，但其义精微。每析一理，必探气化

清代辽宁中医药文化遗产拾珍

升降之源，每解一方，必详君、臣、佐、使之用。不抄袭旧说，为阐发经旨，较之前贤诸注家，意旨迥不相侔，诚可谓独树一帜矣。余以是书之成，如得付梓行世，自必风靡一时，昌明医学，羽翼《圣经》，其裨益于天下后世，岂浅鲜哉！是为序。

丁巳冬奉天盖邑海珊刘逢泮序于私立医学讲习所
（高愈明《伤寒论溯源》刘序）

第五章　其他医家

"得道高僧" 纯真禅师

　　纯真和尚，清代奉天府（今沈阳）人，原籍广宁（今北镇）。康熙初年在广宁医巫闾山剃度出家，以后到普安堡迎水寺做住持，再后到开原马家寨龙泉寺做住持。纯真禅师出家几十年，一直潜心钻研佛经，佛学造诣极深，且其为人和善，附近群众有求必应。纯真禅师则佛缘普度，凡有求者必竭尽全力帮助。因此，当时龙泉寺十分兴盛，纯真禅师被当地群众奉若神明。又过了十几年，纯真禅师到广宁玉皇阁，最后圆寂于玉皇阁。

　　清代开原县训导丁龙章作《纯真和尚》诗曰："医闾山后出高僧，住持普安迎水寺。不知面壁几多年，跳入火劫烈焰避。庙宇依然另开山，移建龙泉铺金地。十笏不闻佛号烦，避人入定心无二。忽闻医好红纱女，棒喝山精与狐媚。何须驱鬼役神灵，但闻俚言仅十字。心邪招邪病根源，心正邪灭通医意。去罢二字本何经，识定力定真智慧。不枉法号讳纯真，天龙一指毫无伪。数年门徒聚实繁，玉皇阁内去安置。涅盘三世了前生，暂把周身皮囊弃。永平道上遇有缘，聊把归西隐语寄。君不见龙泉寺里绘真容，至今宛尔如游戏！"

"精于痘疹" 刘心境

刘心境（1799—1898），字鉴一，清新民厅（今新民县）人。清咸丰八年（1858），从山东寿光携眷渡海至大民屯，遂家焉。设帐授徒，循循善诱。于四子书逐章逐节皆有评注。就其学者，多成名以去。深明医学，尤精痘疹，延者踵相接，无昼夜无贫富皆立往诊。不售药，不受酬也，乡人至今称道弗衰。

"医国医人" 彭广心

彭广心（1841—1910），字润堂，号镜如。清铁岭县人。广璞之弟也，以优行廪生，同治癸酉（1873）科拔贡，盛京宗室学汉教习，授职知县。在官奉职不喜逢迎，常慕包孝肃、王阳明之为政，未敢自况也。惟性情急直，言语锋棱，晚年自知不合时宜，复以世局日变，乃潜心学习，兼求医理。凡仲景、丹溪及叶天士诸书，罔弗搜讨，以医国医人为己任。

"五世同堂" 赵鉴清

赵鉴清（1842—1913），字声远，清奉天府（今沈阳）人。原籍吉林怀德县。读书有神悟，年十九劬书致疾，遂治岐黄书，精研古今名著。遇有患者，无问贫富，必悉心诊治。内行修饬，值母疾，默祷愿减己寿，以益亲年。取予不苟，尝以

"行己有耻，俭以养廉"训子。光绪五年（1879），怀德初建学宫，又初设义仓积谷，鉴清独自首先捐款，捐谷以为众倡。庚子（1900）之变，移学款以济练饷，后议众绅捐复。鉴清独力勉措，未尝累里党。光绪末修乡土志，宣统初被举孝廉方正，不久又以次子赵晋臣由举人官礼部郎中而诰封资政大夫，曾著《耕礼堂家训》一卷。卒年七十有二年，五世同堂。

"精医孝子" 吕希武

吕希武（1847—1917），清镇安（今台安县）人。居一区李家湾子村。精医术。自青年以至衰老不离孺慕之心。有酒食必进之，于亲有命必听之，从不敢博弈饮酒，以伤亲心。

"不惮劳瘁" 杨景荣

杨景荣（1849—?），字瑞华，朝阳县人，居住县南姜家杖子。祖若父，世业医，先生亦以医名。有求诊治者，远近不惮劳瘁。民国十八年（1929）八旬届满，乡之人为立碑，刻铭以为称祝。民国十九年（1930）81岁，身体康强犹如昔日。

"医贯青囊" 赵青钱

赵青钱（1852—1909），字万选，居于义县城内北街王天小庙胡同路北。赵青钱幼读诗书，长习医业，其人生性孤高，言语豪爽，对贫苦患者好施成习，不善结交权势，深受广大贫苦百姓爱戴，是当时义县很有名望的外科医生。

赵青钱一生恒心专攻医业，长于治疗附骨疽、恶疮、骨漏、毒痈、恶疮等，并善于运用针刺疗法，医术精湛。在学术思想上，重视人与周围环境的关系，他强调卫生、营养、寒暖、劳逸、情绪刺激等因素对疾病的影响；强调养生、摄生的重要性，在行医中不厌其烦地向患者灌输养生、摄生道理；强调养治并重，从而使患者家属重视对患者的调摄护理，改善不利患者康复的环境，提高疗效，使患者很快痊愈，受到患者称颂。很多患者纷纷送匾，曾留有"医贯青囊""著手回春"等牌匾数块。

"重善'神仙'"董启文

董启文（1852—1923），字焕章，清辽阳州（今辽阳）人。居邑东阳庙子。少时读书，因家贫辍学，遂从师习医术，三年而医师死，不得已为姑家司帐簿一年。一年后父故，姑母亦故。乃为妹夫家佣工，灌园，昼夜读书，如是者十年，颇得医理。工作之暇常为人疗疾辄效，不受酬金，至三十四岁，求医者日众，乃悬壶。药价为他医之半，贫人服药概不收价，年终悉焚其券。题其额曰"重善堂"，重善者，注重慈善也。因其医术惊人，称之曰"董神仙"。

"擅治杂病"吕瀚

吕瀚（1861—?），字号未详，清奉天府（今沈阳）人。

居住城郊，光绪年间侨居省城，以刀圭活人。曾于大北关益元堂坐堂，擅治杂病，所拟方鲜不效者，活人无算。

清宣统二年（1910），知府孟秉初倡办医学研究所，谕令全城医生考试。吕氏应考，成绩优等，准以毕业。后于民国初年参加奉天医学研究会，任该会评议员、助理员、干事、调查部部长、调查员等职。

"习儒业医" 佟炳章

佟炳章（1861—?），字斐卿，清辽阳州（今辽阳）人。幼习儒，长业医，为监生。光绪末年曾充辽阳县立贞静女子高等学校校长。佟氏精通医理，民国十一年（1922），任奉天同善堂中医学校中医正医员，授课教徒，多出其手。

"解贫救疾" 商文郁

商文郁（1861—?），字搏珊，清辽阳州（今辽阳）人。生于咸丰辛酉年。先习儒业，后学岐黄。曾充清工部领催候补外郎，后任江省骑兵管带，海龙劝学所学员。

商氏于民国五年（1916）十月，以每月 28 元薪水，受聘于奉天同善堂施医院，充中医正医员，解贫救疾，活人无算。

"内科名医" 高元卿

高元卿（1862—?），字子云（?），清奉天府（今沈阳）

人。居城里。通医术，光绪年间行医奉天城乡，后定居小东门家家堂。专以治内科杂病挂牌。有求治者，多奏效，时以医术扬名。民国初年，省城医界人士"存济世之心，活人之念"，组织成立奉天医学研究会。高氏应考于此，后任该会调查员、干事等职。

"方脉诊疾"吴鸿俊

吴鸿俊（1865—?），字宗邀，清辽阳州（今辽阳）人。民国初年悬壶奉天，加入奉天医士研究会。民国十五年（1916）五月，充奉天同善堂施医院中医正医员。以方脉诊疾，多所奏效。

"杂病名家"沈文辉

沈文辉（1865—?），清奉天府（今沈阳）人。居城内鼓楼南。光绪末至民国初年，私人行医裕庆堂，以治杂病为长。

在此期间，参加奉天医学研究会考核，获优等成绩，准以毕业。先后充该会评议员、调查部部员、干事等职。

"大东关医生"刘宝贤

刘宝贤（1867—?），字橘圃，清末民初奉天府（今沈阳）人，原籍沈阳县。居住大东关叠道分所，行医于华家胡同十一号私人诊所。

民国年间参加奉天医士公会，与同道学习授课数年。

"善治杂病" 董万茂

董万茂（1868—1920），清末民初奉天府（今沈阳）人。因病习医，善治杂病。光绪末年坐堂于小西边门外春育堂。医病不分富贵贫贱，每遇疑难杂症，尤能澄思渺虑，临证望诊，往往化险为夷，奏效如神。

民国初年，奉天医学研究会考核，成绩优良。并先后任该会助理员，评议部部员，调查部部员。

"屡起沉疴" 路连科

路连科（1868—?），清末奉天府（今沈阳）人，居城乡。少习儒，长业医，得名于城里小东关延春堂。以治杂病为特长，屡起沉疴。上至《内》《难》、仲景书，下及各家学说之精华，无不潜心研习。

民国初年，经奉天医学研究会考核，获优等成绩毕业，任该会助理员。

"内科名医" 王怀璞

王怀璞（1870—?），字号未详，清奉天府（今沈阳）人。居城内，光绪末年业医于大东门里普生堂。擅治内科杂病，不吝诊药，门庭若市。

民国初年，参加奉天医学研究会考核，毕业于此。曾充该会助理员、干事等职。

"中和堂名医"邢万春

邢万春（1870—?），字庆章，清辽中县人，原籍本县满都户。世为农，家贫而辍学。后学医，求治者多应效。清光绪末年迁居奉天，居住大南门里，业医于中和堂参茸药店。

民国初年，参加奉天医学研究会，后又加入奉天医士公会。

"万寿堂名医"巢韶九

巢韶九（1870—?），字号未详，清末民初奉天开原县人。业医，通医理。民国初年，以治杂病、疮疡科坐堂于奉天城大东门里万寿堂。毕业于奉天医学研究会，曾充该会文牍员等职。

"研究会会长"窦汝雯

窦汝雯（1870—?），字雅亭，清奉天府（今沈阳）人。清末民初行医于小南关万育堂，擅长内科杂病。光绪三十三年（1907），以优等成绩毕业于奉天官办医学研究所。民国三年（1914），充奉天医学研究会文牍员。民国四年（1915）任该会研究长，并为许多医界人士评阅论文。

"内科儒医" 杨兴春

杨兴春（1871—?），字雨滋，清奉天府（今沈阳）人。居城乡，由儒习医，攻大方脉。诊疾施药，全活甚众。光绪末民国初，在城内中街天益堂，以治杂病内科坐堂。

宣统二年（1910）至民国八年（1919），奉天省府组织成立医学研究所、研究会。要求全城业医者必须考试，毕业后方准行医。杨氏经考核成绩优良，并被选为该会评议员、编辑员、评议部副部长等职。

"私塾授业" 崔清儒

崔清儒（1871—?），字席珍，清奉天府（今沈阳）人。居住城内大南门里路西。光绪末年行医于中和堂。并私人筹办医学私塾，招收徒弟，传授医道。辽宁现代名医孙树功曾拜之门下，从其学徒数年。

崔氏于民国十三年（1924）冬，参加奉天医士公会，学习多年。

"古道热肠" 孙连庚

孙连庚（1872—?），字鸣盛，清营口海防厅（今营口）人，居街里。原籍山东蓬莱，于清光绪十九年（1893）来营，寓居40余载，遂家焉。性耿直，信道纯笃。设有宏济药房，专长妇人科及诸般杂症。以济世活人为念。遇有贫而无力者，辄施治之不计药资。古道热肠为世罕睹。曾充营口市政筹构处卫生宣传委员，兼痘科医官，声望颇著。民国二十年（1931）59岁，精神矍铄，人咸推重之。

"妇幼科名医" 李书春

李书春（1874—?），字号未详，清奉天府（今沈阳）人。居邑乡，业医，精妇、幼科。光绪末年，于城小西关同春堂行医。

民国初年，省城奉天府医界人士名流甘志谦、孙廷弼、高振铎等人，倡办组织医学研究会。全城医生参加该会组织考核，经考核成绩优等合格者，准以继续行医，否则停止。李氏经考核毕业于该会，并在该会先后任职为助理员、调查员、交际部部长等职。

"宝生堂名医" 高绍严

高绍严（1874—?），字秀峰，清末民初奉天府（今沈阳）人。原籍承德县，居住大西关路南。精医术，民国年间坐堂于宝生堂泰记，曾充奉天市医士公会董事。

"习儒精医" 朱玉琳

朱玉琳（1875—?），字崑山，清末民初奉天府（今沈阳）

人。生于光绪元年，习儒兼精医术，尤以医术盛名。民国三年
（1914），任奉天医学研究会文牍员。民国四年至七年（1915～
1918），为该会研究长。曾考核医生，为试卷作评语。

"熙春堂名医" 聂仲麟

聂仲麟（1875—?），字拱廷，清盖平县（今盖州市）人，
居住本城。精岐黄术，民国初年迁奉天城大东门内路南居住。
嗣后，行医于熙春堂。

民国十三年（1924），参加奉天医士公会及盖平县医士
公会。

"着手成春" 郭砚田

郭砚田（1875—?），字心农，清营口海防厅（今营口）
人，居街里。原籍山东安邱县，先世移居于营百余年。曾任
《盛京时报》分馆经理，营口报界联合公会会长。幼读诗书，
兼习医学。性行质朴，具有热心爱力。光绪二十年（1894）
考入中华邮政局，充汉文供事。奉委巡察东边各县区划，安
东、庄河等处邮政分局地点，建议独多。迨清季变法维新，志
在改良工业，乃弃斯职，自费留学日本东京早稻田大学预科，
肄习施印术，寻转入神田区织染工业学校，学成归国。于埠内
创办染织工厂，一时染业咸奉为师宗，卒以资力薄弱，未获发
展，旋就聘为奉天习艺工师。民国元年（1912）回营，侧身
报界，主持言论不偏不颇，且将医术刻意精研，以济世活人为

怀。爰题其门额曰"修因堂",诸般杂症,手到病除。婴儿一科,尤为擅长。并发明药理,制成专治心口痛之"不二散",药品功效如神,历经官方化验立案,施送多年。近以传播未广,因烦各处代销,仅收纤细药资,冀其普遍。凡诊治方脉及幼儿诸症,纯系施医,活人无算。各界送有"着手成春"匾额一方,其恫瘝在抱,古道可风,于此可见。民国二十年(1931)56岁,人多敬仰之。

"事亲至孝"王道平

王道平(1876—?),朝阳人,居住县西大营子村。幼读诗书,壮习医术。乡里有患病,立即前往诊治。其母64岁时患瘫痪,半身不遂之症,屡治不愈,无法而施。后欲效古人,割股奉亲,远近无不景仰。

"妇科圣手"洪仙洲

洪仙洲(1878—1946),号半天。民国海城县人。自幼习医,少年时于海城惠元堂拜"刘高手"为师,从师学徒五年。及长,学业遂成,自在牛庄城开设惠生堂行医。嗣师业,尤长于妇人杂病,邑中妇人赖其救治者,多应手奏效。每日就诊者络绎不绝,名噪远近,人称之为"洪半天"。

洪氏多思医业后继乏人,晚年收子侄徒弟五人。授徒有方,常言:"而今学徒,只知抄录师之验方,以为医术学到手,此非其学也,应承师诊脉、认病、辨证,立法用药之长,须究药理作用，方之组成原则，药味用量增损及其药效功能各有所异。学必知常识变，化而裁之，方能洗俗医'胶柱鼓瑟，刻舟求剑'之弊。"并且对初学者要求打好基本功，熟读经文，博览名著，悉脏腑机能，明病理虚实变化机转，若此方可言医。辽宁省鞍山地区现代名老中医赵明一，曾拜师跟学五年，颇有心得。现承师所授，妇科尤特长。

"同益堂名医" 孙珍

孙珍（1881—?），字宝萱，清末民初奉天府（今沈阳）人。原籍沈阳县，居住城外小西关，以医术坐堂于同益堂。

民国十三年（1924）冬，奉天医士公会成立，孙氏为该会会员。

"普善堂名医" 赵宗普

赵宗普（1883—?），字纪安，清末民初奉天府（今沈阳）人。原籍沈阳县，居住城西铁西警察署中央街，西兴路北门牌十六号。民国年间业医普善堂，后参加奉天医士公会，在该会学习，切磋医术多年。

"活人无算" 冯茂林

冯茂林（1884—?），字祝三，清末民初奉天府（今沈阳）人。原籍河北省临渝县，民国初年迁居奉天省城，居住城内中街，业医广生堂。

冯氏精岐黄术，行医多年，活人无算。甲子年（1924）冬十一月，奉天医界人士刘景素组织成立"奉天医士公会"，冯氏参加该会学习多年。

"宝和堂名医" 李问经

李问经（1884—?），字俊傅，清末民初奉天府（今沈阳）人。本县籍，居住大北门里。民国年间充奉天医士公会董事，于宝和堂行医多年。

"义昶亨名医" 李树春

李树春（1884—?），字雨亭，清末民初奉天府（今沈阳）人。原籍沈阳县，居住城外大西关下头柴草市，民国年间坐堂于义昶亨药店。

民国十二年（1923），奉天医士公会成立，李氏为会员。

"医林巨擘" 陈星楼

陈星楼（1884—?），营口县人，居县街。学识渊深，性行纯谨。医通中外术，善刀圭，抱改良中国医药之志，不惮研求，悉心化论，历数十寒暑，而不辍卒之。中药既经炮炙，多出蛇走獭之奇。西药更别有参稽，仿金液银丸之制，函封瓶贮，凡百数十种，著名于世。设有兴亚药房，充任西医外科部长，市政筹构处卫生宣传委员。所制药品行销颇广，效验如神。不惟保持药行利权，尤且称为"医林巨擘"。

"万玉堂医生"赵景山

赵景山（1886—?），字云翘，清末民初奉天府（今沈阳）人。原籍沈阳县城北铁营子村，后迁居城外大北关，业医于万育堂。

民国初年，赵氏参加奉天医学研究会考核，获成绩优等，准予继续行医。曾任该会调查部部员、文牍员等职。甲子年（1924）冬，奉天医士公会成立，赵氏为会员。

"葆生堂名医"任子真

任子真（1886—?），字葆昌，清末民初奉天府（今沈阳）人。原籍沈阳县，民国年间居住大北关大街路东。业医于葆生堂，曾充奉天医士公会董事。

"瀛西药房创始人"姚子扬

姚子扬（1887—1951），原名姚鸿声，东港市孤山镇背阴寺砬底人。1906年到丹东市内谋生，致力学医。1915年经人介绍到卫生医院见习，担任药剂工作。1917年参加安东商埠警察厅西医考试被录取，领到医生许可证书。1918年8月9日，善于从近代商品经济中吸取营养的姚子扬采用股份制的形式，与人合资在安东市（今丹东）兴隆街开设了瀛西药房。

"天益堂名医"孙耀庭

孙耀庭（1888—1933），名光甲，以字行，清末民初奉天（今沈阳）人。其父孙璞山先生为清末儒生，在沈城颇有名望。耀庭自幼从父习儒，17岁随新民县马英才老中医学医。凡《黄帝内经》《难经》《伤寒》《金匮》《温病》等书，无所不读，边学习边背诵。又通过实践提戥、抓药、包装、碾药、制剂整整5年，22岁业医于沈北蒲河。诊余之暇，手不释卷，仍记师教："读书要做笔记、治病要留医案。"渐渐通晓医理，疗效遂长，登门求医者接踵而来。经过多年的医疗实践，他总结认为治病先察明阴阳，尝云："无阴则阳无以附，无阳则阴无由生。"如虚证、温病，以阴为本，决不滥用辛燥之品以伤阴；同时又主张以元气为本，病邪为标。治疗上强调补肾或健脾，为恢复病体的关键，以此告诫医工粗心者。

民国初年，孙氏迁居沈阳市大南关广生堂坐堂行医。曾与名医马二琴共事年余，后被中街天益堂请去，业医10余年，随之医术日精，遐迩闻名。

孙氏不仅在医术上享有名望，而且医德高尚。他常说："医乃仁术，医者为病人治病，要一视同仁，不可有富贵贫贱之分，遇有疑难重症，要当机立断，不可疑惑寡断，考虑个人得失，不拘寒暑昼夜，一心救治，把病人的痛苦当作自己的痛苦，这才不愧是一位出色的医生。"他不仅是这样说的，也是这样去努力做，受到时人的赞许。

孙氏还经常为患者着想，诊病之时，常给老年人讲述养生之道。推崇《素问·上古天真论》及《金匮要略·脏腑经络先后病脉证第一》两篇经文，用以告诫病人。可见孙氏对养生防病也是十分重视的。

"无名善医" 颠僧

颠僧，清奉天府（今沈阳）人，原籍广宁（北镇）。不知姓名，善医术，请疗者身到即愈，后不知所终。

"伤科善人" 郑德玉

郑德玉，清承德县（今沈阳）人。邑绅，世居城北大含英屯。自光绪八年（1882）起，在自设吉隆药局内施送七厘散。精伤科术，急救损伤多所保全。每年施五六十药料，每料重九斤，共值两百余银圆。

"宗室邑绅" 承国玺

承国玺，清承德县（今沈阳）人。邑绅，清宗室，世居福胜关横街北。于光绪癸卯（1903）由上海红十字会援救治泄痢丹方，遂发愿救济，瘳疾甚多。每年施 40 余药料，料重二十八两，共值百余银圆。药方名为雷公救疫丹。

"妇科善人"周江

周江，字百川，清承德县（今沈阳）人。邑绅，清候选同知，世居福胜关铁岭道东。于道光初年施送自制慈航丹，丹为妇科圣剂，名副厥实。每年需五百余两药料，料值一元，计历施药共值五百余银圆。其孙炳安，官至安徽太平府，仍修性施医送药不替。

"妇幼科善人"陈荣德

陈荣德，字锦廷，清承德县（今沈阳）人。邑绅，副都统衔协领，世居城东收兵台，现居内治关老虎庙西。精医术，擅长妇幼科。于光绪十八年（1892）起施送妇科普生丹，有保婴益丹之功。每年约需三万服，计已施药值共一万余元。药名又称慈航普生丹。

"兵部员外郎"王桂林

王桂林，清承德县（今沈阳）人。世居城北李家土堡子。以贡生历任兵部员外郎。性慈善忠厚，精通医术，舍医舍药，族中有贫乏病疾者，均以治之，济之，本村乡人皆德之。

"国学生"董坦

董坦，清承德县（今沈阳）人。其始祖董士冕于明永乐二年（1404）时，由中山迁丰润，后移岫岩，至孙士楷始移居沈阳。十世董坦，国学生，精医术，济世活人无算。

"治疟善人"王连中

王连中，字画三，清承德县（今沈阳）人。邑绅，记名副都统。精医术，于光绪三十四年（1908）起，施送药丸，救治疟痢各疾。每年施千余服，计值五千余元。名为王氏卑纪丸。

"痘疹名家"刘执竞

刘执竞，字哲苍，清末民初奉天府（今沈阳）人。其兄为奉天名医刘景素。通医理，擅长治痘疹，推崇浙江"朱麻仙"（丹山），认为《麻症集成》一书"条分缕析，询为麻科之全书。惊其立法之当，辨证之清"。临床实践应用，罔不有效。

时东三省轮轨交错，人烟繁密，气候变迁，寒热无常，麻疹一症，无岁无之，治不得法，半多危险，每岁婴儿之厄于麻疹者，何止千百。刘氏有鉴于此，与其兄刘景素于民国十四年（1925），疾力再版《麻症集成》一书，重刊千部，并以序言，亲为校订，以"挽夭折而济社会"。

同年，刘氏又为钱斗保所著《初等诊断学》一书校勘。

"习儒精医" 鲁继武

鲁继武，字绍周，清末民初奉天（今沈阳）人。习儒精医。民国初年奉天医学研究会成立，鲁氏先后充文牍员，副会长，代理总务部部长、名誉会长。

"天性至笃" 张连琢

张连琢，字玉如，清新民厅（今新民县）人。幼读书，屡应京子试，不能得志。天性至笃，事亲以孝。中年习医业数载，慨然曰："前以医为活人之术，今始知学医不足者，适足以死人。且为医必售药，索诊礼取药资，尤为商品。余家有中人产无虑冻馁，业此何为？"竟弃之，不再理其业。然有问病者，犹必以方应之，经其医病者多愈。

"救人济世" 靳鸿发

靳鸿发，字振芳，清辽中县二道冈子村人。兄弟二人，鸿发居次，7岁失恃，家贫无力读书，为人牧羊，稍长习农事。识字既多，渐通讲义，并习医书，因业岐黄，也通地学。清同治元年（1862）疫疾大作，医者不肯临病人之门，惧传染也。鸿发则有求必往，先施以针，继之以药，无不霍然。以是昼夜无暇，全活甚多。同治八年（1870），其兄鸿升五旬无嗣。弟鸿发乃以近支堂侄嗣之，并婚娶焉，方嗣侄结婚之日，鸿发适举一子，亦懿行以感之也，鸿发事兄倍极。鸿发五旬以前业医，五旬后仅为人诊脉开方，救济病者，并不市药物。晚年救人济世之心益笃，居不问远近，时不论早晚，凡病家有求，携杖即行，不需车马。垂暮之年，取昔年债券，全行焚毁。殁之日，邻里无不悲感，后多称道之。

"济世活人"祁益三

祁益三，清法库县人。精医术，济世活人无算，为当时名医。辽宁中医学院名老中医万泽东先生，尝在民国五年（1916）拜之为师，随从学徒四年，颇受启迪。

"活人无算"刘中清

刘中清，清庄河厅（今庄河县）人。居刘家山嘴屯。笃精医，素以义方教其子女，其女廪行，活人无算。

"中年扬名"李元汉

李元汉，清复州（今瓦房店市）人，居大房屯。乾隆间附生。性至孝，其母病瘫，亲侍汤药十有七年，未尝稍解。每值母怒，必和颜劝慰，至释而后已。侍母留心医理，专求岐黄术，中年以医术名。凡贫民有病求治者，辄施医舍药资。积德益寿，至八十无病而卒。

"业儒精医" 潘其番

潘其番，清复州（今瓦房店市）人。清贡生，业儒而精医。曾任当地医学会会长。

"知县名医" 柳培盛

柳培盛，字西塘，清金州（今金县）人。居本城西乡。拔贡生，朝考一等，后当署知县，年余退归林泉。生平长于赋诗，尤精医术。为人诊治，不受立方及药饵之费。后嗣亦然，数年全活无算。

"仁爱不矜" 李元奎

李元奎，字曜方，号杏庵，清金州（今金县）人。居治城。品学兼优，尤精医术。制省补解汤、升降散，为治感冒、温疫之良方，皆医家至今宗之。邑宰台公颂以"仁爱不矜"匾额。

"施方济人" 张德春

张德春，字华亭，清海城县人。居邑西沙河沿。清同治元年（1862）某科举人。敦品行，重道德，终身以出入官署为戒，人不敢于以私，乡里重其人，咸倾慕之。又精医术，常施方济人。晚年患腿疾不能下床者七年。子松生，有孝行。

"万春堂先生" 张玉峰

张玉峰，清海城县人，居县街。精医术，曾设万春堂药店，为坐堂先生。辽宁中医学院名老中医尚子华先生，年十八岁时曾拜其为师，从其学医。

"品学贡生" 张炳寅

张炳寅，字雨亭，清海城县人。居牛庄，岁贡生。性纯谨，有品学，著有医书。子乃山，师古毕业。

"医林国手" 马应庚

马应庚，字星白，清海城县人，居邑西十台子。性朴厚，貌庄重，少游学于奉天"萃升书院"，同院殷禾卿为友，以文章道义相切劘。初入承德（沈阳）县庠，旋食，禀令贡明经，屡试北闱弗售，归里讲学授徒，晚岁精岐黄术悬壶于市，群推国手，卒年72岁。

"医术入神" 李玄真

李玄真，清海城县人，居城北将军屯。性聪慧，有异才。

从江南某术士受星家秘诀，并卜巫针灸诸术，决疑多奇中，遇疾施砭，随手奏效，人称其术入神云。

"医林国手"魏正铭

魏正铭，字丹书，清海城县人。居城西赵坯湾。有学行，精医术，上自羲皇，下逮历朝医学名家诸书，无不窥其要秘，而别有会心，一时名甚噪，有"国手"之称。不轻视古方，所需药材，必选精良，宁费重资，不以劣药误人。病家信仰，攀请踵至。久积欠药资者数甚，一日举焚其簿籍，不再索，其行事慨爽多类此。牛庄旗署钦正铭品艺，折节迎聘。因常往，诊脉立方外，语不及私。年逾七旬，尚健旺。一日忽命子购木料督工造棺，谈笑自若，棺成无疾而终。子承庭训，均业儒。

"妇科名医"戚荣卿

戚荣卿，字襄廷，清海城县人。居城内。孝廉方正士升孙也。业儒，气和蔼多雅量。从大父习医术，尤精女科，施方济人多神效。乞方者踵相接，百忙必从容详审以应之。家备丹药曰"九厘散"，以救损伤，不取资。年67卒。

"医林有声"刘守诚

刘守诚，字希明，清海城县人。居牛庄。少负才名，受知于邑候张藏生，屡试棘闱不第，遂隐于医。远宗《灵》《素》，近法长沙。立方不拘汤头，随症加减多奇效，一时医林有声。悬壶30余年，活人无算。

"精于痘疹" 曲江

曲江，清海城县人。居城内。性刚直，少贫，从医士黄麟阁学岐黄术。尤精痘疹科，有名于时。

"妇科圣手" 顾长龄

顾长龄，字杏村，清海城县人，居城南关。幼习医术，擅长妇女科。性谨慎，验证详细，不轻用猛烈药。常言治病当培养元气，正气足则外邪自退。凡施治多应手奏效。从之学医者，如姜文川、刘光大，其最著者也。年70余卒。子寿昌，绍父业。

"儿科圣手" 张圣功

张圣功，字魁一，清海城县人。父为邑诸生。圣功幼习医术，擅长儿科，于小儿杂症，体验入微。常谓小儿病因不外食火两端，诊视稍疏，易致错误，不可不慎。又尚医德，一时士林慕其为人，多舆论。年逾70卒。

"杏林良医" 朱宝瑚

朱宝瑚，清海城县人，居城内。幼习医绘事，喜读医书，研究 10 余年，有心得，遂业医。于伤寒、温病辨晰入微，治疗多效。无子，以侄同文嗣，继父业，为时良医。

"牡丹明医" 王靖阳

王靖阳，字华州，号云舫。清海城县人。居城南大石桥。为人旷达，善医术，悬壶数年。尤精绘事，妙笔天然，所画花鸟栩栩欲活，牡丹尤佳，时有"王牡丹"之称。中年移居盖平城北，年逾六旬始婚娶，旋生子，教养成立，及生孙，而靖阳始卒，寿 114 岁。子某字少州，明医解画，有父风。

"医理娴熟" 李景芳

李景芳，清末民初海城县人，居牛庄。通晓医书，学有根底。上自《黄帝内经》《伤寒》《金匮》，下迨温病诸家经典，无不涉猎。民国年间，受聘于奉天医士公会，及同善堂施医院，并任《医学汇刊》编辑。

李氏在任《医学汇刊》编辑中，负责主持问答一栏。其解答释题，理论娴熟，透彻清晰，能示后学多所追寻。

"乘驴往诊" 张道士

张道士，不知名，清岫岩州（今岫岩县）人。居邑东南松树老古庙。该道善医术，每往诊必乘黑驴，村人问病者接踵相接。

"行医乡里" 荣庆

荣庆，字玉坪，清岫岩州（今岫岩县）人。属蒙古厢白旗笔帖式，官户部江南司主事，晚年告归，以医道行乡里，不受酬金，遇贫之家辄施以药。

"施药济世" 黄渭俊

黄渭俊，字佐周，清岫岩州（今岫岩县）人，原籍盖平县。幼贫窭，年17来岫，习商于本城"兴聚泰"香铺，性谨慎，耐劳苦，年四十余总理号务。清光绪二十一年（1895），全家移岫，遂籍焉。治家庭，以勤俭教子侄无宽假，数年家境小康，子侄成立。生平和蔼，处众慈善为怀，又酷嗜医学，对于经验成方搜集不遗余力，妇科尤所擅长。囊资购药，认真配制，施药济世，活人无算。不索值，亦不受酬，并子侄辈相承勿替。功效卓著，遐迩周知，年75以寿终。现子侄辈箕裘克绍，施药仍无间断。

"喜周戚里" 董文耀

董文耀，字益昌，清岫岩州（今岫岩县）人。满洲镶黄旗。原籍顺天丰润县。幼年随父兄游于岫，遂家焉。为人善心计习，懋迁居积致富。性亢直，与人交不苟然诺，喜周戚里。嘉庆十五年（1810），大水饥民络绎于道，乃设粥厂，躬亲监视，授食必均，全活无算。城西数里有琶古岭，径险恶，行人每逾其途，必伤之。出资修凿至今称衢。通医理，尤喜为形家言，不问贫富，求之辄应，不受谢。子四，长百龄，出知山东朝城县；仲萝龄，乙酉（1825）选拔，戊子（1828）举人，工部营善司员外郎；季岳龄，庠生。族中读书成名者甚众。

"业医好道" 海子峤

海子峤，清兴京府（今新宾县）人。居县街河北。壮年业医，晚年好道。为人正直和蔼，不露锋芒，年逾古稀，健壮非常，其存心养性由此可见。

"精医重民" 邹健鹏

邹健鹏，字子方，清兴京府（今新宾县）人，原籍四川富顺。民国三年（1914）四月摄篆来兴京。精医术，考验医生，以重民命，周济贫民不惜资财。

"多才多艺"刘熙春

刘熙春，字绩卿，清兴京府（今新宾县）人。光绪癸卯（1903）科优贡。保和殿朝考钦定二等，第十四名。尤精通医术，曾充本县医学研究会名誉会长。他如金石、汉隶亦善，画羽毛尤擅长。

"邑之和缓"金祝庚

金祝庚，字聚廷，清桓仁县人。清季茂才，天赋颖敏，心尤慈善。中年兼习岐黄术，艺术精良，凡有疾者，请为诊视，无论贫富贵贱，莫不概允，目一经，着手即可回春。而面于时疫伤寒等，尤有妙方，邑人誉为和缓云。

"改良中医"马春山

马春山，字子阳，清末民初安东县（今丹东）人。精医术，擅长杂病。民国改元，安东省成立中国医学研究会，马氏被选为会长。民国元年（1912）六月至三年（1914）十月，马氏任职期间，积极组织号召医界人士，抱改良中国医学之志，多方奔走，至该会初起颇有成效。

"儒而能医" 王金瑞

王金瑞，字品三，清末民初安东县（今丹东）人。原籍天津县。儒而能医，民国元年（1912）六月，充安东中国医学研究会副会长。

"医界名流" 李鉴

李鉴，字荆璞，清末民初安东县（今丹东）人。原籍山东黄县。初业儒，后学医，时为医界之名流。民国元年（1912）五月，由劝学所知县参议两会发起创立中医医学研究会，招考埠内医生，专以研究中国医学改良医术为宗旨。李氏于甲寅年（1914）十月至丙辰年（1916）十月任该会副会长等职。

"颇负盛名" 郝书田

郝书田，字士滨，清末民初安东县（今丹东）人。原籍山东掖县。业医数年，颇有名望。民国初年，安东中国医学研究会成立。郝氏热心组织，于民国五年（1916）至十一年（1922）任副会长等职。

"'安定'先生" 安景德

安景德，清末民初凤城县人，居城东瑷河。精医术，尤以针灸擅长，活人无算。远近聘者，车马盈其门。号"安定"先生。卒年七十有九。

"济人佛医" 智兴

智兴，别号广宁（北镇）和尚。清兴京府（今新宾县）人，原籍广宁。光绪初（1875）来游，居三教寺。通医术，数年间济人甚多，后以不堪其扰而去。

"沉疴立起" 常中孚

常中孚，字立一。清锦州府（今凌海市）人。幼失怙恃，好读书，而家贫甚。为谋生计，由临榆县移至锦县寓北街荣德堂药店习医术，研究其理颇有心得，出医人辄收效。除在号应得薪水外，不妄取人分文。积数年财，遂自为经营，渐跻中人之产。由是博览方书，学大进。诊脉施方，虽乡僻外延之即往，概不受酬。遇疑难症必详审而得其所以然，投剂立起。来就医者，络绎不绝。晚年善导引术。常谓人曰："人体常使劳动，则血脉流通，食物易化。"卒年八十有七。

"精于眼科" 佟鹏翔

佟鹏翔，字程九，清锦州府（今凌海市）人。幼读诗书，以眼疾为庸医所误，遂废，隐于市廛。后精于眼科时行方，施舍方剂，不问姓名，数十年如一日。清封中宪大夫，享年83

岁。子文政，光绪壬辰（1892）岁进士，官礼部主事，截取直隶州知州，升用府，分发直隶，后嗣方兴未艾。

"家传禁方"林华增

林华增，清广宁（今北镇）人。居城西小亮甲山子，林家本是福建望族，清初由莆田迁居于此。家传故有禁方，乃资以自治。乾嘉间，洪将军由京赴任，路经广宁站时，夫人患舌烂不食不言，势亟危险，闻华增善外科，召之至。华增见舌已烂，有难色。正踌躇间，适侍婢抱小犬经其前，乃谓将军曰：公若能舍此犬则夫人之舌可治矣。将军曰：如有所需即千金弗惜，况且区区一犬乎。华增乃以利刃取烂舌，以犬舌易之，敷以禁药，由是痛渐止，饮食亦渐进，半月后平复如故。将军悦，赏给升科地两千亩，并保以员外郎职衔。

"亢爽不羁"孟昭谦

孟昭谦，字益山，清广宁（今北镇）人。居邑南黑鱼沟。幼聪颖悟伦，于三式星命诸书无不涉猎，而尤精于医。其视病见膏肓，能呼肺腑而与之语。凡来诊视者，下至走卒贩夫，无不立与施治。意所不同，虽安车往迎，弗顾也。性亢爽不羁，有弗之者，弗与较第，书一联以自嘲，曰："仗义半从流俗辈，负心多是读书人。"盖纪实也。

"精于岐黄" 汪成义

汪成义，清广宁（今北镇）人。居城内。精岐黄术，施方济人，每多奇中，尤精女科。

"时人敬仰" 王桂轮

王桂轮，字月波。清广宁（今北镇）人。居镇东沙河子村。少业儒，弱冠后，因父病延医未愈，遂弃帖括学，精研医术。与名医某风雨联床，析疑辨难几近十年，乃尽得其术，立方疗病每多奇效。一时医名甚著，攀请者踵之，凡贫乏无力就医者，辄为施方给药不取资焉，时人多敬仰之。

"洒脱诙谐" 李万春

李万春，字香阁，清广宁（今北镇）人。居邑南砖台。性洒脱，喜诙谐。于医卜、堪舆靡不宣究，而测字尤出人意表。

"精于岐黄" 张仲三

张仲三，清广宁（今北镇）人。为时名医，精岐黄术。辽宁省北镇名老中医张朗轩曾拜之门下，学习数年，深得师传。

"幼科圣手"杨宝田

杨宝田，字润芳，清锦州府（今义县）人。居城内。精岐黄术，善幼儿科。

"精于医术"吴迩安

吴迩安，清锦州府（今义县）人。居住城内。精医术。

"善治瘟病"白广俊

白广俊，清锦州府（今义县）人。居城内。精岐黄术，善治瘟病。

"精于妇科"张锡侯

张锡侯，字维垣，清锦州府（今义县）人。居住城内。精医术，善妇人科。

"精于医术"赵洛村

赵洛村，字符（疑脱），清锦州府（今义县）人。精医术，视人疾病，手到即除，为医林著者。卒年70岁。

"医林儒者"李蓉镜

李蓉镜,字子山,清锦州府(今义县)人。儒医也,稳准和平,活人甚多,医多宗之,时称良医。一生好清洁,品行端方,年80卒。

"方术之医"高汝玉

高汝玉,字成(脱文),清锦州府(今义县)人。居城东北太平沟。幼读书,精于医卜星相,又善拳术。曾受业于隐官耆老师,以故得丹术。又性喜济人之急,对于贫不能治病者,每施药以治,活人甚多。又善知人之贫富寿夭,附近者每称道之。

"业医重教"刘宜之

刘宜之,字仲康,清锦州府(今义县)人。岁贡生。性畅达,品行端方,晚年嗜酒自娱,业医教育十年。子三:长子业商;次子名源,字雨樵,佾生,后以习医术知名;季子名佚。

"全活甚多"王昶

王昶,字旭亭,清锦州府(今义县)人。居城东后潘庄。幼好学,年17入邑庠生。家贫不能上进,以教读为业,设帐里中，生徒归之。昶工诗，善草书。晚年颇精医术，全活甚多，年66卒。

"精通医道" 刘秉秋

刘秉秋，清营口海防厅（今营口）人，居五台子村北。光绪二十六年（1900）创办医院，精通医道，历任院长，每年治疗病人千余人。

"自学岐黄" 蒋表年

蒋表年，字鹤卿，清营口海防厅（今营口）人。自学岐黄，后悟正途。清末民初，应奉天医学研究所考核，成绩列优等，准予毕业。后从军，充奉军第六旅医官，保荐陆军一等军医，三等军医正衔。民国十五年（1926），任奉天同善堂施医院中医正医员。又兼《医学汇刊》核对员。

"太子太保" 耿昭忠

耿昭忠，字在良，号信公。清盖平（今盖州市）人，隶汉军正黄旗。由山东徙辽东盖州。继茂次子，以多罗额附晋太子太保，谥勤僖。徐乾学撰墓志云：雅擅文章、工艺事，旁及书法、绘事、琴弈箫筑，医筮之类，往往精诣。

"擅于针灸"姜宝山

姜宝山,字会一,清盖平(今盖州市)人。业医,擅长针灸,医术过人。奉孝行于常人。光绪二十八年(1902)考入北京太医院。越明年,归里奉亲。继母冯氏生三子,宝山友爱之。会母责诸弟,必跪号乞免。是年其父为车马所轹伤,药石无灵,乃卒。他哀痛过度,旋殁。

"活善人"卢福亭

卢福亭,字号未详,清盖平(今盖州市)人。通医术。其妻少病瘵,百方为之调治,遂愈。后名声一噪,疗疾求治者,多多而来,方药调剂不取资,人称"活善人"。年80卒。

"陪都名士"赵书吉

赵书吉,字辑五,清盖平(今盖州市)人。好学能诗,通医术,遇无资者,疗病多所救,不取资。山东巡抚文岩格赠"陪都名士"额。年86无疾而终。子安台,亦业医,兼习堪舆,曾任厦门税捐局总办,以性不惯,于从公旋辞归,年81卒。

"应手奏效"李鸿龄

李鸿龄,字子孚,熊岳东三岔村庙上屯(今盖州市杨运镇庙上屯）人。素习医学，颇有心得。"诊治多年他人所不能治之症，往往应手奏效，且贫者施方不计其利"，尤擅妇女痨瘵、男子肺病及鼓证。

"瘟疫名家" 董锡侯

董锡侯，清末民初盖平县（今盖州市）人。居城东牵马村。习医有心得，师仲景，艺本家传，尤以治瘟疫名于时。

"起死回生" 沈世岱

沈世岱，字华峰，盖州城东沈家屯人。对针灸诸法很有研究，"明于针灸诸法，济人危症，往往有起死回生之效"。

"手到病除" 康永利

康永利，清阜新县人。居一区菊花山，九仙洞道士，原籍河北迁安人。始居终南山之江子洞，后游方至县治。善医诸症，手到病除，然不轻试。童颜鹤发，百余龄。入定时，恒五六日不饮不食，羽化之期不远矣。

"业儒兼医" 方泰峰

方泰峰，字趾临，清辽阳州（今辽阳）人。居城西方双树子。业儒兼医，医术颇精，活人无算，年85卒。

"明医'善人'"王天禄

王天禄，字允恭。清辽阳州（今辽阳）人。康熙时，皇帝授赐爵中宪大夫。先世居河南，早岁博通书史，强识不忘，尤明于医理。施舍丹药，专务济人，人皆感之。识与不识，皆知"王善人"之名。子缙，字冠美，习父业。雍正间，补盛京礼部右翼教习，曾任直隶深州学正，敕授修职郎。乾隆二十年（1735）授课州学正训士。孙王尔烈为辽东才子，乾隆三十六年（1771）考中二甲一名进士，历官翰林院编修。

"医术著称"赵玉山

赵玉山，清辽阳州（今辽阳）人，居沙河口。素以医术著称。我省辽阳地区现代已故名医宋庆云曾拜其门下，历时八载，得先生传，后为名医。

"精于岐黄"吴越仿

吴越仿，清辽阳州（今辽阳）人，精岐黄术。辽阳名医胡星垣曾从之学医，受其教益不浅。

"精于岐黄"郭景峰

郭景峰，清辽阳州（今辽阳）人。精岐黄术。海城名医赵云峰曾拜之为师，跟从学习八年。

"事师如父" 赵彝伦

赵彝伦，清辽阳州（今辽阳）人。幼家贫失怙，随从名
医方泰峰学徒，历 15 年，彝伦学成，继其业。泰峰已老，子
早亡，孙远徙，不相顾。彝伦事之如父，泰峰病卧数年，起居
便溺皆彝伦一身任之。师卒，以礼葬之，岁时致祭焉。师弟相
依为命者 40 余年，临证治疗，多以相参。

"施药善人" 李赓唐

李赓唐，字月秋，清锦州府（今兴城市）人。岁贡生，
世居城南关。精医术，常年施舍自制红伤药，颇有神效，人多
求之。年值银元四五十元。民国十五年（1926），其子李庆
麟、阴麟，克继父志，遵行不怠云。

"骨伤圣手" 杨新亭

杨新亭，清锦州府（今兴城市）人，世居邑里。善医红
伤及各种疮疡，尤擅长接骨伤，自制药料。有药资、医费概不
取偿，历有年，年所须银元约四五十元。

"矢志济人"马朝选

马朝选,清锦州府(今兴城市)人。世居邑里东关。先是自患顶疽,赖妇翁张洛俊施治痊愈,从此矢志学医济人,尽得妇翁张氏之传。凡有乡人患疮疡者,无论家道贫富,一经延治,朝选必躬亲施医施药,其孜孜不倦,盖十余年如一日焉。计所施药资约需银元300元。

"大起沉疴"杨鸿恩

杨鸿恩,字号未详,清末民初铁岭县(今铁岭市)人。初以医为业,后于奉天结识名医张锡纯先生,随从大东关立达医院学习多年。后张锡纯解奉回天津,杨氏转里归乡,时时不忘,每怀教诲。临证遇有所难之疾,俱用老师旨义,莫不解围,立竿见影,大起沉疴。

杨氏曾治本村张氏妇,得瘟病,继而小产,诸医治疗无效,经杨氏辨证诊脉,先投以《衷中参西录》滋阴清燥汤,一剂泻止,热稍觅愈。继投以大剂白虎汤加人参,以山药代粳米汤,连服三剂痊愈,众人皆曰神医,后临证多如此。

"急人为善"刘宝善

刘宝善,清末民初铁岭县(今铁岭市)人。精医术。民国三年（1914）夏时大疫，宝善任施医之责，每日早 9 点钟至下午 2 点钟为诊治时间，废寝忘食。应用药品，病者自购，治疗费免收。常急人为善，被当地之人所赞许。

辽宁省现代名老中医田嘉禾老先生曾于少年时拜之为师，随从学医多年。

"慈善为怀"李麟阁

李麟阁，铁岭县（今铁岭市）人。精医术。民国三年（1914）铁岭瘟疫盛行，麟阁自购药品免费为百姓治病，深受当地百姓赞许。

"宿学教授"刘师正

刘师正，字鉴堂，清铁岭县（今铁岭市）人。居城内。宿学教授，明医学，遐迩知名。殁时，遗嘱子东烺，捐《图书集成》于银冈书院，供后学博览。

"活人无算"陈继兴

陈继兴，字晓楼，清铁岭县（今铁岭市）人。道光间廪生，因出保邑童，训导受贿派保，继兴中试，因磨勘被撤，乃毁弃儒冠，专以医术为生，活人无算。

"避乱业医" 郑宗侨

郑宗侨，字寿庭，清铁岭县（今铁岭市）人。原籍海城。幼习举子业，不得志，乃研究医学。光绪二十一年（1895）避乱迁居邑内，遂业医，诊脉处方多有称者。光绪二十六年（1900）移河西大青堆子。

"精岐黄术" 吴衷辑

吴衷辑，字瑞五，清铁岭县（今铁岭市）人。精岐黄术，医界浮沉数十年，倾慕名医张锡纯，与友为善。常切磋医术，相互益彰。

民国初年，张锡纯来奉天行医，著《医学衷中参西录》一书。吴氏特为题词云："读君大著心豁然，从今识得活人术，历试群方妙胜仙。"

"习儒兼医" 李定源

李定源，字本之，清铁岭县（今铁岭市）人。习儒而兼医，通医理。清初受业从学钱塘名医魏之琇，曾为钱氏著《续名医类案》一书重校。

"才气横逸" 段树声

段树声，字德风，清开原县人。清贡生，资质聪敏，才气横溢，文学而外兼精医药。善绘事，尤工雕刻术。医术一本王叔和，参以仲景。当时虽未悬壶，而踵门求治者，已户限为穿。绘事长于丹青，所作人物神采奕奕，颇较生动。尤擅百蝶图，每于尺幅素绢绘蝶群，或偃或仰，或集或离，或飞舞花间，或翱翔槛下，栩栩如生，各极其妙。又能于渺小桃核李实之上，雕刻各种人物鸟兽之形，人或得之，珍同拱璧。尝以桃核十八，每核上各镌以降龙伏虎等十八罗汉之像，须眉毕具，衣理显然，意态生动，闻有出巨金购之者，终不可得。

"富而好义" 董召南

董召南，清昌图府（今昌图县）人。曾参入众悦社，开原缝学附贡生。富而好义，常设教，凡寒士概不多取束修。又能医，乞方药者多不受谢。首捐巨资整理开文书院，劝提学堂，士林多称之。

"济人之急" 陈国治

陈国治，清昌图府（今昌图县）人。居财神庙。宣统三年（1911），受知府知事程道元之委派，为公立医院院事。与程道元召募捐费，捐助医院。后分东医院，由日人松永威为东医院院长，而中医仍是陈国治司之。能济人之急，为民解疾除难多施之，造福多矣，活人无算。

"名高东序"李万斗

李万斗，字星桥，清末民初朝阳县人，居住邑北哈尔脑西山，李家杖子村，寿80无疾而终。平生忠厚孝心，慈祥在抱。精通医术，普济一方。其幼年贫苦无聊，好读书，卒成家业。晚年蒙县长庆公健侯，点老民祥，请赏赐顶戴，乡里荣之。又因医术众望所归，命公送"名高东序"匾额。

"不拘一格"鲁瑞

鲁瑞，清锦州府（今葫芦岛市）人，居住城北孟家屯。乾隆时以医术名。其治疗之法，不徒持参苓，或谈言微中，或创立奇方，且往往以诙谐出之，应验如神，故号为"半仙"云。瑞曾出行，遇数人耕田间，其一卧滚垄畔，诡言得疾，挽瑞就视之，瑞曰：食甫毕而伏地，回旋肠已断矣，死将至。须臾，果气绝。其奇异多如此，父老至今犹传为奇谈焉。年76卒。

"弃儒就医"刘劭

刘劭，字辅功，清锦州府（今葫芦岛市）人。邑庠生，博学多艺，而困于场屋，后弃儒就医。凡所施治，多应手奏效。贫者免其药费，即富家亦不多取。后赠太医院吏目，工部登仕郎。年83卒。

"精于外科" 刘逢清

刘逢清，字济舟，清锦州府（今葫芦岛市）人。居城北安昌村。武庠生，臂力过人，以误伤人命诣官自首，邑宰廉得实，竟减其罪。案结无意功名，改业医，尤精外科，活人无算。年70卒。

"精理华法" 王焕章

王焕章，以字行，清锦州府（今葫芦岛市）人。居城北沙锅屯。性朴厚，精医术。凡病家叩请，无寒暑朝暮必立往。光绪二十年（1894），朱庆兰将军率绥营至邑北剿匪，股部负伤，经焕章治疗数日即痊愈，将军赠以"精理华法"匾额。年70卒。

"针灸善人" 刘玉堂

刘玉堂，字跃龙，清绥中县人，原籍山东。清初，隶奉天汉军镶蓝旗，驻防中前所，遂家焉。隐居不仕佳，以济世为志。善针灸，乡里有疾者，无分富贵贫贱，延诊莫不应。家本不丰，曾未取一酬以自给，为当时所依重，远近皆以"刘善人"称之。后以子恩钟贵，诰封资政大夫。

"精于医术" 范显谟

范显谟，字希文，清绥中县人，驻前街南范家窝棚。好读书，手不释卷，工医术。遇有疾者延诊立至，愈者极多，远近赖之。然医术虽精，闲论时未常德色，从未索一酬，人皆敬之。

"手到病除" 李保庆

李保庆，清绥中县人，驻前街南黄罗山。工文艺，屡试不售，务医学，研究方脉不倦，久之独有心得。乡里有疾患者延之，从无推缓，能手到病除，人多德之。

"内扁外华" 彭玺麟

彭玺麟，清绥中县人，居城前街，性沉静，好读书，以古文名于时，暇辄研究医理，从刘跃龙游，通针灸法，遇有疾者延诊即至，或立药方，或施针法，无不神效。时人比为内扁外华云。

"施药善人" 张凌云

张凌云，字凤阁，民国绥中县人。居住本城。系绥中人士，生而好善，见义勇为。自祖父以来即施舍膏药，至今三世，善行不替，又连年施舍棺木，以免穷民尸骨暴露。民国十九年（1930）水灾，特致难民过多，又舍粥舍药，救灾鼓疾。

第二篇

药房风云

沈阳广生堂

沈阳市广生堂，创于明万历年间（1573～1619），迄今已有数百年的历史。据传，明天启五年（1625），努尔哈赤来沈阳改建城址作为后金都城时，广生堂就已开业多年，城内广生堂胡同也是缘于广生堂而命名。因此，民间流传着"先有广生堂，后有沈阳城"之说。

清乾隆四年（1739），祖籍山东省巨业县卜涿如来沈阳，寻机开设药店，恰遇广生堂停业出兑，遂以白银1.6万两买下位于城内通天街（后改为中央路）这家老药店，重新整修，继续经营。卜氏原专事从祁州（今河北省安国县）至关东（指东北地区）贩卖药材，在沈阳城内置有几间储存药材房屋，自购广生堂后，如鱼得水，由药贩发展到坐商。当时，该店有员工30多人，平房12间，其中门市4间、诊室2间、库房2处，另有中药饮片、中成药加工生产的"外栈"。由于该店地处优势，资金雄厚，药品优质，经营有方，生意十分红火，业务不断发展。清乾隆十年（1745），他在沈阳开设宝中堂药店。清宣统元年（1909）至民国十九年（1930），广生堂又先后在沈阳、抚顺、铁岭等地设立支店8处，经营达到鼎盛时期，声誉远播沈阳及周围地区，前来购药者络绎不绝。广生堂曾为禁毒配制过"林则徐"牌戒烟药等，先后生产的成药有两百多种。

广生堂之所以长期兴旺发达，受到广大群众的青睐，主要有以下几个特色：

一、经营地道药材

该店在采购时，特派善辨药材真伪、区分药材性能优劣的行家里手，确保购进上档好货，对质量稍差的药材坚决拒之门外。为防止假劣货，还做出严格规定，专门经营川、广、云、贵药材和东北参茸，并从祁州和营口大屋子奎记号、天福堂和公集久等处采购，其他地方药材一律不进。老店主是著名的老药商，把识别真假优劣药材的丰富经验代代相传，因而所经营的药材一直保持品质纯优。

二、中药加工精细

该店对购进的药材均按传统要求精心炮制，质量要比同行高出一筹，如草药需经人工逐颗逐粒挑选，饮片上柜前还要净选除杂等。店主经常察看加工情况，发现问题要求立即返工。制售饮片完全实行单味分包，每副药里皆装仿单，以便顾客识别、煎熬。自制成药，须用实践检验的古方、验方和秘方，认真遵循这些药方的配料、工序，坚持配料齐全、和料均匀、分量准确、炮制精细。每加工一味药，先要进行试验，制作少量，证明疗效可靠，再批量生产，以保证质量。

三、治店非常严谨

该店始终以"养生济人之术，莫过医药为最"为信条，

清代辽宁中医药文化遗产拾珍

244

并作为员工的座右铭，徒工入店必须经过业务培训，由经理、老药工和坐堂医师进行言传身教。要求所有店员都坚持学习，掌握"汤头歌""十八反""十九畏""念脉诀"等中医药知识，不断提高服务水平。于是，店员们对业务都比较熟悉，不仅抓药配方无错，而且顾客提出问题都能给予解答，群众称赞他们是"半个医师"。

中华人民共和国成立后，在调整经营网点中，保留北市一街广生堂支店。1956年，该店公私合营。后改称"北市中药部"。1980年，恢复"广生堂"老店名，由单纯零售扩大为零售兼批发。1986年，实行经济独立核算制。随着改革开放的深入发展，该店在保持传统经营的基础上，增加西药、医疗器械、卫生材料、保健药品、节育药品等，共达2200余种，做到品种全、数量足、质量优。同时，为了方便群众，开设医生门诊、夜间售药、代客煎药、送药上门、邮寄药品、租赁药具等多种服务项目。10几年来，该店通过领导和全体职工的努力，取得优异成绩，甚受广大顾客的赞誉，曾被省、市、区等有关部门授予"优质服务先进单位""药品质量信得过单位""精神文明单位"等荣誉称号。2009年，沈阳广生堂药业有限责任公司成为沈阳市首批认定的36家"沈阳老字号"之一。

沈阳天益堂

"天心再抱求良药，益世为怀救病人"。这两句藏头诗，缀着"天益"两字，是赞美享誉东北、闻名遐迩的老药店——沈阳天益堂。

该店始建至今，已有近两百年的历史。创办人武学畴，原籍山西省太谷县南席村。其父武贵亮，为谋生从山西来到东北新宾，进山采参而发财，被家乡称为"人参客"。武学畴是武贵亮第四子，弟兄分家后，他于清道光四年（1824年）投资白银7200两，在盛京四平街路南（今中街路）开设"天益堂"，拥有瓦房21间，从业人员20余名，经营中药材和自制的中成药，并设中医坐堂诊病。到19世纪中叶，该店凭雄厚的资本、优越的地理位置，以及品种齐全、货真价实和周到服务，生意十分兴隆，名气日益增大，已发展成为盛京中药行业包括广生堂、万育堂和宝和堂在内的四大名店之一。

民国初期（1912年），天益堂的经营更加兴盛起来，增加批发业务，从业人员达40余名，重新装饰门面，请晚清举人安国县人梁成哲书写"天益堂"金字牌匾。随着业务的发展，先后于民国七年（1918）和民国十六年（1927），在沈阳市设立"天益堂永记"和"天益堂久记"两个分店。至民国二十五年（1936年），该店由财东武启明和武人隽继承，资本从白银 7200 两（折合大洋 1 万元）增至 22900 元，并委派武步元为财东代表兼任监理、张士毅为经理、金玉璋为副经理。当年新楼落成，扩大营业面积，更新内部设备。二层楼房用白瓷砖镶嵌，霓虹灯装饰"天益堂"三个大字，顶端耸立高一米五的"药"字，华灯初上，耀眼夺目。门面上方横刻"龙蟠橘井、虎守杏林、鹿鸣蓬岛、鹤舞芝田"十六个楷书大字，下边四大玻璃窗陈列山参、鹿茸、花蛇、龙骨等名贵药材，引人注目，路人驻足观赏。店堂设有四个诊室，由老中医应诊，如名医杨雨滋、赵瑞臣、曹济舟等人都曾在此坐堂行医。

该店经营的药物，力求质优齐全。进货讲究产地和地道药材，坚持买优不买劣的传统，如当归必是蕲当归，寸冬专用 6 年生大提青，金银花必用河南产品，白术专要峰贡王，川芎必选无极王，牛黄非东牛黄、京牛黄不用……收购药材按照季节，适时不误，如春季收购东北产的防风、柴胡，立秋前收购桔梗、五味子等。炮炙加工严谨遵法，从不马虎，如炒炭、煨煮、去皮、炸霜等 20 多道工序，都必按工艺规程操作。中成药的经营，自产两百余个品种，其中包括名贵药品回天再造丸、安宫牛黄丸、牛黄清心丸、大活络丹、苏合丸、卫生宝等。同时，还经销全国各地名牌产品，如上海雷允上的六神丸、定州的八宝眼药和瓜子眼药、山西广誉远的龟令集……在饮片配方上，突出"以全取胜"的特色，坚持"你无我有，你有我优"的原则。对畅销饮片满足供应，滞销饮片长年备有现货，以解决患者用药之急。每日问病购药众多，名扬东北各地。

该店的优质服务，有口皆碑。如对求医买药病家，主动介绍医药，细心答对，体贴入微；对外地小药店、小诊所购药者，免费留住食宿，送货上站，货款不足可以赊账。同时，还采取代客加工丸散、煎药和赠送纱布口袋、药滤子等便民措施。在售药方面，也很讲究包装，并印有药品说明书和药物图案，注明品名、产地、主治、功能、剂量、服法、禁忌等，顾客阅后一目了然，颇得好评。

在张士毅任经理期间，该店批发业务越做越活。1939年在长春四马路设立分店一处，1940年在沈阳中街大洋胡同开设天益盛参茸庄一处，专门从事参茸收购、加工、销售业务，经营更上一层楼。在国民党统治时期，受内战影响，货源不畅，又因在长春的参茸药材全部丢失，致使长春分店和沈阳天益盛参茸庄停业，该店只得大批减少人员，以勉强维持门市零售。

1948年，沈阳实施"发展生产，繁荣经济，公私兼顾，劳资两利"的政策，被解雇的职工重新返回，店员工会、劳资协商会相继成立，调动劳资双方的积极性，迅速发展成为拥有63名职工的大型医药零售企业。1956年，该店实行公私合营，清产核资为11.77万元，作为武氏财东等各自应得股份投资定股。后由人民政府将沈阳区28个药店，以门市部形式统一组建"天益堂中心店"，转为国营，坚持"面向群众，服务至上"的宗旨，在发扬传统经营的同时不断扩大经营范围，增加西药、医疗器械、卫生材料的经营。"文革"期间，天益堂遭到冲击，金字牌匾被捣毁，名贵药材橱窗设施被拆除，历史文物"万金账"和犀牛角图章下落不明，并改名"人民药房"，经营项目减少，服务质量下降，发展受到限制。

20 世纪 80 年代后，恢复"天益堂"老店名，继续发扬传统经营特色，有了很大发展。1988 年，对门店进行翻建改造，建筑面积达 4700 平方米，造型新颖典雅，一楼营业厅 900 平方米，二楼营业厅 600 平方米，整体装饰豪华。主营人参、鹿茸、高级滋补品及饮片、中成药、西药、医疗器械、保健品等共三千多个品种，经营方式为批发、零售，并设代客邮寄、坐堂诊病、咨询等服务项目。全店职工在总经理李长生（省人大代表、市劳动模范）带领下，增强竞争意识，积极开拓进取，与全国各地 300 余家大型生产厂家建立业务关系，不断扩大经营范围，做到品种齐、质量好、价格合理、取信于民。特别是加强两个文明建设，坚持"精心经营和优质服务"，取得优异成绩，曾连续评为"市文明单位""物价计量信得过单位""市精神文明标兵单位""省医药行业先进单位"等称号。2009 年，沈阳天益堂药业有限责任公司成为沈阳市首批认定的 36 家"沈阳老字号"之一。

【史料拾珍】

一、天益堂的历史沿革

天益堂是沈阳久负盛誉的药店之一。我现年 70 岁，在天益堂药店工作了 25 年。现将天益堂的历史沿革回顾如下。

天益堂药店最初的财东是武学畴。武家原籍是山东，因受灾迁移到山西省太谷县南席村落户，他的祖先是"小炉匠"，以打制农具为生。到了武贵亮这一代，以务农为业。而武贵亮

第二篇 ❖ 药房风云

在家不安农事，20 岁扶辕到关外新宾（今辽宁省新宾县）。在这里举目无亲，困在唐家，生路已绝，幸得好心老人指点，入深山老林挖参。有一次挖得一棵重八两的"人参娃娃"，店主非常高兴，把女儿许配武贵亮为妻。武妻便将人参加工为成品，与武同归故乡，过京卖掉而暴富。后来武贵亮在各地开办烧锅、当铺、绸缎庄等，生意达 21 处。武学畴是武贵亮的四子，弟兄们分家后，独资在沈开设天益堂药店。据武家 2 世孙武晋宣说，当时开药店不是为了赚钱，而主要是为了家族用药方便，保证家人身体健康长寿才开设的。

天益堂药店，位于盛京（沈阳）繁华的四平街（中街）路南，在药业中颇负盛名。自清道光四年（1824）2 月 1 日建店至今，已有 160 多年的历史。从建店人武学畴起，经历了武佩章、武启明、武步元四代人。历代的天益堂药店经理人有张友责（山西省文水县人）、高山（山西省清原县人）、王宝祥（河北省临榆县人）、赵海楼（河北省抚宁县榆关人）、张士毅（河北省昌黎县南关人）。天益堂取名有典，"天"字乃《千字文》之首，为最高、最强、最大之意。创店时资金为白银7200 两，折合现大洋 1 万元。营业场所有瓦房 21 间，其中门市房 6 间，店员 20 来人，经营中药材和自制中成药，并有中医坐堂诊病。最初是独资经营；传到子孙后，由于弟兄分家，改为合资经营。天益堂凭着自己雄厚的资本，优越的地理和货真价廉、薄利多销的经营方法，战胜上百家竞争对手，到1900 年已跨入了奉天四大名药店的行列（即广生堂、宝和堂、万育堂、天益堂）。至民国初年，它的卖钱额达到现大洋 3.6万元以上，店员增加到 40 人。到了 19 世纪中叶，经过一系列改革，又战胜了"三大家"药店，居于中药行业首位。

民国七年（1918）在沈阳大南关大街路东215号开设了第一个分号，立号"天益堂永记药店"。总店委派杨汉臣为经理，张全为副经理，有职员25人，并有知名中医生坐堂诊病。所经营的中药材饮片和中成药全由总店供应，年终决算向总店报告盈亏。

民国十六年（1927）又在现中华路生生照像馆所在地开设了第二个分号，立号"天益堂久记药店"，并有中医坐堂诊病。总店任张全为经理、杜郁周为副经理，有职员13人，经营范围与第一分号相同。

民国十六年（1927）以后，天益堂的卖钱额由3.6万元增至4.8万元，总店和分店职工共67人，这时自产的参茸虎骨酒、虎骨熊油膏、回天再造丸、牛黄安宫丸、卫生宝、苏合丸、牛黄清心丸等，已打开了销路，成为名牌产品，行销全国各地，盈利不断增加，生意越做越大。

1937年，天益堂将新楼西侧一个橱窗间壁起来，开设了天益堂西药房（昌记），自此兼营西药。总店派乔继禹为该药房经理，经营西药800余种、卫材5种、医疗器械10种，兼营批发业务。附设西医诊所，有一名西医（佟惜阴），配备两名护士，日门诊量平均10人次。1938年，乔经理调回总店，聘田仕英为经理，1940年，因患者不多，诊所撤销。从开业到1941年，西药的生意兴隆，药品主要来自日本，其次是德国。

1941年，久记药店营业不振，迁至铁西兴顺街（现兴顺街人民银行分理处），并聘请三名中医坐堂诊病。

1939年，在长春四马路口增开了一个支店，立号"奉天天益堂新京支店"（茂记），王仁轩为经理，总店经理张士毅为监理，有店员20人，设有中医先生坐堂诊病。1941年，茂记不幸发生火灾，营业楼全部化为灰烬，财产损失一空。店员梁荫庭葬身火海，总店发给抚恤金1500元，幸免者每人发50元，充作损失赔偿。部分店员回总号工作。其余就地解雇，这个支店自此停业。

1941年7月25日，因物价停止令，物价受到限制，大大影响了商业。物资逐渐缺乏，市场萧条。中街原有大小商号80多家，及至1943年，大中型企业处于不能维持局面，相继倒闭一半以上。大中型商号改为小本经营，减员缩资或改行糊口。繁华的商业区"中街"顷刻变成了萧条冷落的死街，天益堂药店也开始走向下坡。官吏警察借查物价为名，经常进行敲诈勒索，更甚者日本宪兵每天坐堂监视，营业十分难做，只好缩小经营范围。天益堂的年卖钱额由8万元下降到5万元，处于维持状态。

1945年前经理张士毅与监理武步元研究应付局势变化的对策，根据日本宪兵不重视本地药材，囤积这类药材不属犯私，而且无人购买，价格便宜，故决定将资金转入大量收购储存本地药材，以图日后开展营业。于是派出采购员从小西关药材代理店收购党参、手贝母、黄柏、五味子、细辛等南方需要的药材，储量达5600斤。1945年后，南方客商及海外华侨纷纷来东北采购东北土产药材，药价上涨。天益堂停了七台大车将全部储备药材运到营口公积久药材楼出售，获得苏联红军币3万元，用这笔钱开设了参茸柜台（沈阳第一家）。参茸生意很好，曾一度空运天津"通济元"坎头鹿茸五架和老山人参出售，获利不少。以此款购回牛黄、麝香、犀角、羚羊及一大批川广云贵药材。此时营业状况很快得到恢复，年卖钱额上升到7~8万元。为保持"货真"的名誉，将所存质量差的日本移植的中药全部焚毁。

1946年天益堂出资大洋5000元，翁占信出资大洋800元，王子林出资大洋500元，合伙在中街元大祥胡同2号（现中央路中华里6号）的天益堂外楼开办了"天益盛"参茸药材批发庄，专门从事参茸收购，自制参茸和饮片加工切片批发业务，面向全国各地销售，有职工8人，瓦房5间。1947年因发运长春一批参茸和药材丢失，造成巨大损失，于1947年下半年亏赔歇业。

1946年，天益堂的西药房因进口药品减少，货源困难，经营转向，建立参茸柜台，附带经营西药，定员4人。同年撤销烟胰柜台。1948年初取消了西药房的独立核算，并入总店。

1947年末，股东监理武步元携眷离沈去北平。天益堂一切事务，全权由经理张士毅和副经理金玉琮掌管。股东、监理在北平遥控，由书信往来汇报店里的经营情况。在整个社会动荡、经济崩溃的情况下，天益堂也免不了大批地解雇店员，以缩小开支来支撑药店。原有店员40人，到1948年11月只剩下25人。营业额逐年下降，直到中华人民共和国成立后天益堂逐步走向社会主义道路，药店才得以复苏。1953年政府批准天益堂为"按帐记征户"。后天益堂药店又被政府定为"基本守法户"。同行业中生产的中成药一律暂停出售，听候政府处理，唯天益堂可以扯着红布标语卖货。当时全市没有国营中药厂，各建筑部门和医疗单位、厂矿、学校、机关需要的中成药和饮片供应及加工粉碎等全由天益堂一家承担，形成供不应求的局面。

1956年1月29日，天益堂药店走上了公私合营道路。历经132年的天益堂药店由私人企业变成社会主义企业。1956年天益堂劳资双方共有人员63人。有身份股的5人，其中有资方代理人张士毅、金玉琮，掌柜张忠民、王仁轩、孟昭云，有职工58人。

合营后。党和政府对天益堂的私方人员进行了妥善安排，任张士毅为沈阳市药材公司经理，张志民为皇姑区谦益堂中心药店经理，金玉琮为沈河区天益堂中心药店第二副经理，王仁轩为天益堂药店主任。

二、天益堂药店的经营管理

天益堂财东分为两大支。正支财东堂号名"金玉堂"，代表人为武启明，股份3俸4厘；另一支财东堂号名"德善堂"，股份两俸，共计5俸4厘；再加上药店经理和副经理及有身股的掌柜的5俸6厘，共计11俸。1936年以前，东伙共同按股份多少平均分配红利。1936年以后，随着分号建立，身股不断提升股份，财东方面认为这样下去，在红利分配上自己吃亏，特别是身股逐渐增加对自己的控制权是严重威胁，所以提出要把红利分配改为东6西4（即出资本的东家分6成，身股分4成）。有身股的各位经理不同意这一方案，因而促成僵局。最后老经理赵海楼、郭连城，副经理李子升、任树芹被迫辞职。于是，武步元为监理，常年驻柜，掌握了天益堂的大权。他起用张士毅为经理，金玉琮为副经理。股东监理有身股六厘。4 位老经理离店，提走了他们应得的公积金，下余公积金 12897.5 元作为股东的资本金，从此天益堂的资本由原来的 1 万元增加到 2 万余元。

武步元经营思想不落俗套，以他为首的经理三人各有所长。武步元出身金融界，善于交往各界头面人物；张士毅在外采购多年，精明强干，是药业界的佼佼者；金玉琮会计出身，富有管理能力。三人雄心勃勃，决心改变经营管理因循守旧、不求进取的落后面貌，加快企业发展，要在竞争中成为同业之首。认识统一后，在以下几方面有所改变：

（一）改变店员衣着

原来站柜台的店员穿长袍马褂，戴小帽头，冬天穿棉袍毡鞋。他们认为这种穿着不合潮流，自 1937 年春，一律改穿西服、协和服或制服，留分头或平头，不准剃光头，穿戴整齐才能上柜台。换衣钱不足的，由柜上借支，陆续偿还。改变衣着在当时同业中还是第一家。

（二）诊室实行挂号制

由柜上出人，设专人挂号。挂号费一日一结算，所得归坐堂先生，有身份股的先生则取消身份股，改为二八提成，中医处方药价中提二成，柜上得八成。这样做法为坚持药店"卖药为主、治病为辅"的经营方向，以药争取顾客，促进药物质量的提高。

（三）重视药品宣传

以前，药店不备熬药用具。现在柜上免费赠送药滤子、纱布袋，使顾客不因熬药降低药效，服用汤药无渣子，籽粒药材装入纱布袋内熬之，保证药效，以此博取好评，树立声誉。又赠送成药说明书和手册。手册封面印有天益堂门脸全照和制作参茸虎骨酒及丸散的照片；内页介绍200余种自产成药的品名、主治、功能、用量、用法和禁忌，凡顾客都赠送一本，扩大成药宣传，以求达到人尽皆知的目的。为提高药店信誉，实物展出老虎、麝香。天益堂在各时期冬季都购进老虎，过去不对外展出。当改革时想到虎骨是珍贵药材，治疗风寒病有显著效果，早被人们所珍视，其肉可食，其皮可供将军装饰会客大厅。因此凡购到老虎，春节期间必定在门前展出，供游人参观，以取信于民。天益堂购买"麝香"，必购协盛全、杜盛兴、恒新豫名牌货，杂牌货不买，目的是保证信誉和质量。开原脐"麝香"时，都在柜台上，在众目所视之下，进行操作，加工研磨过箩，除净小毛和水份，晾干装瓶，其气味浓香扑鼻，使顾客皆知，大家监督。

（四）改进药剂包装

当时奉天汤药包装纸上历来没有说明，顾客不知药治何病，更不知药的优劣真伪。为了用实物证实天益堂的药材饮片质量第一，在1938年，由支店经理张全编制药物说明书，实行饮片调剂单包装。顾客看到说明书印载的药物图案、药用部分、品名、主产地、主治、功能、禁忌等，就知道每味药主治何病和药物的质量优劣。每年端午节，赠送给顾客"香荷包"，作为礼品。

（五）提高饮片质量，改进制药加工设备

采购时进整货，自己加工切片，改变过去药物不挑选就上

柜台的做法，挑选色泽好、片大的饮片装药斗，色泽差、片小的饮片批发出售。籽粒货过去只用筛簸过箩的办法，除去杂质，但灰尘仍在其中，现改为必须用清水洗净，淘去泥沙草沫杂质，烘干或晒干后，方能装斗出售。这种经营方式与众不同，一直延续到1956年公私合营为止。原有的制药加工设备比较陈旧，碾药用手推和脚蹬，劳动强度大，效率却不高，满足不了需要。为此经理张士毅和金玉琮亲自到北京同仁堂学习先进技术，回来后安装了电力切药刀、电碾子、电磨，增设了干燥炉，不仅提高了生产力，还保证了药物质量。

（六）改善医疗条件

原来的诊室是几个中医先生坐在一铺火炕上，一人一个脉桌。1937年新楼落成后，改设4个诊室，一屋一位中医先生，医生坐全包沙发转椅。为患者添设沙发病床，候诊处和诊室设有靠背绒椅、茶几，壶碗俱备，视患者为上宾。过去天益堂不对外熬药，改设专人对外免费煎药，代客加工丸散，代客寄邮药品。为方便顾客，柜台上预先备好下乳涌泉汤药、利喉汤药、煮肉料子，随买随卖，不等时间，药店还在市内"大公馆"建立买药赊销"摺子"，电话买药，送货上门，年节算账。

（七）加强业务培训

组织青年店员学习药物知识，由支店经理张全讲课，编写药物知识讲义，学习鉴别药物、炮制加工、性能、保管方法及药物配比禁忌等内容，提高店员的业务水平。

（八）改善账目管理

过去天益堂的账目是四合龙门账，账目不健全，后来改为单式簿记帐，改用毛笔记账为钢笔记账。流水账仍用茅头纸账册，用毛笔写。收支分科目、子日，然后抄入簿记账、总账和分类账，月有报表。直到中华人民共和国成立后才取消流水账，改用传票。

（九）与银行建立透支关系

1937年前，奉天各银行不与药店来往，药店只能往银行活期存款而不能向银行贷款，其他行业如丝房、粮栈都可以用信贷抵押借款，而药店用药材抵押借款未有先例。天益堂为了搞活业务，提高经济效益，多次与银行协商，终于用牛黄、麝香、珍珠等贵重药材作为抵押，达成贷款协议。与银行建立往来关系，对药店的发展起了一定作用。

（十）重建店楼

1935年前，药店为木结构的二层砖楼，门脸上只有"天益堂"三字横匾，灰砖门脸，因年久失修砖面脱落，其貌不扬。1935年，拆除旧楼，并自街基向南退缩一丈，建起了水泥预制的二层楼房，占地面积为1214.3平方米。新楼门脸用白瓷砖罩面，楼顶上安装"天益堂"三字霓虹灯，顶端还有个"药"字，高1.5米。入夜，霓虹灯耀眼夺目，通宵不熄，很是新奇，这在当时实属罕见。正门上有一块天益堂的黑字横匾，匾地满铺赤金竹枝图案。门脸上方池子里刻着16个楷书大字，"龙蟠橘井，虎守杏林，鹿鸣蓬岛，鹤舞芝田"。下面有4个大玻璃橱窗，其中3个橱窗内陈设着山参、鹿茸、虎骨、花蛇等珍贵药材，自产中成药和西药的样品，另一橱窗内陈设着一只跳涧踞势的东北斑斓大虎，造型逼真。门脸顶端池子里写有"本号采办川广云贵地道生熟药材，丸散膏丹各地成药一概俱全"。门脸两旁是膏药幌子，下面是中医先生的名牌。走进龙门有经营大厅。大厅上方有一块"天益堂"赤金黑地木刻横匾，系河北省安国县县长、晚清举人梁成哲于民国元年（1912年）所书。大厅内正门两旁有两块木刻赤金字牌子，上书"货真价实，童叟无欺"八个字。后门内上方有一块书有"寿囙"木刻匾。大厅东侧是中药饮片柜台，柜内有中心柜台。中心柜台两边是副对联："天心在抱求良药，益世为怀救病人"。这对联是营口天福堂药楼所赠。西侧是烟胰柜台，出售自制烤烟和鹅油宫胰。天益堂临街是两个大门，门内通连在一起。西大门内是天益堂西药房，设有玻璃柜台和玻璃货架，批发零售各种西药、卫材、医疗器械。最后屋是接待室，中间屋是西医诊所，有一名西医应诊，两名护士。大厅正门后边两侧有4个中医诊室，中间的走廊是挂号和候诊的地方。大厅后屋东侧是细货保管室，最后边是会计室。营业室的货架、药斗、桌椅、茶几完全是紫檀色大漆罩面的，药斗上刻有药名。门市楼房设有暖气设备，冬季室温在20℃左右，暖气设备在同行业中还是第一家。天益堂院套是方型楼群，东楼上下是货物仓库；西楼上是制药厂，楼下是食堂；南楼上是川广药材库和黄烟库，楼下是切药室，设有电动切药刀和烘药干燥炉，北楼上是饮片仓库和保管室及晾药平台。院内西南角有一间压药室，设有电碾。院心设有花墙，墙上摆放各种名贵药物花盆，艳丽夺目，供顾客欣赏。此外，在天益堂斜对门，元大祥胡同2号有一外楼，有瓦房十间，占地面积五百多平方米，作为刀房，加工炮制药材和存放一般山货仓库，院内是用

第二篇 ❖ 药房风云

259

于熬胶、熬药膏、炒药等场所。

经过一系列改革，天益堂面貌发生了根本变化，经营有了很大发展，来往行人就是不买药不看病，也要到天益堂参观。顾客由原来每日三百多人次增加到 600 人次。年卖钱额由 6 万元跃到 9 万元，年利润由 1 万元上升到 1.5 万元。

三、天益堂药店规章和待遇

天益堂创业人武学畤，执行一条任人唯亲的路线，柜伙清一色是山西人，非亲即友。民国时代河北省临、抚、昌、滦、乐一带的人逐渐进店，也多是经理人或社会上头面人物介绍来的三亲六故。但不管谁介绍来的，都要执行铺保制，由担保商号盖章后，才能进店学徒。天益堂有传统的老铺规，尽管没有明文规定，但口头诸禁：不准偷摸渗漏，影射挪移，投机倒把，贪污盗窃，赌博吸毒，顶撞顾客，打架斗殴，宿花眠柳，如此等等。

（一）福利待遇

为调动柜伙工作的积极性，提高经济效益，在福利待遇上，做了可贵的努力，走在其他行业前列。民国时期，天益堂药店经理与掌柜的年工资，基础工资为现大洋 100 元，另外每一厘份子增加现大洋 10 元，以此类推计算工资。大劳金的工资，每年现大洋 80~90 元不等，年工资在 100 元以上者，就够格得份子。小劳金年工资现大洋 60~70 元不等。年轻的（即学徒工）工资第一年现大洋 12 元，第二年现大洋 24 元，第三年现大洋 36 元，所有柜伙统由柜上免费供给食宿，一律不准带家眷。每日两餐，二米干饭（小米大米），农历初一、十五中午吃饺子，定日卖钱额超任务时，改善生活一次。每年元宵、端午、中秋、春节期间，都大摆筵席。腊月十五开始换饭，牛肉粉条酸菜、大米干饭，春节六天设席外，一直到二月初二，以后伙食照常。大年正月初一给压岁钱，每人一元。柜伙看病吃药，由柜上负担。有病回家暂住者，从柜上取药，也给报销。柜伙婚丧嫁娶有困难者，准许预先借支，陆续偿还。每年初伏起到末伏止，下午半天轮流放假。天益堂药店的例假明文制度规定，诸执事在柜服务日期减去平常事假，满10个月者，给假两个月；从业人员在柜服务日期减去平常事假，满20个月者，给假4个月；练习生入号算起减去平常事假，满30个月者，给假4个月。家住外地休假，乘火车者，柜上给买往返的三等火车票，车费柜上负担。天益堂还有婚丧礼往规则，柜伙之公共礼往，限予父母之丧事，本身及子孙（长子长孙）之婚事，余者不在此例。柜上诸同仁，无论上下，一律每份3元。诸执事、诸医师，互相间每份1元。诸执事、诸医师、诸同仁互相间每份5角。

聘请名医坐堂诊病。天益堂药店在1936年以前，聘请有资历、临床经验丰富的中医坐堂诊病，待遇比较优厚。在民国年间，奉天有名气、有威望的、广大患者信得过的，在天益堂坐堂诊病的中医先生就有三名。其中杨雨滋中医师系沈阳市人，在天益堂坐堂诊病20余年，擅长内科杂病，对待病人和蔼可亲、平易近人，所以患者盈门，每日诊病不少于百八十人，特别是对儿科更有研究，亲笔处方"保赤丹""育婴散"两种成药在天益堂生产出售，是儿科常见病良药，治疗食积腹胀，消化不良，有显著效果。天益堂授予杨雨滋身份股六厘，每日同经理吃上饭。上柜回家，呢绒小轿车接送，往诊亦坐轿车往还。

中医师曹庆善，字济舟，系河北省昌黎县大蒲河人。自幼学医，颇为钻研，从事中医工作有30年之久，对呼吸系统和消化系统疾病，用中医药治疗有很多独到之处。为人谦逊，毫不保守，临床经验良方，必定告知别的中医。在天益堂诊病约20年，每日应诊患者不下七八十人，治病效果好而出名。天益堂授予曹庆善身份股3厘，每日同经理吃上饭。

中医师赵瑞臣，系沈阳市人，自幼学医，钻研病理。从事中医工作约30年，擅长内科杂病，特别是妇科有其独到之处，在天益堂坐堂诊病，各地慕名而来的患者颇多，日诊人次百人以上，治病效果好。天益堂授予赵瑞臣身份股3厘，每日同经理吃上饭。上柜、回家、往诊自备有黄包车接送。

（二）组织管理形式

1936年以前设有股东代表一人（不驻柜），本人没有身份股。从1937年起，增设股东监理一人，常年驻柜，有身份股6厘，决定和处理企业的重大事宜，以及有关经理、副经理的任用和掌柜的去留，人员的调转升迁，机构设置和关闭，经营范围，分号经理的任命和利润分配等。监理并有授权经理和副经理负责药店的日常经营管理的权力。设经理一人，副经理一人，掌管企业的经营管理权，企业的业务活动。经营的盈亏，由经理、副经理对股东负完全责任。

设掌柜的二人，协助经理办理企业一切事务。下设各组：柜台组、制药组、切药组、会计组、磨胰组、厨房组。每组都有一名掌柜的负责管理，每组有职工数人或十几人，从事日常工作，唯独采购人员直接受经理指挥。工作人员晋级、去留、工资、奖励等都由各组掌柜的负责报请经理研究决定。

（三）决算方法与红利分配

为保证资本金不受币制的影响，店里规定年度盘点货物时，资本金以银本位计算，按最低进货价一扣，细货全点，成包成件全点，中成药不点钱，铺垫不点钱，坛子、罐子、大缸、药斗子装的货不点钱。店员的年度奖励金，在年末前提出，作为支出费用。这种决算方法，一直延用到1953年公私合营前为止。药店采取年终预支、三年一次结账期，进行分配红利。1940年结账期，除提出公积金外，净剩红利3.3万元，是按东6西4分配办法进行分配的。

天益堂的各个支店，最初都从总店进货，由总店结算。1941年，股东代表和经理会议决定，改为独立核算，自负盈亏。利润分配采取支店先提取职工花红和公积金，剩余部分按55%提缴总店，45%由经理和身份股掌柜的共同分配。

（四）徒工品质道德的考核方法

对进店的徒工采用各种方式来考验其品质道德，看其能否诚实。为此经理有时把些零币，有意放在不显眼的地方，看徒工拾到后是交给柜上，还是自己留下。以干活是否勤快来决定徒工的留去。在决定徒工的去留问题时，也是很慎重的，认为被推荐一个人，所牵扯的人事关系是很复杂的，涉及面很广，大部分沾亲带故，一朝被裁，不但个人饭碗打了，尤其是推荐人觉着脸上无光，乃至树立悖相，因此不轻易裁人。

天益堂药店曾发生过被盗事件。1947年秋天被盗物资有砍头鹿茸一架、巨茸和朝鲜红参，价值万元的贵重药材，均由邵铭勋、张世珍二人专管。发生盗案后，在案情未查明之前，他们负有监守自盗的嫌疑，心情非常沉重，曾想一死来洗清自身的清白。赵守谦常以好言相劝，开导他俩不能不明不白地死去，鼓励他们振作起来，相信事情早晚能搞个水落石出，真相大白。赵守谦为弄清事实真相，曾不顾劳累，在半个多月的时间里，深夜隐蔽察看盗贼的行动，终于发现可疑之处，抓到了盗贼，洗清了邵、张二人的冤情，为天益堂追回了近万元价值的损失。天益堂为奖励赵守谦对药店的贡献，奖给二钱八分重的赤金戒指一个，戒指上刻有奖品二字，并注有 10 月 20 日日期。经理张士毅也奖给赵守谦一钱的赤金戒指一个。天益堂的被盗物资是由常住店里的金副经理的侄子金宝善勾结柜伙李纯盗出的，卖给了苏生堂药店。破获后，由金宝善家按进价的 50% 赔偿了药店的损失，李纯也为此被天益堂开除出店。

四、天益堂的药品特点

天益堂药店"药品种类齐全、药物质高价廉"的两个特点，在药业的激烈竞争中克敌制胜，立于不败之地。天益堂具有资金雄厚、经营中西药零售批发业务、储存药物齐全的优势，只要顾客进门买药就能买到，不使顾客望门却步。药物质量决定着治病效果，天益堂凭着质量高、药性强、效果好，赢得了人民大众好评。为了把住品种齐全、质量好这一关，所有采购人员直接听从经理指挥，在采购药物中必须牢记"买优不买劣，买高不买低"的原则。天益堂采取直接进货和函电购货两种措施。为了直接进货，派出三路人马，一是到本市药材代理店采购本地山货药材和柜台收购各种药材，二是前往营口"公积久"药楼驻在，三是前往天津"通济元"药楼驻在，主要采购关内，特别是川广云贵药材和进口药材。函电不断往来，互通信息，报告行情，大宗货物需款要电请经理定夺。为了弥补三路人马之不足，通过函电向国外和国内其他地方的产家购买名牌药品。如向美国纽约购买野山花旗参，向上海购买雷允上六神丸，向山西太谷县广升远购买定坤丹、龟龄集，向北平雅观斋购买保赤万应散，向保定购买眼药……广泛采购充实了药店的药物品种，保证了齐全。

中药主要分植物、矿物、动物三个大类。单以植物药材而论，就有千百种，有的植物全株入药，有的部分入药，有的用根、有的用茎、有的用皮、有的用叶、有的用花、有的用果，不一而定。药物产地不同，采购时间不同，药效各异。真、伪、优、劣与药效直接有关。因此，善于鉴别至关重要。否则将导致真伪杂陈、优劣并用的后果。天益堂有鉴于此，在选派采购员时，选富有鉴别药物经验，并且有道德观念、工作认真负责的人去充任这一职务。在采购原则上，要求不准有丝毫马虎。有特等"王字"货，认可加价三成也不买一等货。如买麝香，必须买名牌协盛全、杜盛兴或恒新豫的；买当归必须买原来头或箱当归；买寸冬，必须六年生大提青；买金银花，必须买河南产一等品；买生地黄，必须河南 8 支或 12 支的；买白术，必须峰贡王；买川芎，必须抚极王；买黄连，必须鸡爪连；买蝎子，必须清水全蝎；买大黄，必须野军和西宁军……有了明确要求，就保证了药物质量。

有些生药材，必须加工或熟制之后方能入药。天益堂一贯采取自制自销。加工全按古方老配本炮制，一丝不苟。据天益堂老配本记载，炮制中药材共有22种方法：选、洗、漂、淘、切、炒、烫、炙、煅、蒸、煮、燀、煨、炸、酵、净、飞、碾、劈、锯、镑和炭等。凡高档丸散都在柜台上投料，如回天再造丸、牛黄安宫丸、大活络丹、苏合丸、卫生宝、牛黄清心丸等。其中珍贵原料山参、虎胫骨、盔沉香都在柜台上捣碎投料，然后粉碎，使顾客目睹，以资信守。

配药注意药效。如牛黄千金散、牛黄救惊散、牛黄安宫散、赛金化毒散、卫生散等小儿药物，因为小儿抵抗疾病能力弱，必须用高质量药材。在配制上述药物时，特别挑选高质量东牛黄、红镜片朱砂、上梅片等下料，研磨时注意细致、均匀，色泽一致，以保证药效。宁愿赔钱，对需要反复炮制的药材也不偷减工序。为了一个"特"字创名，不怕费时费工。如清宁丸，原料用大黄，天益堂投料用的是野大黄，需经十三蒸十三晒，由春起反复炮炙，到秋后才能完工，照制不误，如果不精心炮炙，粗制滥造，服用后会引起腹痛泻肚。又如胆南星（又称九转胆星），须用天南星、牛胆汁精心炮炙九年，才能完工出售，天益堂是一丝不苟地炮制九年后才出售。而其他药店多系外购，质量差，天益堂自制的胆南星质量好，有口皆碑。由于天益堂以优取胜，创出一系列名牌产品。其中有十种高档成药销路最多、最广，成为闻名于世的名牌产品。如主治高热、神昏谵语、痉厥抽搐、乙型脑炎、脑膜炎的"牛黄安宫丸""牛黄安宫散"；主治中风不语，半身不遂、口眼嘴斜、手足痉挛的"回天再造丸"；主治中风痰厥的瘫痪、足痿痹痛、筋脉拘急、腰腿疼痛的"大活络丹"；主治气闭引起中风痰厥、神识昏迷、冠状动脉性心脏病的苏合香丸；主治心火内盛、痰热壅塞、神志昏迷、谵语、心胸烦热不安的牛黄清心丸；主治中风、痰厥引起的牙关紧闭、痰涎壅盛、霍乱吐泻、小儿惊风等的卫生宝和卫生散；主治风寒湿痹引起的筋骨疼痛、半身不遂、四肢麻木、跌打损伤等的虎骨熊油膏；主治风寒湿痹引起的筋骨疼痛、四肢麻木、腰背疼痛的参茸虎骨酒等。鼓楼南"庆泰德参茸庄"经理王三爷患中风不语、半身不遂、神志不清，购买天益堂生产的回天再造丸20丸，佐之牛黄清心丸服用后，即能自己下地走路，神志清醒正常，言语流畅如初，继而服用大活络丹痊愈，未落丝毫后遗症。张作相公馆、汲金纯公馆、王熙臣家都常年与天益堂建立赊药摺子，一年三节算账，用电话要货，送药上门。他们购买苏合九、卫生宝、大活络丹、参茸虎骨酒、虎骨熊油膏等是经常的事情，足以证明药品疗效显著，顾客信任。尤其是参茸虎骨酒盛行全国各地。特别到了冬季，设专人两班生产，昼夜不停，各地来函来电购买者甚多。药店设专人办理邮寄和铁路发运，以发往满洲里、佳木斯、牡丹江、吉林、内蒙古等地区为最多。

天益堂药店柜台收购中药材，是由掌盘的掌柜负责收购，收购方法是零、整、干、鲜一齐收，价格按优质优价，次货不收。特别是收购园参和山参，都是在季节前在门前挂牌宣传收购。每年7至10月份是收购人参的旺季，大量的鲜人参送到天益堂出售。为保持信誉，在价格上既不压等，也不压价收购的鲜人参，自己加工，批发零售。珍贵的药材如鲜牛黄、鲜海狗肾、鲜熊胆、熊油、鹿茸、麝香、狗宝、

第二篇 药房风云

267

团鸡等，以及地产一般药材如细辛、手贝母、黄芪、五味子等，收进后，经过加工切片或炮制后，供柜台抓方和制造成药之用。

（1989年辽宁文史资料选辑 第26辑 张志民《回忆天益堂药店》）

沈阳吉庆堂

杨家"吉庆堂"是在沈阳市西关颇有些名气的药店，凡上了年纪的老人都对它有着亲切而深刻的印象，因为很多人的疾病在这里得到了医治，不少垂死的患者得到挽救。

吉庆堂的创始人为杨登德，原籍山东济南府济阳县南堤口杨家庄。清光绪年间跟随父亲逃荒"闯关东"，来到辽阳的大尔屯，后迁到沈阳的小西关。杨登德早年学过医，到沈阳后继续钻研医术，最初是个走街串巷的郎中先生，于光绪三年左右在小北关一带行医，自制丸、散、膏、丹，一丝不苟，药价低廉或施于贫困者，待人亲切。后来，在小北营开了一个小的诊所，取名"吉庆堂"。由于医术日趋精湛，颇有声名，前来就诊的不仅仅是当地的乡亲们，其他地区的患者也都闻名而至。特别是每逢星期五，杨登德到小西关清真寺，如遇有患病的亲友和乡亲们，就主动治疗，并且分文不取。杨登德于光绪二十五年病逝，享年66岁。杨登德生前培养了许多徒弟，多半都是他的子侄。

光绪二十三年（1897），他的侄儿杨向坡继承小北关"吉庆堂药店"正式开业。以后又有小东关大街路北杨焕章经营的"吉庆堂"，小西关教军场胡同杨鼎臣经营的"吉庆堂"，小西关大井沿胡同杨炳元经营的"吉庆堂"，此外，还有城西马三家子杨献章经营的"吉庆堂"，这些"吉庆堂"全是杨登德的儿子和侄子相继开设的。其中最能代表祖传医术的要数杨焕章与杨鼎臣了。

杨焕章，人称杨六先生，他精通儿科，因此前来就诊的小儿患者居多，在大东、小东等处颇有名望。他经营的"吉庆堂"于民国二年（1913）开业，因药价低廉，所以患者络绎不绝，有时很晚患者仍在等候就诊。他培养了不少徒弟，民国5年后，又增加了坐堂医生，小东关的"吉庆堂"就愈发远近驰名，事业兴隆了。

杨鼎臣，人称杨九先生，于民国十六年（1927）在小西关教军场胡同开办"吉庆堂"。他精通内外科，尤长于针灸。他以五寸长的银针针治疗毒，然后外加用药，病人很快就痊愈。他并用针灸治胃痛、牙痛、小儿疝气等。特别是针灸小儿疝气症，疗效显著，远近驰名，对砍头疮、瘩背疮的治疗也很有把握。甚至对中风、风湿病、气喘、小儿诸般杂症，无不医到病除。杨九先生治病之余常常钻研医书，结合自己多年的行医经验的积累，融会贯通，他的医道见解高人一筹。更为突出的是他能从重患者的耳朵上来判断患者的死亡日期，而且非常准确。常有重患者的亲属听他的判断。

从光绪年间直至民国，五十年的岁月，"吉庆堂"的名字不只在人们中间以医术高明、药价低廉扬名于世，而且在慈善公益方面也慷慨无私，捐款办学。但到后来，杨家的后人大多学习西医，无人来经营"吉庆堂"，"吉庆堂"就这样走出了历史的舞台。

营口咸春堂

　　咸春堂是营口最早的药店之一，因始创于清朝咸丰元年（1851）的春天，故取咸丰的"咸"字，春天的"春"字，合意为"咸春堂"。

　　咸春堂曾经分为"西咸春堂"（又称咸春堂老药店）"中咸春堂""东咸春堂"，后来合为一处。几经搬迁，几番更名，于1956年改为医药门市部，1969年改名为"营口市东方红门市部"，1987年3月才恢复"咸春堂"。于营口人民电影院南胡同口东侧，药店坐北面南，二层楼，建筑面积140平方米。

　　该药店经营独特，自始至终既有中医坐堂诊病，又同时兼有柜台售药。早年，由李天修、侯景山曾为掌柜，后来李福堂、陈汉卿、孙秀香等任经理。先后有营口埠内颇具名望的高愈明、徐向春、徐冠一、李洪武等为坐堂中医，医治多种病症，主要以诊治妇女病、肾炎、风湿病最为拿手。咸春堂在经营方面用心颇深，他们为扩大生意创造好的名声和牌名，努力钻研医道和开发新名牌药，争招名医坐堂，并主动帮客户装卸药品，他们讲究药店生意，努力为患者服务，如为患者诊病时专用良药，从不掺假，对买药人进店先打招呼，对老人来店主动出栏柜迎接送出，为来店者准备坐椅，热情让座，从不与顾客吵闹争执。药店始终遵守"和气生财"店规。由于名医技术高操，医德高尚，售药真诚，深受人们信服，治病求医者络绎不绝。咸春堂在营口家喻户晓，名声乃传至东北三省及江南和海外。在当时许多南方药商行客慕名前来采药购药，甚至台湾的"集元药行"也派人来此堂坐内寓。

咸春堂当时还配制、加工、出售药品、药材，有丸、散、膏、丹、剂、片等多种，经营品种繁多，最著名的有阿胶，名传国内海外，销往江浙等地。20世纪80年代后，为了适应改革开放的需要，该店经营范围不断扩大，新药特药不断增加，有中成药、中药材、玻璃器械、医药备品等达1400多种，仅1992年销售额就达60万元，曾多次获营口市物价信得过单位。

营口宝和堂

"宝和堂"是营口闻名遐迩的老字号中药铺，于清光绪年间创立。从西大庙东行 200 米左右，便是人们常说的"宝和堂西柜"。它坐南朝北，五间老式的红砖门市房，中间开门，门脸上铸有"宝和堂"三个柳体大字，醒目耀眼。

宝和堂的总号设在奉天（今沈阳），营口宝和堂为分号。当年的宝和堂，是按照老中药铺的格式建筑的，实行前店后厂经营，前屋为柜台售药，后屋为诊室、制药，兼办药材批发。宝和堂恪守信誉，名声很高，南北客商慕名前来购药，坐"内寓"（外地"老客"常驻店内），业务十分繁忙。药店还聘请有名望的老中医李新然、郑乐天等为坐堂先生，为患者看病、抓药。他们有祖传手抄配方卷本，对医治内科、妇科病常妙手回春。该店的经理也是行家里手，是集诊病、治病、抓药于一身的老中医。因此，前来看病的患者络绎不绝。

宝和堂生意做得灵活，经营范围广，既从四川、云南、贵州甚至越南购进南药材，又从东北各地购进山货药材，质量上乘，货真价实。为了招揽生意，他们特意从长白山购进整只东北虎，每只虎有两百多公斤重，从正月到二月，整天摆放在店内两侧，以示本药店货真无假。他们经营的山参、鹿茸、犀角、虎骨等原生药材和川芎、半夏、防风、益母草等中草药上百种，品种齐全，货真价实，吸引了南北客商。他们配制的丸、散、膏、丹，配方独特，质量上乘。精制的再造丸、牛黄安宫丸、牛黄清心丸、活络丹、养阴清肺膏、虎骨酒等，均为患者所信赖，蜚声海内外。宝和堂生意兴隆，人员最多时达70余人。

在战争年代，宝和堂曾是营口地下党的秘密联络点。如今，人们走进店内，看不到当年老药店的模样，只有上面写着许多药名的老药柜依然存在。

丹东瀛西药房

　　瀛西药房的创始人姚子扬是 20 世纪上半叶医药界的名人。清光绪十三年（1887），姚子扬出生在安东县一个贫苦的农民家庭。1906 年到丹东市内谋生，致力学医。1915 年经人介绍到卫生医院见习，担任药剂工作。1917 年参加安东商埠警察厅西医考试被录取，领到医生许可证书。当时，姚子扬看到多数民众得病无钱医治，便从常见病入手潜心研究简便经济的中西药合成制药方案。用阿司匹林加中药配制伤风感冒成药，用"山道年"加中药配制驱蛔虫、清积聚的成药。1918 年 8 月 9 日，善于从近代商品经济中吸取营养的姚子扬，采用股份制的形式，共 8 人合资，在兴隆街东端开设了瀛西药房。瀛西药房的"瀛"字是瀛洲，借指东方的日本。瀛西即一东一西，强调东西合璧，中西医的有机结合。

　　他们注重广告宣传，不惜重金，印制广告传单，用音乐宣传队沿街散发，在街头巷尾安装组合电灯，忽明忽暗闪现"一粒丹、平热散"；在公园、剧场、饭店等闹市区，采用绘画、雕刻、刺绣、印刷等多种形式，宣传铁拐李注册商标"普济众生"。瀛西药房先后推出的"一粒丹"打虫药、"平热散"感冒药、"清顺散"清脑药、"保肠丸"胃肠药，不仅在丹东家喻户晓，而且在东北、华北、西北和蒙古、朝鲜，也是远近驰名，经久不衰。

瀛西药房在营销上十分讲究，他们出资派人到烟台、营口、哈尔滨、天津、北平、大连、西安、归绥、太原、连云港等城市开设 10 个分店。在各商埠口岸不论有无分店，都设代销处。还在小城镇集市委托代销。规定销售 1 打享受 7 折优待；销售 500 打以上者给予 5.5 折折扣待遇。这样，无论是在通商大埠，还是在穷乡僻壤，都能见到瀛西的药品。

瀛西药房注重保护自己的专利权。1918 年冬季，将"一粒丹""平热散"在商埠警察厅登记备案，享有 30 年的专利权。当时是以总经理、医师姚子扬的肖像注册备案的。同时瀛西药房还在各省市 40 多处经销地呈报备案享受专利。但这也没有制止了本埠、大孤山、营口、沈阳、大连、上海等地多家药房的伪造假冒。对初犯者，姚子扬发函忠告；对屡教不改者，据理力争周旋到底。大连的刘祝三倚仗日本人为后台，公开盗用"一粒丹""平热散"的配方，并模仿其包装，以滥真假。姚子扬针锋相对，据理力争，先与大连警察署交涉，后经法院、监察局，直到"关东州厅"，历经 5 年，于 1940 年胜诉。刘祝三以大同药房名义侵权伪造"敌积丹""祛热散"，被通令取缔。

姚子扬对药房及医院管理严格。他不准员工嫖娼赌博及吸食鸦片，不准营私舞弊。他关心职工福利，并设有劳动保险性质的酬劳、实劳、终身功劳、退职慰劳等奖励基金。在凤城县汤山城建了"瀛西村"，安排退休养老职工居住，并分给菜地。

1948 年姚子扬移居台湾，于 1951 年 10 月病逝于台北。

【史料拾珍】

中华人民共和国成立前，安东（现丹东市）有两种很有名气的国产新药，即"腹痛积聚一粒丹"和"伤风感冒平热散"，可与上海雷允上的"六神九"相媲美，家喻户晓，远近驰名，行销到半个中国和邻近诸国。因为它疗效神速，质量稳定，三十年间经久不衰。生产制作这两种药的就是当时的瀛西药房，其总经理为姚子扬。

一、经商无成，习医创药

瀛西药房的创始人、总经理姚子扬，原名姚鸿声，光绪十三年（1887）生于辽宁省安东县（现东沟县）贫苦农民家庭，自幼爱好学习，青少年时向往医道。光绪三十二年（1906年）20岁时，来安东谋生，先在八道沟开设小杂货铺，因不谙经商之道，不久废业。姚平素结交医界友好，时常来往不断求教，在医学上有所受益。民国四年（1915）入安东官办卫生医院见习，专心致志，孜孜不倦，受到器重，派任药剂工作，这项工作给他带来了潜心钻研病理药性的大好机会。当时安东商埠，只有满铁医院、教会医院和卫生院三家，普通民众对医院还缺乏认识，不够信赖，甚至对西医的打针、手术也有疑惧，有病不愿求西医诊治。

姚子扬经过几年的刻苦自学，医学知识有了一定基础，1917年参加安东商埠警察厅的西医考试被录取，领到医生许可证。当他看到西医还没有受到普遍欢迎，就从常见的流行病研究做起，大胆试行中西药结合疗法。对常见的蛔虫病，试用山道年配合中药治疗，伤风感冒用阿斯匹林与中药配制治疗。经过临床试治，疗效显著，就下决心开业行医。姚本人筹措小银圆150元，又经好友李殿臣、王伦升、王炳然、杨恩三、万范卿、李文伯、王羽艇等七人筹措，共1200银圆，于民国七年（1918）8月9日正式开张，地址在兴隆街东段。他租用六间门市房办起瀛西药房，门面粉刷白色，后来雕塑"八仙"之一的铁拐李于门市上面，按传说身背葫芦，手拄拐杖，并持短联，上写"普济众生"。一切器械设备全部新置，以姚子扬为主治医生。开业伊始，首先免费施诊半月，对花柳病患者减半收费，手术麻药收成本费一元，一时患者盈门络绎不绝。半月期满后减半收费，求诊者仍然不断，瀛西药房声誉大振，就诊的、参观的人如潮涌。经营五个月到年末结算，盈余1500元左右。

同年秋冬季节，安东埠内发生流行性感冒，传染蔓延很快。姚子扬将阿斯匹林与中药配制的成药用于临床，治疗效果很好，遂于同年12月以姚子扬肖像向商埠警察厅登记注册，将治疗伤风感冒的成药起名"平热散"，并将所研制的消积杀虫一粒丹，也同时登记备案，享受专利30年。

姚子扬信奉"忠信""慎独""勿意勿必，勿故勿我"的孔孟学说，讲究"忠孝、仁义"，在生产经营中，将名誉看得比金子贵重，十分爱护珍惜。他主张"愧心不做，违法莫为"，在创业开张之初就订立章则，一切从有利于患者出发，凡属能治疗的病症，一定尽力而为，争取及早治愈，他不能治疗的病症，也将实情向患者说明，并介绍到满铁等大医院去就诊，以免误事。对贫苦无力的患者，则介绍去教会医院减轻其负担，决不隐讳无能为力，不作混吹乱唠的夸嘴大夫。

二、大胆创新，独树一帜

姚子扬青年学医立志济世。当他看到药物缺乏且质量不高影响疗效时就毅然弃医从药，为医药界开拓新路。

民国十一年（1922）兴隆街发生火灾，大火燃烧一片，瀛西药房"一旦化为焦土"。为了不使远来患者失望，姚在兴隆前街租房开业，另设"瀛东医院"专门从事诊疗业务。后来瀛西药房重整旗鼓，专门从事制药生产。他在诊疗中发现神经病、胃肠病患者为数不少，就又研制了专治脑神经病的新药"清顺散"，专治胃肠病的"保肠丸"，这两种药临床治疗，效果也很好。埠内后起的启明、博爱、选洲三家医院，专门使用瀛西药房的四种药品。

姚子扬对自己贫苦身世时刻不忘，对贫苦百姓无力治病寄予深切同情，慷慨援助。除对贫困者免费施诊外，还在民国八、九年的水灾中，雇用小船施送食物和药品，带动了许多商家也效法施舍。在制药的设计调剂方面为患者设想，细致周到。一粒丹的原料山道年属于剧药，对用量必须严加控制，唯恐超量服用会有副作用和危险，决定每付15粒为最大服用量，每岁服一粒，故取名"一粒丹"。每盒只装一付，以防多用，说明书注明15岁以下每岁一粒，即使不识字的为儿童多服，也不致有生命危险。一粒丹还治消化不良，问世后大受欢迎。平热散苦涩难咽，就附以糯米纸包裹吞服。当时社会上伪劣药品误病伤人是常事，而瀛西药房始终坚持严格选料，认真炮制，工料精足一丝不苟。所出产品的一粒丹，平热散、清顺散、保肠丸四种药品，完全按配方投料，保质保量，在制药、医疗行业中独树一帜。

三、扩大宣传，推销有方

瀛西药房开业后，特别注重广告宣传。在门面上塑造铁拐李像，迎合神话中八仙过海的故事，构思新颖，造型美观，吸引行人停步围观；雇用乐队沿街吹打，散发传单；在街道高处安装电灯，一明一暗映出"一粒丹""平热散"字样；在公园的石凳木椅上，游人拥挤的花园里，京评剧院的幕布、门帘椅靠背上，饭店餐桌的食谱上、酒壶茶盘餐具上，新年赠送的日历板上，夏季用的纸扇上，渡江舢板的帆篷上……，随时随地可以看到雕刻、绘画、刺绣、印刷的一粒丹、平热散字样和普济众生的铁拐李像。药房不断发展获得的盈利，大量用于广告宣传，开业一年后花费二三万元，以后每年都需七八千元。铁拐李商标和一粒丹、平热散药品，在安东是家喻户晓，妇孺皆知，以后逐渐传播，东北三省和内蒙古、华北、西北、朝鲜、日本到处流传。

在销售方面，瀛西药旁也有创新独到之处，其销售形式大体可分以下三种：

（一）开设分号

直接出资派人到各大中城市开设分号，计有民国十五年（1926）设烟台分号，民国十六年（1927）设营口分号，民国十八年（1929）设哈尔滨分号，民国十九（1930）年设天津分号（1933年增设制药厂），民国二十七年（1938）设北平分号等。以后，大连、西安、临绥、太原、连云港等处也均有分号。

（二）设总代销处

在各商埠码头，不分有无分号都可派设总代销处，大多数是设在药铺。计有营口、烟台、绥远、济南等总代销处。订立合同12条，具体规定权利义务，长期包销代销四种药品。

（三）代理销售

在城镇集市委托代销，订有代理简章7条，规定预交保证金，不得同时代理其他厂家出品的类似药品，每年三次结算交款，享受折扣让利待遇：销售一打按定价7折，10打以上69折，20打以上68折（每增10打减1），100打以上6折，200打以上59折，至500打以上55折为止（运费、关税均由瀛西药房负担）。因此，从通商大埠到穷乡僻壤，都有瀛西药房的四种药品出售。

四、经营管理规章制度

瀛西药房初开业时，就订下各项规章制度，从上到下，不论亲疏，共同信守，赏罚严明。

用人方面规则有15条，姚子扬主张"管束须严，待遇须厚"，严禁嫖娼赌博，吸食鸦片，不准违法犯禁，徇私舞弊，不许假公济私，传播谣言……福利待遇规则4条23项，具体规定薪给、婚育、请假、医疗、抚恤、养老、居住房屋和住进瀛西村待遇等制度。优待店员酬劳规则10条，鼓励职工终身任职，黾勉从事。瀛西村规则9条，阐明一定工龄老职工可以住进瀛西村的规定，以上所需费用从股东红利中提成。举办福利设施两项：①在埠内购建住房，凡月工资20元以上职工，分给眷属住房免收租金。②特在凤城县汤山城购地建设"瀛西村",对退休养老职工分给住房和菜园地。

姚子扬家境贫寒,幼年失学,文化水平不高。但自幼好学、细心体察,对处世、交游、生产、经营、医术、医德、风化、破除迷信等方面,有较深的造诣。他认为"小功不赏大功不来,小错不饶大错必临",时常例举刘备识人托孤孔明,陈宫不识人依附曹操、吕布,以及用人须经长期品验观察,三年不增薪不提拔,仍然黾勉工作的可负重任等,这些确有远见卓识,可谓兼重德才,善于用人。在奖励福利方面设有酬劳股、实劳股、终身功劳股、津贴、养老金、退职慰劳金、装药负责费、治病补助费,供眷属住房等多项奖励优待办法。所以瀛西药房职工都能安心用命,很少中途辞职退厂,同心同德,以厂为家。个别辞职另谋职业的,并无一人经营或从事制药行业。

在创业十几年间,姚子扬每天坐堂诊治患者,钻研药理,草拟广告,经营管理,事必躬亲,工作长达 15 小时,自奉勤俭节约、布衣蔬食,在全体职工中做出榜样。

经营 30 多年时间,虽然先后遭受奉票贬值、日本入侵、……、药品输送征收"关税"及通货膨胀物价飞涨等波折,瀛西药房所生产药品品种始终不变,质量始终如一,能够忍受损失,爱护信誉,牺牲血本,克己济世,在当时的社会上可算是凤毛麟角。

五、世路崎岖　披荆斩棘

在旧中国,自私自利,唯利是图,尔虞我诈比比皆是。首创发明一种产品，享受专利是困难的。瀛西药房研制有效新药成功后，首先于民国七年（1918）11月向安东警察厅呈报备案，嗣于民国九年（1920）3月经东边道尹公署颁发布告通令保护。以后凡所行销各处，如黑龙江省警务处、浑江警察厅、长春警察厅、热河都统公署、奉天辽沈道、天津卫生局、河北省公安局、民政厅、湖北省公安局、山西省民政厅、保定特种公安局、石门特种公安局、唐山市公安局、天津市政府、南昌市卫生处、宁夏回族自治区公安局等，都已登记备案，并在北平、南京的卫生、内政部门，乃至伪政权"新京"、大连"官署"共40处立案，享受专利30年。但是一些奸商利徒仍然不择手段仿制牟利。自民国9年（1920）起，先后有安东的日进堂、永合祥、德泰益，大孤山长春堂，营口韩贺三，长山岛姜长厚、唐志学，沈阳张梦九，上海保和堂，大连刘祝三等，假冒仿造。姚子扬抱着"得容人处且容人"的态度寄发劝告信，情词恳切剖陈利害，郑重申明：对不懂初犯的既往不咎，倘有执迷不语，则将依法申诉……先礼后兵善意劝告。有的自知理亏偃旗息鼓，也有几家多方狡辩，经过诉讼终被取缔。唯有大连刘祝三刁钻强悍，从民国24年（1935）开始伪造，其商标、包装形状、仿单完全相似，仅将药名和仿单上姚子扬的姓名和肖像改换刘某。倚仗其日本刑事身份目无法纪，声称是他首先创造，不但颠倒是非混淆黑白，而且采取恐吓、咒骂诬蔑、陷害手段进行顽抗。为了这事，瀛西药房特聘律师和法律顾问，据理力争周旋到底。历时5年，几经反复，最后终于胜诉。刘祝三的"敌积丹"，"祛热散"被取缔。在黑暗恐怖的敌管区，纵有充足理由也屡遭刁难，遂使姚子扬心灰意冷，引起多种疾病缠身，胜诉后脱离企业，1948年移居台湾，因积痼已深，医治无效，于1951年10月8日病逝于台北。

瀛西药房从1918年开业以来，重信守义经营有道，热心公益轻财济众。职工人员衣着朴素，举止文明，交易往来，彬彬有礼，在埠内商界被公认为"仁义买卖家"。

"九·一八"事变东北沦陷后，日本药品大量涌进，对瀛西药房嫉妒歧视。伪满洲国税关设立后，颁布法令篡改《税则》，将运往烟台、天津等港口药品，视为"输出"，课以出口税，凭空增加税务负担。从1940年实行"统制""配给"时起，生产销售处处掣肘，再加敌伪的爪牙肆意横行，敲诈勒索，只得在天津分号增设制药厂，产品专供关内销售，以至将总厂迁往天津。"七七"事变抗战期间，日本侵略军进犯华北，国民党法币严重毛荒，瀛西药房又陷入水深火热之中，挣扎到1949年天津解放才得苏息，1956年实行了公私合营。

安东瀛西药房于1941年宣告结束，以后上市的一粒丹都由天津生产，改为每合45小粒，按年龄每岁3粒，质量疗效一如既往，仍受到群众的欢迎。

（1989年辽宁文史资料选辑 第26辑 王云峰《姚子扬与瀛西药房》）

丹东老天祥

在祖国东北边陲，与朝鲜隔鸭绿江相望的丹东市，水路交通方便，商贾云集，素有国际城市之称。位于丹东繁华的市区中心，有一家驰名国内外的老字号——老天祥大药房。它始建于清光绪十九年（1893），由山东省黄县天祥顺药店荆寿松出资，丹东日生堂药房以店铺作股，合伙在丹东开设"天祥福药店"，经理为荆寿松、荆干臣等，从业人员40余名。后因人事变化，于民国九年（1920）改名为"天祥兴药店"。民国十五年（1926）又重新搭伙，由荆干臣、梁甘庭、张太禧任经理，定名"老天祥大药房"（简称"老天祥"）。当时地址在财神庙街，占地1800平方米。20世纪30年代，把平房改建为三层楼房，设店堂、作坊、库坊、客房等，员工多时达70余人，旺年净收银圆两万有余。丹东市商会曾题词"众商之冠"，奉天省（今辽宁省）赠匾"药界之荣"。该店延续至今已有百余年历史，成为丹东市最古老、最有影响的老药号。

这家百年老店，门面高悬黑字金底牌匾，堂内装潢高雅。经销地道药材和中西成药，品齐价廉，令人信赖，声誉远扬。生产中成药，以"龙凤"图案为注册商标，意在龙可携来圣水，凤可衔来仙草，为民祛除疾病，使人益寿延年。其选料加工十分精细，多用川、广、云、贵原料，货真质高，遵古制作,一丝不苟。药材炮制,采取火制、水制等法,以及用酒、盐、醋、麸诸法;根药材必弃头去尾,切片玲珑剔透;豆料大的"半夏",可切成140余片;"川军"(中药)要经黄酒浸泡,再九蒸九晒。制药面向平民大众,如"虎骨花蛇酒",由36味中药制成,专治腰腿风寒,疗效显著,适合码头工人饮用;"藿香正气丸",主治胃气不畅、消化滞抑,药效颇佳,深受群众信任。当时流传"吃了老天祥的药真见效,喝了老天祥的酒活筋骨"。该店自制中成药达几百种,畅销国内外,经久不衰。

为方便群众就医,老天祥店内聘有五位坐堂医生,皆有名气,各有绝招,每天求诊者络绎不绝,连朝鲜、日本的患者也纷纷慕名而来。为此,还特聘用两名朝鲜翻译。1941年冬,朝鲜新义州总督的母亲病重,他亲来安东(今丹东)恳请该店坐堂医生刘鼎臣去治病,经过一周精心诊治后,其母病痊愈。当刘大夫回国时,总督全家跪在雪地上送行,诚挚地感恩道谢,并称刘为"活神仙"。

为解患者用药困难,老天祥想病家之所想,急病家之所急,不怕自己麻烦,千方百计地搞好服务。如开展送药上门、代客煎药、电话要货、带料加工、夜间售药、邮寄药品、看药识货、说明用法等多种服务项目,深受广大群众欢迎。

清光绪三十二年(1906),安东(今丹东)辟为商埠后,日本商人逐渐垄断此市的西药市场。为了进行抗争,老天祥设立西药部,德国拜耳药厂也派人前来商洽业务。至民国二十六年(1937),该店经营的日本、德国等西药达300多种,实行批零兼营,业务又有所发展。

老天祥为扩大知名度，十分重视宣传工作。除常在报纸上刊登广告外，还在街头巷尾墙壁上专作招商广告。每年冬季，从奉天（今沈阳）山货庄购回老虎标本，摆在门前，以示虎骨真实，并在院内养些梅花鹿、山羊、猴子之类动物，供人们观瞻，表明药用真品。于是信誉日益提高，吸引了更多的顾客。

多年来，老天祥以总店为核心，在市内主要街道开设 5 个支店，在牡丹江、临江建立分店。为保证药品市场需求，经常派员去两广和川、云、贵等地采购名贵药材。对外来客商，先安排食宿，热情款待，陪客观光，后谈生意，介绍药品功效和价格，广涉建立业务关系，买卖很是兴隆。

老天祥治店严谨，规章健全，纪律严明。经理统管人、财、物，对各部门的领头、员工每年进行考核，决定提升、加薪或辞退。总店设立主管"账房"，分店"账房"逐日清结，每周上报明细账。全店做到层层事事有人管，库房有"斗头"、加工有"刀头"、店堂有"柜头"，接待客户有"掌头"。各支分店由总店统一进货，实行独立经营，年终结账分红。从而保证生产经营顺利进行，并使之不断发展壮大。

民国二十九年（1940），因"物价统治令"，又有"安东汉药配给统治地方组合"，对中药材实行配给管制。老天祥经营受到影响，生意萧条，只剩 19 人应付门市，勉强经营。

中华人民共和国成立后，老天祥得到人民政府的扶植，步入恢复发展时期。1955 年实行公私合营，更名为"中国药材公司辽宁省丹东市分公司"，继续经营中西药零售和批发业务。后来经营机构虽几经变动，但仍继承发扬中医药优良传统。1985 年，为适应改革开放形势，恢复"老天祥大药房"老字号，在财神庙街新建的医药大厦内，面对着新开辟商业繁华的锦山大街，以中西药品种齐全、货真价实、服务优质，赢得患者和顾客的赞誉。

20 世纪末的老天祥，下设四个零售门市部、一个批发部，营业面积达 700 多平方米，在岗职工 80 余人，其中主管药师和中医师 6 人、药士 31 人，资金超 600 万元。实行批发兼零售业务，经营范围包括中药饮片、中成药、化学试剂、保健用品等 9 大类 4000 多个品种。店内设有坐堂医生两名，每日患者盈门，信誉卓著，仅 1987 年就收到感谢信 100 多封。他们发扬光大优良传统，开展多种便民服务项目，顾客到店如到家，不是亲人胜似亲人。自 1986 年以来，该店连续 6 年被评为市级文明单位，还被评为辽宁省"质量信得过先进单位"。

岫岩益元堂

辽宁省岫岩满族自治县益元堂大药房，创立至今已有百余年。它历史悠久，长盛不衰，在全县商业网点中独树一帜，为发展医药经济做出重要贡献。

益元堂创始人于甲三，原籍山东省，谙熟中药业。清光绪十八年（1892），他投靠亲兄，落脚岫岩县，开办一家中药店。取名"益元"，寓"补益扶正，培元强身"之意；从经营者角度，又可释意"益友谈天言药实，元春振气利民心"。到民国初期（1912年），该店已发展成为资金雄厚、颇具规模的中药企业。店内聘请名医坐堂，诊脉开方，按方售药。并设立作坊，配备富有经验的药工，加工生产多种中药饮片和中成药。其中"保肾丸""千金妇女宝""小儿定风珠"等，货真价实，功效显著，赢得广大顾客的信任。同时，该店经营信誉也很高，如在进货交易中，无需支付现款，采取售后结账办法。在中华人民共和国成立前夕，为了充实资金，扩大经营，吸纳段明州、金锡庸、张文丙、肖振民等人入股。当时生意十分红火，红利也很可观，主要分金、银、罗马表等。后来，于甲三因故回山东家乡，药店交给其侄掌管，继续进行经营。

中华人民共和国成立后，在人民政府的支持下，益元堂注入新的活力，取得飞速发展。1956年公私合营后，该店主要以营销为主，扩大经营范围，增加经营品种，年销售额达 30 多万元。原附设的加工饮片和生产丸散膏丹作坊分离出去，另建饮片厂和制药厂。1958 年，岫岩县医药公司成立，益元堂更名医药公司"第一门市部"，并转为国营。1985 年，根据改革开放的形势，为迎合人民群众崇尚老字号的意愿，继承发扬优良传统和特色，重挂"益元堂"牌匾。1993 年，该店在原址拆建，由原来的平房改为楼房，扩大营业面积，增添附属设施，开创新的局面。

凤城广盛恒

辽宁省凤城市广盛恒药房，始建于清光绪二十二年（1896），迄今已有一百多年的历史。创办人郭维新，原籍河北省。他因跨地区经营中药材来到凤城，觉得此地经营药业很有发展前途，遂迁来开办药房。取名"广盛恒"，寓意长久存在，并不断兴旺发达。当时凤城有5家中药房，而"广盛恒"规模大、职工多、服务好、声誉高，城内居民多来看病求药，四乡农民也纷纷慕名而来。

广盛恒药房在经营上，具有一些特色：一是注重医德，有钱无钱都能看病；二是实行医药结合，常设坐堂医生多达3名；三是可诊治多种病症，尤以内科、妇科、儿科、外科（痈疽、疮疡）见长；四是中草药炮制讲究秘诀，常随工艺不同药性亦异；五是配制丸散疗效好，甚受欢迎。其著名药品有主治肾阴亏损之头晕耳鸣、腰膝酸软、骨蒸潮热、盗汗遗精、消渴等症的六味地黄丸，主治命门火衰之肾虚腰痛、男子消渴小便多、女子转胞不得溺等症的金匮肾气丸，主治头痛眩晕、目赤耳鸣、咽喉肿痛、口舌生疮、牙龈肿痛、大便燥结等症的牛黄上清丸，主治心脾不足、气血两亏之形瘦神疲、食少便溏、病后虚弱等症的人参养荣丸，主治妇女气血两虚之体弱无力、月经不调等症的八珍益母丸。另外，二味拔毒散、冰硼散、活血跌打散、生肌化毒粉等散剂，也很有名气。

民国八年（1919），凤城辖区汤山城流行霍乱，蔓延迅速，染上有300余人。"广盛恒"店主郭维新带领伙计日夜配制浆水散、行军散和六合定中丸等10几种药品，无偿赠给患者服用，对控制霍乱取得良好的效果。民国二十一年（1932），凤城辖区东汤流行伤寒病，发病率达90%。"广盛恒"不以坐堂为主，而是行医至乡下，把研制的甘露消毒丹等药品无偿送到病人家中，使不少患者得到及时救治。

"九·一八"事变后，日本侵占我国东北凤城，广大人民掀起抗日热潮。日本军队为了控制邓铁梅领导的抗日义勇军所需的药品，强制实行中药、西药、医疗器械配给制，妄图扼杀抗日力量。面对这种艰难情况，"广盛恒"老板联络另几家药房，冒着生命危险，把自制的红伤药、中成药和从日本人那里购进的西药、医疗器械等，秘密地送到抗日义勇军处，使他们及时用上极为短缺的军需药品。这对打击日本侵略者，保卫国家和人民生命财产，起到很大的作用，受到当地人民的高度赞扬。

中华人民共和国成立后，在人民政府的支持下，广盛恒药房得到迅速发展，规模有所扩大，品种逐渐增加，服务水平不断提高。1955年，该药房率先响应国家号召，实行公私合营，与其他8家药房组建中医联合医院，成为社会主义医药机构。1956年，凤城建立药材公司，从中医联合医院分出部分原经营药房人员，重新恢复专营药业，多数药房改为新名，惟"广盛恒"仍然沿用老字号。改革开放的春风吹遍祖国大地，为"广盛恒"带来新的发展机遇和活力。随着凤城老城的改造，该药房拆除老式平房，建起一座新楼，面积达两百平方米，其中营业面积 100 多平方米。店堂宽敞明亮，药柜古色古香，前墙用棕红色大理石贴面，显得古朴典雅，内外相互协调辉映，标志着老药房欣欣向荣的景象，也为顾客创造了优美舒适的购物环境。在经营管理上，努力扩大经营品种，满足市场需要；保证药品质量，所有进货必须经过检验方能上柜，使顾客买上放心药；严格执行国家规定价格，即使紧俏药品也不擅自提价；坚持热心周到服务，来有迎声去有送语。由于该店工作出色，不仅受到广大群众赞誉，而且还获得市消费者委员会颁发的"消费者信得过单位"称号铜牌一块。

金州康德记

康德记药房，位于辽宁金州城区南大街中心部位，毗邻大连市区 30 公里，是一家具有 150 多年历史的老字号。截止 1956 年，该店由金州一家发展到大连、普兰店、瓦房店、庄河等整个辽南地区，共设 11 个分店，有 160 多名员工，日进出药材达千斤左右。据金州县志记载，它是该县最早的医药世家。

该店建于清咸丰二年（1852），由经验丰富的中医大夫康德富创办。始建以来，历经三代名医、四代相传。在长期经营中，该店始终坚持"济世救人""敬持仁术""勤求医训""心存慈悲"的祖辈遗训和传统医德。采取前店后厂的经营方式，选购地道药材 600 余种，如四川开县的贝母，安徽亳州的白芍，河北祁州的山药、牛膝等；自制中成药达两百余种，其中比较著名的有"灵通宝丹""牛黄定风太极丸"等。特别是凝聚几代人心血，研制成家传秘方"女介福"丹药。它由 32 味中药经过 18 次加工配制而成，主要成分有名贵的野山人参、东阿阿胶、佛手归、西藏红花，以及鸡冠花、木通等。对治疗妇女经带胎产妇科疾病疗效显著，深受广大妇女欢迎。销售面不仅覆盖东北三省，而且还漂洋过海，远销泰国、缅甸、印度尼西亚、马来西亚等东南亚国家和地区。

清末民初，金州、普兰店、庄河一带，在盛夏酷暑发生一场"大头瘟"，老百姓叫"窝子病"。其症状是：全身发热怕冷，头面红肿，两眼难睁。如果家中有人感染死亡，则全家几乎无一幸免。疫情蔓延之快，波及面之广，都是历史罕见的。当时，康德记与几家分店迅速联合起来，发扬"救死扶伤""济世救人"的高尚医德，采取"有钱看病""无钱赐药"的措施。积极配制"观音救苦丹"，具有清热解毒、疏风散邪之功能，对治疗此病效果很好。每天在各店门前广泛发药，免费医治，为穷苦百姓治疗大开方便之门，于是很快控制这场瘟疫，受到当地广大群众的普遍赞扬和好评。

多年来，"有病找康德记"，已成为当时人们广为流传的一句佳话。东北奉天省省长王永江，为表彰康德记药房，送来亲笔题写的一块"德记号"牌匾和一副铜制对联："德兼和缓活人术，记取黄农济世心。"岁月流逝虽近百余年，但"德记号"牌匾仍挂在店门上。

中华人民共和国成立后，康德记于1956年改为"公私合营康德记药房"，仍沿用多年的进药、鉴药、售药经验和方法，销售额不断增加。1960年，更名"金县医药公司"，其他几家分店也相继改成当地医药公司。

在改革开放和市场经济大潮中，在金州区政府、政协及卫生局领导的大力支持下，由康德记第四代传人、金州区政协委员、原金县医药公司主管中药师康洪源亲自出面，于1988年9月恢复历史悠久、卓有名望的"康德记药房"。该药房继续保持和发扬老一辈优良传统，经营讲究童叟无欺，药真价实；进药由老药师严格把关，以鉴真伪；售药先由调剂员抓好，再由老药师核对无误；看病认真，下药精确；并免费为病家煎送药物，以解决他们麻烦。尤其是在诊治肝炎、萎缩性胃炎、脑动脉硬化等疾病方面有独到之处，再次博得人民政府和广大群众的高度评价，南到大连、旅顺，北到营口、沈阳，前来求医问药者络绎不绝，老字号声誉更加远扬。

康德记药房由医药世家，世代相传，后继有人。其第五代传人康长春，已获国家首批执业医师资格，并且正在不断深造，为老字号的光荣传统得以延续，为祖国传统中医药走向世界，做出应有的贡献。

【史料拾珍】

阮玲玉代言"女界福"

20世纪20年代，大连金州康德记药房的主人康忠全结识了上海富商唐季珊，唐季珊当时的女友是红遍上海滩的阮玲玉，因此，阮玲玉登上了月份牌画，成为康德记的代言人，广告反响空前。

康德记药房兴起于清咸丰二年（1852），康家人从山东福山县（今属烟台）来到大连金州谋生。凭原有医术，取"康健民众，济世正德"之意创办了康德记药房。药真价实、扶危济难是康德记一直恪守的准则。据说，早年康德记在准备制作虎骨酒的时候，毅然拿出一定的资金到长白山买回一只东北虎，再将老虎囚在笼中上街巡游展示，围观群众新奇不已。而后，药店当众将老虎宰杀，以显示虎骨之真。

20世纪20年代中期，由康德记第三代传人康忠全、康忠国主持的生意进入鼎盛发展时期。当时，康氏已编撰成两部经典医书，集特效名方 300 多种，其中 23 种为自创药方。值得一提的是妇科良药女界福浸膏，该药 1927 年正式批量生产以来，由于疗效确切、迅速，很快赢得了口碑，并远销到日本、新加坡、马来西亚等地，正如史料记载所言："妇科圣药女界福仅四年之间，驰名中外，声振华洋。"

随着生意扩大，康家也开始涉足茶叶和纺织品生意，康忠全等人经常往来于东南亚等地。贸易过程中，康忠全与上海富商唐季姗相识，很快交往甚密。康忠全是聪明人，很快想到了明星的广告价值，何不请阮玲玉代言女界福呢？于是，在唐季姗的说合下，阮玲玉欣然同意了。随即，康忠全花费重金请到上海广告画的顶尖高手金梅生来特别绘制。金梅生在阮玲玉的宅邸为她绘制了肖像，并取名为《美女抱书图》，制作后所附的广告联语云：

最新发明妇女灵药女界福；惊天动地救人无数女界福。

这幅广告风行于大江南北，在一些报纸上也接二连三刊发；名媛、妙笔、良药，如此三位一体之作怎能不让康德记财源滚滚呢……

（《民国广告与民国名人·阮玲玉代言"女界福"与"可乐"》）

辽阳德顺钰

德顺钰药店位于辽阳市西大街 145 号，始建于清咸丰十年（1860）。最初是河南省武安市一位姓尹的人开设的，主要经营者是冯述唐、张捷山。当时有 5 间门市房，分中、西药两摊，兼营茶叶。有 2 名坐堂医生，小病柜台解决，重病医师处置。药店的后院设有切药、制药作坊，所进饮片必须挑选切削炮制。药店自制的丸、散、膏、丹达 150 余种，高档的有安宫牛黄丸、牛黄清心丸、回天再造丸，几元钱就可购一丸；低档的有天王补心丹、提毒散、拔毒膏，几分钱一服药。为了保证质量，制药选料十分考究，制药讲究细微，工序再多也不怕麻烦。在药品储备上，做到宁可备而不用，不可用而不备，以应患者急需。进货渠道主要是营口、沈阳等地。销售以柜台为主，兼营批发。20 世纪 30 年代末至 40 年初，东北各地疟疾大流行，危及人们的生命。当时特效药很少，德顺钰却研制出一种特效药"德顺疟疾丸"。该药由 20 多味中药材组成，组方严谨，由于疗效特别好，救了很多人的命，群众称其为"神药丸"，从早到晚买疟疾丸者络绎不绝，东北三省及外埠等地函购代销者甚多，供不应求。为了满足各地需要，药店当时雇用临时女工 15 人包装药箱。从此德顺钰声誉大振，在东北城乡产生了影响，经济上效益明显增加。因此该店又重修了药店洋式门脸，进一步扩大批发经营，在辽阳弓长岭区开设了德顺钰支店。

东北沦陷后期，日伪政权实施经济统制，成立"辽阳市药品统制组合"和"汉药统制组合"，统制医药市场，西药的阿司匹林、非那西汀，中药的当归、川芎等主要商品都统制起来，川、广、云、桂道地药材来源中断，几乎全部从日本运进药材，实行"配给"。"大和当归""洋川芎""洋黄连"等进入药店，鱼目混珠，以假充真，把汉药换成了"洋药"。日伪当局又实行了《价格临时措施法》，使市场萧条，工商业纷纷倒闭，大多数中药店先后关闭，剩下的德顺钰等 11 家药店被迫裁员减薪，勉强维持生意，弓长岭德顺钰支店也于 1945 年关闭。

中华人民共和国成立后，中药业开始复兴，德顺钰内部实行经济改组，变独资为合资。冯述唐、张捷山等掌柜的身份股变为钱股投入资本，壮大了企业经济实力，从业人员增至 12 人。经营特点仍然是前店后厂、批零兼营、柜台卖药、坐堂医看病，进货渠道以沈阳、天津为主，药店自行炮制加工。

1956 年，德顺钰实行了公私合营，店址未变，商号未变，独立核算，隶属市中药总店领导。合营时清产核定资金 11936.78 元，从业人员 11 人，原任经理冯述唐任德顺钰主任。合营后，经营结构做了调整，中药生产加工任务移交给中药加工厂集中加工生产，中药材收购、批发业务移交给中药批发站统一经营。德顺钰成为专业零售药店，集中精力从事经营与服务。药店职工继承传统有益的经营服务方法，扩大中西药经营品种，勤进快销，多进品种少进量，提高成方率。实行早开门，晚关门，方便顾客，增加代客加工丸散药、租赁用药器具等多种服务项目。企业管理方面实行日清月结，集中收款，勤俭办店，节约费用。1957年第一季度销售额17923元，费用率18.9%，利润2685元。合营后10年中，药店各项经济指标持续上升，药品价格稳定，服务质量年年有提高。

中共十一届三中全会以后，德顺钰恢复了老字号。1982年，辽阳市医药联合公司为德顺钰药店拨款3万元改造了门市房和内部设施。改造后，店容店貌呈现出一派欣欣向荣的景象，柜台商品陈列丰满、琳琅满目。文明经商、礼貌待客的风尚再度出现，店内分饮片、中成药、西药3个经营组，共有职工15人。为了保证品种齐全，该店制定了《经营必备目录》，收载必备饮片达500种、中成药280种、西药550种。在企业深化改革中，指标到组，任务到人，奖勤罚懒，功过分明，增强了职工主人翁责任感，坚持开展以"品种全、质量好、服务周到"为宗旨的优质服务活动，推动了企业发展。

辽阳天福堂

　　"天福堂"药店创始人严如渊，是走江湖卖药的出身。由老家浙江省慈溪县，经江苏、安徽、山东、河北各州府，逐步移动而到了辽宁省辽阳县，在东街摆一药摊，手中稍有积蓄。日久识浙江人沈姓、辽阳人马姓为友，于清乾隆三十七年（1772），在东街的今百货商店地址，租了2间门市房，合资开设"天福堂"医生铺，资金为300两。严如渊占3.5股，出资175两；沈姓1.5股，出资75两；马姓1股，出资50两。买卖只维持开销，到清嘉庆二十年（1815），铺子失火，沈姓、马姓股东全部退股，由严氏独自经营。当时仍然是医生铺形式，没有确定资金。逐年积累，由医生铺扩为药店，柜伙也逐步增多，于嘉庆末年正式立牌，资本多为辽钱19500吊，作钱股7.8份（提出8厘作为财神股，赢利作为药店发展资金。到清道光年间，在盖平城内分设"天和堂"药店，后来弟兄分家劈出），请万明义当经理。经营范围以栏柜为主，贩运南北药材为副。东北帮到上海采购药材，以万明义为第一人。于清光绪九年（1883）以辽钱2000吊，在辽阳北街分设"天福顺"药店，经理是刘玉樵，生意略有盈余。三年后，将盈利所得，连同原来铺底资金，重新立账，作钱股7份，资金为小洋7000元。到光绪二十九年（1903），日俄战争爆发前，市内药店多数关门避难，而万明义则带一部分店员看守药店未走，流弹打死切药工人一名。三天后俄军败退市内，秩序恢复。当时人药、马药需用至极，市内只有"天福堂"一家药店营业，应接不暇，销售额猛然上升，买卖盛极一时，三年时间，共盈利辽钱60万吊。自此以后，资金较为充足。于光绪三十二年（1906），与"天福顺"合资开设辽阳北街"福庆升"局店，资金为小洋4000元。民国三年（1914），与"天福顺"合股在沈阳大南关接兑"福寿堂"药店，资金为10500元，营业颇为兴旺。

迨至民国十年（1921）左右，军阀张作霖独踞东北，兵精粮足。为了扩张势力，连年战争，军费增加，兼之官吏贪污舞弊，奉票逐步毛荒，营业虽有利润，不足弥补货币膨胀。年初卖货，年底还钱，全年放钱卖货时计算，虽有巨利可图，还钱时补不上货物。民国十四年（1925）初，奉票1.80元可以换现大洋1元，到年末需要奉票60元，换现大洋1元，物价飞涨，民不聊生。于民国十六年底，与"天福顺"合资开没"福元兴"香铺，资金为2800元。民国十七年（1928），张作霖由北京回沈阳途中，在皇姑屯被日寇炸死。张学良继承父职，整顿钱法，发行边业银行大洋票，钱法暂时又告稳定，营业恢复正常。民国十八年（1929），与"天福顺"等合资开设营口"天福堂和记"药栈，作股3.5份，出资炉银17500两。在这一时间，买卖较为兴旺。

1931年，日本军队发动了"九·一八"事变。随着战争的持续进行，辽阳经济秩序遭到严重破坏，民不聊生，生意萧条，福庆升局店在1937年亏本停业。日本战败后，1945年8

月，沈阳"福寿堂"药店，因为无力经营，于1947年以4500元"金元券"出兑。辽阳"福兴元"药铺也于1947年亏本关闭。营口"天福堂"也因买卖亏损，内部捣乱，范围逐步缩小，人员由180人裁减到17人。从此"天福堂"生意外强中干，经营没有力量，只好坐而待毙。

1956年上级号召合营，天福堂走上了公私合营道路，人人得到安排，生活得到保障。

辽阳崇盛东药店

崇盛东药店于清同治元年（1862）创立在辽阳城内。创办者股东系河南尹姓、河北李姓、山西罗姓、辽阳两个李姓，计8名合伙而成的。资本金大概不能很多，因年久考察不清。那时期吃药的人是极少的，一年到头做不了多少生意，只是维持现状而已。虽然营业无大发展，但在经营上坚持性很强，经过长时间的克服困难，终于逐渐好转，并且渐渐地改变了经营方式，因门市零售不多，另行添设批发，专门搞当地土产药材。首创是比较困难，曾经派人到乡间向居民大宗收购药材，什么药什么样式，详细的解释，令群众广为采集，送进城来。而收到这种药材后，又进行适当的加工，这样才一年比一年营业增多，在收购上已有了一些基础。

对销售方向，初时先派外柜（即推销员）到东北各省、市、村、镇去推广。经过几年来的努力，凡是东北各地不论大小药店，多数都取得联系，有时不去人，但经常来信采购，这样情况很多。另外，还兼售各种茶叶，由此而营业逐渐发展，经济好转，在资金方面积累到7千元。并且先后在抚顺、辽中及辽阳小北河等地设立了分号，从此，营业才扩充起来。

在中华人民共和国成立前，营业虽然活跃，而钱法是不统一的，逐步毛荒，朝不保夕。

东北解放后，商业渐渐好转，逐步走向正规道路。1956年全部工商业走向合作化，人民欢欣鼓舞地向幸福生活的道路迈进。

铁岭义和堂

义和堂的前身叫人和堂，是王老茂、张老亭、田在心3人创办的。最初没有字号，仅有一个小药床子。清同治三年（1864），将药摊子搬到土房内，挂上了人和堂的牌子。开方子不收费，药价也比较便宜，大受农民欢迎。同治九年（1870）该店从大甸子迁到铁岭城内，并改名为义和堂。到光绪十六年（1890），义和堂的店员增加到三四十人，资金共达8万元。在20余年的经营过程中，义和堂从一个小药店，后来居上，压过当时在铁岭有几十年历史的广生堂、永源堂和万和堂等老药铺。

义和堂在经营上，开始以零售为主，随着营业的发展，到光绪三十年（1904）之后，转为以批发为主。每年都派人到各地大量收购药材，如将东北特产人参、鹿茸、细辛、防风、柴胡等，运往沈阳、营口转销关内各地。每年参加河北省安国县（祁州）药材交易大会两次，除卖出本地药材以外，并购进川、广、云、贵等地的道地药材。每年交易额达10余万元。

除大量收购、销售各种中药材以外，还利用代批、代销的方式，经营国内外各名厂出品的成药，如上海雷允上六神丸，德国拜耳药房的六〇六、九一四注射液，日本的大学眼药、老笃眼药、仁丹、达母膏及医疗器械等。经营国内外各名厂出口的成药，在铁岭周围各县义和堂最早，因此取得了一部分药的代批、代销的专利权。其他药店如想代销，必须经过义和堂的转批，否则是不能染指的。代批、代销方面的所得利润，在义和堂的整个利润收入中，占有相当可观的数目。

和堂经营的丸散膏丹、汤剂饮片，绝大多数是自己配制的。义和堂配制药品十分认真，原材料一律选用上等的药材，从不用次货顶替。每种药材制造的操作规程、精细配合、时间火候和分量，都有严格的规定，从不草率从事。如在收购药材时，要分春秋两季。在春前收防风、柴胡、黄芩等，因为这些药材以春季质量为最好。秋前收桔梗、五味子、马兜铃等。其他籽粒药材，也都按季收购，及时炮制，既不过迟也不过早。在选料方面，如牛黄丸，必用东牛黄或苏尖黄，挑选个大、柔软、色如蛋黄、气味清香者；买麝香也必选购名牌号如杜盛兴、协盛全等字号，杂牌货一概不用。对一般药材也一律精选，一丝不苟，如当归必用蜀归，川芎必用抚芎，茯苓要拣选白块，黄连必须把上边的针须毛刺全部清除。在操作过程中，派遣有经验的掌柜经常在旁监视，或参加操作。在炮制方面精益求精，有酒制、醋制、腌制、姜制、蜜制、面制、油制、乳制、土制、便制、米水制、炒、麸炒、炭、煨、抽心、去皮、去核、打霜、要心等。

从民国元年（1912）到民国十年（1921）的十年间，义和堂每年平均卖钱额在 50 万元以上，最高达到 120 万元；总店的人员多到 120 人。民国十年（1921）结账分红，共分现大洋 25.5 万多元。义和堂从民国元年到民国六七年间，在东北各地设分号 15 处，除了批发零售各种中西药品、医疗器械外，还经营日用百货、文具纸张、粮栈等。

民国二十年"九·一八"事变后，在日伪当局对民族工商业的摧残限制之下，义和堂及各分号出现了严重困难的局面，总店与各分店的联系中断，批发额减少了70%，零售额减少了40%，普遍出现了入不敷出的亏损现象。到民国三十年（1941）《价格临时措施法》发布后，义和堂总店和各分店遭到沉重打击，处于破产的边缘。到东北沦陷末期，已归并和关掉了11个分号，许多分号是卖了还债的。

1945年日本投降后，由于国民党官府横征暴敛，军警敲诈勒索，粮价昂贵，货币贬值，买卖难作，这时只剩义和堂总号一处，生意完全处于停顿状态，柜伙只剩下十几个人了。

1948年铁岭解放，义和堂药店在中国共产党和人民政府的大力扶持下，逐渐恢复营业。到1956年全行业公私合营，这个有一百多年历史的企业走上了新生的道路。

第三篇

温泉养生

卷二篇

武泉先生

校二篇

"马踏神泉"——汤岗子温泉

汤岗子温泉位于鞍山以南 7.5 公里处。古人常称温泉为"汤",而此地周围又有山岗子,便名为"汤岗子"。

汤岗子温泉历史悠久,传说上古时代后羿在东海岸边游猎骑射,一支神箭飞向对岸的丘陵腹地——汤岗子。箭落地穿,随之热水如注,冲天喷出数丈有余,带出漫天沙土热气。箭落地点即钓鱼台湖。沙土热气数千年喷涌,数千年堆积,形成今天著名的汤岗子温泉与亚洲唯一的热矿泥。此为汤岗子温泉、矿泥形成的最早传说。

据《海城县志》记载,其早在唐朝贞观十八年(644)即被人们发现并利用。相传唐太宗李世民东征高句丽时,曾在此"坐汤"(沐浴),并医治伤兵。天会八年(1130),金太宗也慕名前来沐浴。辽金时期在此特设汤池县。明代曾立碑称此地为"名池秀峰之域"。清朝乾隆皇帝北上祭祖三次路过此地,并驻辇洗浴,汤岗子铁路西侧、娘娘庙山南侧曾修有"御道"。明清以后,"筑室其上,沐浴者络绎不绝"。19 世纪以来,日、俄帝国主义者你争我夺,先后建立"玉泉馆""乐山庄""对翠阁""清林馆""大广间""中广间"等,为侵略者所享用。1921 年,东北军阀张作霖在此建"龙泉别墅",设有大小浴池多处。日满统治时期,又建"龙宫温泉"为伪满傀偏王朝御用之所，20世纪30年代初，末代皇帝溥仪曾两次下榻温泉旅馆，"龙宫温泉"四字至今犹存。如今，汤岗子有"亚洲著名温泉"和"亚洲第一泥"的美誉。

汤岗子地区原有18处温泉，泉水从地下花岗岩裂隙中涌出，每日涌水量达1000多吨，水温57~72℃。目前温泉泉眼已被人工修筑的管道代替。泉水清澈透明、无色无味，含氧、氟、二氧化硅、钠、硫酸盐和氮气等20余种微量元素，对人体有抗炎、止痛、改善血液循环、恢复肌体及关节功能和调节免疫等功效。特别是水中还含有氡气（一种具有微弱放射性的惰性气体，是镭在衰变过程中的产物），具有较高的医疗价值。

除泉水外，汤岗子还有迄今为止亚洲唯一的温度高达45℃的湿润泥土。据国家地质部门考证，热矿泥是数亿年前的火山爆发形成的火山灰的沉积物，经过近亿年的温泉滋养和理化作用而形成的。热矿泥颗粒均匀、柔软细腻，对治疗风湿、类风湿、关节病、神经衰弱、软组织损伤及解除疲劳等有奇特的疗效。

【史料拾珍】

古时候，海州城北的一个村子里。有一个状元出身的财主，叫李文泉。一天，正是他六十大寿。铁拐李受七仙之托，从天上王母娘娘的瑶池灌了一坛仙酒，下凡来到这个村子，为李状元拜寿。铁拐李一步一瘸地走到李府门前，只见人们出出进进，好不热闹。他捧着仙酒坛，夹在人群里跟着向里走。把门的家丁看到有一个破衣烂衫的瘸子硬往里闯，以为是要饭花子，就拦住不让进。

铁拐李高声说："我是特来为你家状元拜寿送寿礼的。"把门的家丁说："老爷有话，穷人家的贺礼一概不受。你这人还能拿什么贺礼？要讨酒吃等开过酒席再来吧！"铁拐李也不与把门的家丁搭话就往里走，把门的家丁拦住他，两人争吵起来。

院子里的一些家丁听到外面吵吵嚷嚷，就急忙跑到门口来，一看是一个要饭花子，就挥拳向铁拐李打来。就看铁拐李轻轻地吹了一口气，十几个家丁都趴下了。这时候，李状元正在厅堂里陪着客人，听到外面争吵声，忙出来察看。只见一个拐脚要饭花子正和家丁们对打，忙喝住家丁住手。铁拐李一见是李状元出来了，把拐杖向天上一丢，化成一条白龙，向村外飞去，铁拐李也抱起仙酒坛就走。李状元大吃一惊，这不是铁拐大仙吗？忙向前作揖："不知大仙驾到，小老儿有罪有罪！"铁拐李不理睬李状元，只顾一拐一跛地朝村外池塘走去，李状元就在后面追赶。大仙来到池塘边，举起了仙酒坛，就投进池塘里了。酒坛落处，水花四溅，立刻成了一个深潭，一个个泉眼，冒着热气往外喷水。这时，一条白龙从泉水中飞起，铁拐李跨上白龙，转眼便无影无踪了。

李状元一看这泉水，热气腾腾，无色无味，清澈透明，就跳进泉水里洗浴起来。说也奇怪，李状元洗一洗头，头发乌黑发亮；又擦拭一下身子，身子骨也感到舒服。李状元洗浴一会儿，觉得自己变得年轻、更有精神了。爬上岸，众乡亲和家丁们正好赶来，看到李状元和以前不一样，更健壮了，没有一个不惊奇的。

第三篇 ❖ 温泉养生

313

　　这时候，李状元把刚才追铁拐大仙来到池塘边，大仙驾龙飞去，自己跳进泉水中洗浴的事当众一说，众乡亲也都跳进去洗浴一番，有小病小灾的也都洗好了。这样，一传十十传百地传开了，说娘娘庙山下池塘变成温泉了，是铁拐李大仙来替人们治病的，不管什么病，一治就好。这事越传越神，越传越广，来治病的也越来越多了，汤岗子温泉就越来越出名了。

　　（王春贵《鞍山故事传说·名物故事传说·汤岗子温泉》）

"五龙神水"——五龙背温泉

　　五龙背温泉位于丹东市西北郊 25 公里的五龙山下，因地处五龙山背而得名。

　　五龙背温泉历史悠久，早在 651 年左右，就有人在温泉中野浴浣洗，唐代渐有名气。传说唐代有个孝顺的媳妇，天天到冰河上砸个窟窿，用冻肿的双手为瘫痪的婆婆洗涮脏衣裤。她的孝心感动了神灵，便使她洗衣服的地方源源不断地涌出温泉。妇人见状大喜，就天天用温泉水给婆婆洗浴，谁知婆婆的病竟然渐渐地好了。从此，温泉声名大振。清朝时温泉已成规模。

　　日俄战争时期，日军利用温泉治疗伤兵。日俄战争结束后，一日本浪人经过此处，发现该地温泉，便找到该地主人孙姓家里，交四十元日币，强行购买。但这名日本浪人并未停留，他走后不久，又有两名日本人交款购置这块地方，不久也离开这里。后来，这块地方落到于姓手中，于姓便将这块地方卖给安奉铁路（今沈丹铁路），由日人庵谷氏出面经营，修筑五龙阁，内设本馆、保养馆、俱乐馆，接待前来沐浴、治疗的游客。安东（今丹东）、凤凰城（今凤城）、奉天（今沈阳）等地居民纷纷前来五龙背温泉沐浴，五龙阁前人来人往，川流不息，温泉营业极其兴旺。后来，又陆续建成水明庄、龙泉庄两座温泉浴池，设备虽然不及五龙阁，但票价低廉，前来沐浴者络绎不绝。1947 年 6 月，由东北民主联军改造成疗养院，朱德、叶剑英、聂荣臻等党和国家领导人曾来此视察。1948 年 12 月 1~6 日，郭沫若、马叙伦、许广平、沙千里、宦乡等 30 余位民主人士，参加第一次全国政协会议，路经安东时到五龙背温泉洗浴，郭沫若浴后喜不自胜，泼墨挥毫，慷慨赋诗，使久负盛名、誉满天下的五龙背温泉更具魅力。

五龙背温泉分布在五龙河的南北两岸，不仅四季喷涌，而且水质细腻如脂，水色淡绿似玉，无异味。五龙背温泉属高温温泉，水温最高时可达 69℃，含有钾、钠、钙、镁、铁等 40 多种矿物质，对人体运动系统、循环系统、消化系统、呼吸系统、皮肤等的慢性疾病，都有理想的治疗和保健作用，被誉为"五龙神汤"。

【史料拾珍】

在安东县西北四十里五龙背村，安奉铁路五龙背车站附近。为中性盐类泉，硫酸臭味绝少。地势平坦，四时涌出，色透明，原温度五十三至五十九，入浴温度四十五至三十八。最初无人经理，附近居民随意入浴。日俄战争期间为日军伤病者疗养场，专供军用。其后，安奉铁路设站于此，为日人庵谷氏所经营。建筑男女浴室兼设旅馆招待浴客。由安东乘车往浴者，有往复车票，日金五角。营业极其发达，附近有华人经理温泉室一所，设备不及日人之整洁，而价值较廉，华人入浴者亦多。

（《安东县志·卷一·疆域志》）

翼翼五龙背，溶溶涌沸泉；伤痍愈战士，憔悴润莲田；树待春光发，人期凯唱旋；我今真解放，尘垢脱如蝉。

（郭沫若《蜩塘集·北上纪行》）

烟囱林立望安东，畅浴温泉跨五龙；东北人民新血汗，化将地狱作五宫。

（郭沫若《七绝·畅浴》）

"天井圣水"——兴城温泉

兴城温泉古称"汤泉",源于挺拔峻秀的首山脚下,位于古城和海滨之间,沸沸扬扬,被明代诗人唐果形容为"泉如烂手羹初复,地不燃薪气自腾",是久负盛名的"圣水"。据史料记载,兴城温泉发现于唐朝初年,距今已有1300多年的历史。早在辽代,温泉水即被开发利用。明代温泉上修建了汤泉寺和致爽亭,明朝诗人徐景崇曾作诗"万古温泉水,百年几度游。炎流从地发,暖气欲天浮。风过亭台爽,山还景物幽,自怜多病害,不是濯缨嶹"赞美。清代曾在汤泉寺内设男女浴池,以治疾病。"温泉天井"为兴城八景之一。1920年,张作霖在汤泉寺旧址上,以天然矿泉中最大的一孔"天井"为中心修建了一座温泉别墅,井内热气腾腾,雾气终日不断,并有"汤沙垂钓""温泉漾碧""湖泊采莲"三景,使汤泉成为兴城的一大胜景。

兴城温泉得天独厚,不仅在于它在地质构造上处于东西向的要路沟——锦西断裂带上,还在于它亦处在南北向阜新-锦州断裂带的南端,受两条大断裂的影响,兴城中心地带的温泉就有12眼之多,日出水总量约达两千吨。兴城温泉泉水清澈透明,水温56~72℃,属于高温弱碱性食盐矿泉。泉水中含有钾、钠、钙、铵、硫、镁等多种矿物质,还含有一定数量的放射性元素氧和镭，是全国为数不多的氧泉之一。

兴城温泉具有很高的医疗价值，氧可渗过皮肤或通过呼吸道、消化道进入血液，以促进肌体的新陈代谢，增强免疫功能，并有镇静止痛、消炎和脱敏等疗效，对风湿性关节炎、皮肤病、高血压、神经衰弱、慢性妇科病、胃病等 10 几种慢性病及外科术后恢复具有较好的疗效。据说，温泉还有解酒之功效。现在兴城温泉已被广泛利用，温泉水疗已成为兴城 50 余家疗养院必不可少的康复保健手段。

【史料拾珍】

天开一鉴近城隅，鳌出汤池入画图。暖气浮空轻散雾，灵泉涌上乱腾珠。石鲸吐出波犹沸，暗砌通来春满肤。道是沉疴能尽涤，穷愁郁郁可能苏？

（清·张棥《宁远温泉》）

从前兴城东面有个柳庄，庄里有母女两人，母亲和许多乡亲身上长了疥疮，医治不好。一天，女儿柳枝上山采药，路上遇一病倒在路的老太太，柳枝将老太太背回家，和母亲住在一起，细心服侍。三天后，老太太病好了，送给柳枝一个瓶，叫她到山上取圣水，为其母亲治病。柳枝取来圣水．母亲的病果然一洗就好。这事叫县官知道，要柳枝把宝瓶献出，柳枝不肯，将宝瓶埋入地中。县官令人挖地，挖了个大坑，突然，宝瓶冒出一股热水．把县官烫死。从此，这里留下一个温泉。

（鲍克怡《熟读江山万里图·辽宁·兴城温泉》）

第三篇 ✤ 温泉养生

"东北第一泉"——熊岳温泉

熊岳温泉位于盖州市熊岳城东南白旗村，东靠青龙山，南临熊岳河，北依望儿山，占地面积 1.8 平方公里。熊岳温泉历史久远，早在唐代就开始利用泉水活络与健身。清光绪三十四年（1908），日本人在这里建浴场。"九·一八"事变后，关东军曾在这里设疗养院。中华人民共和国成立后，熊岳温泉回到人民手中，建立了熊岳疗养院。

熊岳温泉出露在古老变质岩中，受断裂构造控制。水由近南北向裂隙涌出，经第四系冲积砂砾层流出地表。泉水日夜喷薄而出，四时不竭，日涌水量最高达 3000 吨，水温最高达 84℃。泉水无色透明，pH 值接近中性，味微咸，属高温、低矿化度的氯化物的硫酸盐泉型热矿水，富含多种有益人体健康的矿物质元素，有促进新陈代谢、改善心血管功能、调节内分泌、提高机体免疫力等功效，对于运动系统、神经系统、新陈代谢和内分泌系统疾病及妇科疾病，都有较好疗效，长期沐浴可以强身健体。

熊岳温泉矿泉水的固体含量在 1054mg/L，水中的钾、钠、硫、氟等各种矿物质含量十分丰富，经辽宁省矿泉水鉴定委员会权威鉴定为"高温医疗矿泉水"，并以水温高、水量高、矿物质含量高而闻名全国，被誉为是"东北第一泉"。

1972 年，熊岳地热的科学利用试验研究工作正式开始；1977 年 11 月 22 日，以氟利昂为工质的地热发电试验一次并网成功；1978 年 3 月 20 日获全国科学大会奖。1982 年完成了以地下低温热水发电为主要内容的阶梯式综合利用系统，地热利用率达 55.8%，居全国 8 座地热发电站首位。

"金宝地沸汤"——龙门汤温泉

龙门温泉又称"龙门汤",位于瓦房店市许屯镇龙门汤村,是瓦房店市唯一地表有渗泉的地热资源。据记载,龙门温泉已有五百年的历史。很久以前,这里的人就对温泉进行了有效的开发和利用。当地曾有谚语:"龙门汤金宝地,沙子滩冒热气。"起初,人们在会冒气的沙子土里挖出了滚滚而出的热水,于是就挖一个水坑进行洗浴,至今龙门汤村的人们还保留着原始露天野浴的习俗。

关于"龙门汤"的由来,相传一高姓大户无子嗣人家梦见赤龙腾空,告知,与妻河中同浴可得子。试之,发现昔日冰凉的河水竟如沸汤。而后果真得子。为纪念腾龙送子,故命名此地为"龙门汤"。不过,据史料记载,龙门汤真正得名是,清末年间,有一户人家在家住的平房前修建木制的小牌楼一座,从楼门向北望有一座塔,因而此塔取名"楼门塔"。牌楼门前的河流淤地有一处温泉,因而得名"楼门汤",后改称"龙门汤"。

龙门汤温泉热水点于第四系冲积层中,北有花岗岩体,南有片麻岩及花岗岩脉出露,处于北北东向断裂和东西向断裂的交汇处,属深部构造裂隙水。其泉水的温度达71℃,属高温热矿泉，日出水量可达 3000～5000 吨。水质酸碱适宜，是淋浴健身、医治肤疾、舒筋活血的天赐琼浆。水中还含有锰、铜、铁、硒、锌、锂、铜等 10 余种微量元素，对于医疗皮肤病、关节炎、调节神经中枢功能有特殊功效。

"高氡第一泉"——汤河温泉

汤河温泉位于辽阳市弓长岭区柳河村，原名"柳阿温泉"，又称"柳河汤"，因此地有柳河而得名。

据史料记载，公元598年，隋文帝东征高句丽时梦游汤河温泉，与仙子同浴温泉，题名仙女湖并梦后题诗。公元645年，李世民御驾亲征，经辽阳城南马首山（今首山）并抵达伪水（今汤河）兵困马乏，将士见一热泉涌出，蜂拥而至，用木盆接此水沐浴，浴后乏意尽失、精神焕发。唐王即命众将士在此地打造一井，后人称为唐王井。公元960年，陈抟老祖云游至辽东，落脚白云山朝阳洞，重修唐王井，以八卦方位筑八角井，用其水烹茶，后人称之为"八宝琉璃井"，其泉民间亦称为"老祖泉"。明朝某诗人来到汤河温泉淋浴后，精神振奋，疾病顿除。于是挥笔写下"万世温泉水，百年几度游。炎流从地发，墩地从天浮"的美句。清太祖努尔哈赤于天命六年定都辽阳，曾多次到汤河温泉洗沐。康熙皇帝巡视辽东时也曾到汤河温泉，并写下了"肃将轩驾到辽阳，暖日晴薰百草芳"的诗句。

汤河温泉日涌水量达4700吨，水温72℃，其含有的化学成分按我国医疗矿泉的分类，属于第一类高氡泉、六类硅酸泉、八类硫酸盐泉、九类氯化物泉，系具有较高医疗价值的综合性矿泉。汤河温泉是我国和世界上珍贵的高氧、弱碱性、高温含硅的复合矿泉。其最高含氡量达每升 6845 贝可，在我国 3000 多处矿泉中含氡量首屈一指，世界第二，被誉为"高温氡水甲天下，名誉中国第一泉"。高氡泉对风湿性关节炎、慢性脊椎炎、糖尿病、早期高血压、冠心病、牛皮癣等有较好疗效，同时对于癌症和良性肿瘤等疾病也都有较好的医疗效果。

距温泉区不到 300 米的柳河村还有一股冷泉，泉水清澈见底，蜿蜒北流，潺潺成溪，四季奔泻，汇入汤河。冷泉、温泉同时兼有，是汤河景区耐人寻味的自然景观和难得的疗养条件。冷泉是灰岩、裂隙岩溶含水层的天然露头，日涌量 200 立方米。泉水属低矿化重碳酸钙钠型，无色透明、无味，水温 15℃，含多种化学元素和正负离子，是一种优质的清凉饮料。

"御赐"热汤——温泉寺温泉

温泉寺温泉位于太子河曲山弯之处，南距本溪水洞 5 公里，西距本溪市区 39 公里，东离本溪县城小市镇 8 公里，是一处著名的风光旖旎的疗养胜地。

顾名思义，温泉寺是先有温泉后有寺，寺因温泉而得名。乾隆时期碑文载："沈郡（今沈阳）东南百八十里，沟儿汤温泉寺存焉"。沟儿汤又名"狗儿汤"，《东三省古迹遗闻》记载了"狗儿汤"得名的缘由。传说清太祖努尔哈赤年轻时，经常带着他的爱犬到这一带狩猎，后来爱犬浑身生满疥癞，百般治疗，均不见效。忽有一日，爱犬不见了，努尔哈赤急忙派人四处寻找，后来发现爱犬卧在沟儿汤的热泉之中泡痒。几天之后，爱犬身上竟然皮毛一新。努尔哈赤非常高兴，当即就将沟儿汤命名为"狗儿汤"。

温泉寺温泉开发利用已有近四百年历史。《奉天通志》载："寺前有温泉，曰狗儿汤，有冷热之泉，同时涌出，混成温水，适于澡雪，泉周礱石为池，远近来浴者，接踵于途。"明天启六年（1626）正月，清太祖努尔哈赤率大军进攻宁远（今兴城）时，被红夷大炮打伤，败退回来。为治疗炮伤，曾在这里进行温泉浴。此后，温泉一度被封禁。康熙三十七年（1698）《重修温泉寺碑记》载："浴之能祛病，故远近有病者就而浴之，果不药而瘳者亦甚伙。""就此而求疾之瘳者，亦徜徉而汤愈。"乾隆二十二年（1757）《重修温泉寺碑记》载，重修后的温泉寺有"汤房三间"，即"有病者就而浴之"的洗浴间，这大概是温泉建有浴疗设施的最早记录。

温泉寺温泉恒温 44℃，每日最大出水量 470 吨，属硫酸钾钠型、含钙离子、弱碱性、弱放射性、低矿化度热泉，对各类关节炎、风湿症、四肢麻木、神经炎及各类皮肤病等均有治疗作用。

"圣泉神水"——东汤温泉

东汤温泉位于凤凰山之东，瑗河之旁，距离市区 30 余公里，在东汤镇所在地的西山脚下，人称东汤温泉，这里的温泉四季喷涌，是辽东著名的温泉之一。

据资料记载，东汤温泉发现于唐朝初年，据今 1300 多年，传说唐王征东时，大将薛仁贵的兵士，曾在东汤洗浴，以壮士气和军威。清初康熙皇帝曾亲笔御书东汤温泉为"圣泉第一"。光绪年间，因沐浴此泉能治多种疾病，当地百姓修筑庙宇以示纪念，众颂东汤温泉是辽东"神水""东北第一泉"。

在东汤镇的吴氏（巴尔虎蒙古族）家谱里有这样一段记载："康熙五十九年，世祖携家眷至此。见有两泉热水外溢，涓涓细流汇成小溪，十冬腊月，河水不结冰。"这种奇妙的自然现象和这天然热水给先祖生活带来的好处，便使吴氏先祖决心在这里定居下来了。很有可能这就是在东汤这块荒野中的第一户人家。

至于把温泉当成神水医治疾病，东汤有一个沿袭已久的传说：乾隆年间，久雨不晴，许多人得了腰腿疼的毛病，百姓们愁得吃不好、睡不好。一天，来了一个神秘的胖和尚，粮米不要，钱也不收，嘴里念叨着："圣水泉中流，生病何须愁。道理自己悟，天机不可漏。"大伙揣摩悟出了意思，喝泉水，洗身子。没过多久，得病的人都好了。神水！天赐的神水！温泉水能治病的消息由此传开。乾隆二十五年（1761），乡人集资在温泉旁建起"圣泉寺"，并将乾隆皇帝亲笔御书的"圣泉第一"作为庙门横额，并配联："人间圣泉独一处，世上神水无二家。"乾隆四十一年（1777），"圣泉寺"扩建了第二层大殿。咸丰年间，除重修大殿外，又在两厢建起了廊房，同时用凿成的十六根大石条将两处温泉围护起来。民国时期，又对其深挖，并建草屋两间，分为男女浴池。从此，东汤温泉便成为人们的水疗场所。

东汤温泉的综合质量在东北数最，医效最优。其水质清澈柔滑，洗浴温泉，有舒筋活血、消除疲劳、轻松快活之感。该泉井深1.5米，水量丰富，24小时涌出量为1500吨，水质为重碳酸、硫酸盐弱碱钠型高温泉水，水温高达78℃。水中含有5种阳离子（钠、钾、钙、镁、铁）、5种阴离子（氯、硫酸根、碳酸根、碳酸氢根、氟），水无色透明，有碳酸气味，含氟较高，并有小量放射性元素氡等，具有舒筋活络、祛风散寒、调节神经、改善功能、消炎止痛、解除疲劳之功效。实践证明，东汤温泉对各类风湿、良性关节痛、神经炎、神经衰弱、妇科疾病、手术后恢复期效果较好，尤其对对风湿症、关节炎、皮肤病和外伤后遗症疗效更为显著。

"矿泉之花"——热水汤温泉

热水汤温泉位于凌源市城北 16 公里的万元店镇热水汤村，四周群山环抱，风景秀丽，是疗养与旅游胜地，被誉为"神水山庄"。清朝时，凌源县官哈达清格在所著《塔子沟纪略》中写道："塔子沟西北 30 里，有热水汤泉在平地之上。其泉昼夜源源不绝。泉眼六处，冬夏温热。远近蒙古人民，借以洗濯。询之老者，咸称：濯此泉水，可以祛瘤疾，疗疮疥，健精神。是以附近蒙古于汤泉之上，建板房数间，以为休沐之所。"

凌源热水汤自唐代就已被开发利用。相传唐朝"开元盛世"年间，唐玄宗携杨贵妃处理朝胡库英奚战乱，曾到过此地，洗过温泉澡，并赐银修建"老爷庙"。庙门匾额上书"兹云常护"四字。宋辽时，凌源温泉叫神水馆，唐宋八大家之一的苏辙路过凌源（当时叫榆州）时，曾写过《奉使契丹二十八首》，其中第十三首为《神水馆寄子瞻兄四绝》，这神水馆就是凌源温泉。《元一统志》称凌源热水汤温泉为乌尔哈泉。当年，元朝在这里建有兴教寺、重阳观、浴室寺、大清观等庙宇，乌尔哈泉曾经名盛一时。清朝康熙出访此地，洗浴温泉澡，并赐联"宝地灵泉热水汤，能治百病胜八方"，热水汤因此而得名。清雍正年间建瓦房汤池 12 间，修建热水神庙、石砌汤池 72 个，名称有种水泉、圣水泉、观音泉、太阳泉、老君泉、玉液泉、明清泉等。战乱年代，汤池庙宇遭到破坏，中华人民共和国成立后重新修建。

热水汤温泉为天然矿泉，是全国八大名泉之一。温泉热源产生于火成岩层中，矿化度 1~2g/L，是较深部的循环水（距地表约 1200 米以上），按北西、南东两条破碎断裂带，出露于西支山间沟谷交汇的三角地带。温泉范围东西宽 300 多米，南北长 450 多米，大致呈南北向延长的葫芦状。泉水属重碳酸、硫酸、钠型水，无色、无味、无嗅、透明。出水温度为 47℃，水温恒定，含有钾、钠、氯、钙、镁、氟、氡、锌等多种元素。出水量每日为 2592 吨，开采量每日为 900~1100 吨。该温泉已被列为国内一类矿泉，具有散发肌表、舒筋活血、止痛消炎等医疗作用，对治疗风湿症、肠胃病、神经衰弱症、皮肤病、妇女病、关节炎、坐骨神经痛及外伤后遗症等疾病均有疗效，特别是治疗风湿病，有效率在 95% 以上，在国际上称之为"矿泉之花"。

【史料拾珍】

夜雨从来相对眠，兹行万里隔胡天。试依北斗看南斗，始觉吴山在目前。

（北宋·苏辙《奉使契丹二十八首·其十三·神水馆寄子瞻兄四绝》）

"亚洲第一神水"——安波温泉

安波温泉位于普兰店市北部的安波镇，是我国已经开发利用的温泉中规模较大的一个。据《钦定盛京通志》记载"复州城东百二十里有安博罗山"。"安波"当系"安博罗"之谐音，温泉也因此为名。"安波温泉"是复县"八大景"之一。《复县志略》称："泉眼沸如汤，不敢染指，稍远凿池引别水参之始可浴。严冬季节，热气沸沸扬扬，近岸数丈无冰雪，芳草萋萋。土人结庐其上以为沐浴之所。"古人有诗写道："天开汤谷千秋暖，人到灵溪万滤清。"由于"患风湿癣疥者一洗即愈"，故被当地人称为"神泉"。

关于安波温泉，历史上曾有一个美丽动人的传说。在很早以前，安波这里风调雨顺，人们过着丰衣足食，安居乐业的生活。可不知打哪来了一个吃人的妖魔，要百姓给他上供，每月得给他送去一对童男童女。人们舍不得亲生骨肉，宁死也不上供。妖魔大怒，便施法术，一连几月不下雨，大地干得裂了缝，井水露出了底儿，树木、花草和庄稼都枯死了，人们死的死，逃的逃。玉皇大帝知道这件事后，便派小白龙前去降雨。小白龙领旨后便腾云驾雾往安波而去。当小白龙快要到安波时，忽地被那妖魔拦住了。妖魔喝道："小白龙！你来做甚?"小白龙说："我奉了玉皇大帝之命，前来降雨。"妖魔一听，狞笑着说："这里是我的天下，不许你降雨！"小白龙见妖魔蛮横无理，气愤地说："畜生！你残害生灵，作恶多端，待我降完雨回天宫禀报玉帝，定降罪于你！"妖魔一见气坏了，张牙舞爪地扑上前去，恨不能一口吃掉小白龙。小白龙不甘示弱，奋力应战。战了十几个回合不分上下，小白龙想：我不能跟他再战下去了，再战，就要耽误降雨的时辰。想到这里，小白龙使劲往上一蹿，钻进云里，摆脱了妖魔，奔向安波。妖魔一见小白龙走了，便随后追赶。小白龙来到安波上空往下一看：大地干得裂了一道道口子，地里的庄稼一片枯焦；人们携儿带女四处逃荒，遍地一片哭声。小白龙不忍心看下去，忙摇头摆尾，呼风唤雨。正在这时，那妖魔赶到了，施展法术阻止小白龙降雨。小白龙急坏了，他想：如若再不给人间降雨，这一带生灵就难保了。为了拯救人间的苦难，小白龙不顾一切，一头扎到地上，"轰"的一声巨响，飞沙走石，地上出现一个大坑，清凉凉的泉水咕嘟咕嘟直往外冒，不一会儿，坑里的水就满了。有了泉水，人们又有了指望，久旱的大地很快恢复了生机。那妖魔满以为小白龙扎到地上撞死了，没想到他给人间送去了甘泉水。他一气之下，就往水里喷热气。于是，清凉凉的泉水变成了滚烫的热水。玉皇大帝知道了这件事，急忙派太上老君下凡，把妖魔收入宝葫芦里，放到八卦炉里炼化了。从此，安波一带才过上太平日子。从那以后，这里留下了两股滚烫的热泉，分南泉和北泉，又因为是热水，人们都叫它汤，通称南北汤。叫到后来，叫成了安波汤。

经国家地质部门和联合国专家鉴定，安波温泉的理化性质极佳，其物理性质无色透明，微具硫化氢味，最高水温73℃；

化学成分含可溶性硅酸，高氟重碳酸，是属高温的重碳酸、硫酸根钠型淡水泉。安波温泉的治疗作用广泛，水中含有 20 多种对人体有益的物质，且氟含量高于一般地下水，洗浴时可获得综合治疗的功效，对风湿、脉管炎、神经痛、皮肤及妇科炎症等 36 种慢性病有明显疗效。据不完全统计，以温泉为主的综合治疗总有效率达 94.6%，被誉为是"亚洲第一温泉"。

参考文献

［1］年希尧．年希尧集验良方［M］．于永敏，主校．沈阳：辽宁科学技术出版社，2012

［2］（清）庆云阁．庆云阁医学摘粹［M］．彭静山，点校．沈阳：辽宁科学技术出版社，2011

［3］张奎彬．张奎彬医学引阶［M］．于永敏，主校．沈阳：辽宁科学技术出版社，2013

［4］庞敏．高愈明温疹溯源［M］．沈阳：辽宁科学技术出版社，2015

［5］于永敏．高愈明伤寒论溯源详解［M］．沈阳：辽宁科学技术出版社，2014

［6］赵鸿君，张存悌．话说国医辽宁卷［M］．郑州：河南科学技术出版社，2017

［7］景仰山．景仰山医学三书［M］．张存悌，杨洪云，点校．沈阳：辽宁科学技术出版社，2012

［8］（清）徐延祚．铁如意轩医书四种［M］．朱鹏举，傅海燕，赵明山，校注．北京：中国中医药出版社，2015

［9］于永敏．辽宁医学人物志［M］．沈阳：辽沈书社，1990

［10］齐宝山．辽宁省蒙医药志［M］．北京：中国国际广播出版社，2008

［11］《东北人物大辞典》编委组．东北人物大辞典［M］．沈阳：辽宁人民出版社

［12］李文岚．中国的达·芬奇——年希尧［J］．大科技（百科新说），

2011, (2)：56-57

[13] 赵法新．中医文献学辞典［M］．北京：中医古籍出版社，
2000：124

[14] 陈可冀，周文泉．中国传统老年医学文献精华［M］．北京：科学
技术文献出版社，1987

[15] （清）年希尧．集验良方［M］．刘振远，才慧珍，点校．北京：中
医古籍出版社，1991

[16] 贾维诚，贾一江．中国医籍志［M］．北京：中国医院管理杂志社，
1983：298

[17] 陈荣，熊墨年，何晓晖．中国中医药学术语集成·中医文献（上
册）［M］．北京：中医古籍出版社，2007：305

[18] 刘德仁，杨明，等．中国少数民族名人辞典（古代）［M］．成都：
四川辞书出版社，1989

[19] 谢启晃，胡起望，莫俊卿．中国少数民族历史人物志第一辑（科
技文化人物）［M］．北京：民族出版社，1983

[20] 南炳文，何孝荣，陈安丽．明代文化研究［M］．北京：人民出版
社，2005

[21] 李迪．中国历史上杰出的科学家和能工巧匠［M］．呼和浩特：内
蒙古人民出版社，1978

[22] 崔箭，唐丽．中国少数民族传统医学概论［M］．北京：中央民族
大学出版社，2007

[23] 李玉安，黄正雨．中国藏书家通典［M］．北京：中国国际文化出
版社，2005

[24] 隋国庆．一位市长眼里的中医［M］．长沙：湖南科学技术出版
社，2013

[25] 王国礼．胡万魁［J］．中医函授通讯，1982，5：13

[26] 曹瑛．清末辽宁籍医家徐延作及其医学贡献［J］．中医文献杂志，

2010, 3：46-48

[27] 朱鹏举, 傅海燕, 赵明山. 清末民初医家徐延祚其人其书考 [J].
浙江中医杂志, 2016, 51 (3)：218-220

[28] 王全利.《医医琐言》价值再评价 [J]. 山东中医药大学学报,
2014, 38 (3)：252-253

[29]（清）孙星衍. 神农本草经 [M]. 呼和浩特：内蒙古人民出版
社, 2006

[30] 曹殿举. 吉林方志大全 [M]. 长春：吉林文史出版社, 1989

[31] 段逸山. 中国近代中医药期刊汇编第三辑 2 沈阳医学杂志（奉天
医学杂志）[M]. 上海：上海辞书出版社, 2011

[32] 铁木尔·达瓦买提. 中国少数民族文化大辞典东北、内蒙古地区
卷 [M]. 北京：民族出版社, 1997

[33]（清）昭梿. 清代史料笔记丛刊啸亭杂录 [M]. 北京：中华书
局, 1980

[34] 刘恒华. 本溪市志第4卷 [M]. 沈阳：辽河出版社, 2004

[35] 郭霭春. 中国分省医籍考（下册）[M]. 天津：天津科学技术出
版社, 1987

[36] 张锡纯. 医学衷中参西录 [M]. 石家庄：河北科学技术出版
社, 2002

[37] 孙克强, 杨传庆, 裴喆. 清人词话（上）[M]. 天津：南开大学
出版社, 2012

[38] 王瑞祥. 中国古医籍书目提要（下卷）[M]. 北京：中医古籍出
版社, 2009

[39] 张锡纯, 医学衷中参西录（下）[M]. 北京：中国文史出版
社, 2003

[40] 桓仁县地方志编纂委员会编. 桓仁县志 [M]. 北京：方志出版
社, 1996

［41］裘沛然．中国医籍大辞典（上）［M］．上海：上海科学技术出版社，2002

［42］海城市档案局，海城市史志办公室．海城县志（清）宣统元年本、中华民国十三年本、伪满洲国康德四年本［M］．沈阳：沈阳新华印刷厂，2002

［43］营口市史志办公室．营口通史·第一卷［M］．沈阳：北方联合出版传媒（集团）股份有限公司，2012

［44］中国中医研究院中国医史文献研究所．中医人物词典［M］．上海：上海辞书出版社，1988

［45］张庶平，张之君．中华老字号（第三册）［M］．北京：中国商业出版社，2004

［46］路玉甫．沈阳年鉴（2009）［M］．北京：中国统计出版社，2009

［47］安冠英，韩淑芳，潘惜晨．中华百年老药铺［M］．北京：中国文史出版社，1993

［48］周力．辽海重地（辽宁）［M］．北京：中国旅游出版社，2015

［49］中国人民政治协商会议辽宁省委员会文史资料研究委员会．辽宁文史资料选辑第26辑辽宁工商［M］．辽宁人民出版社，1989

［50］张所文．大孤山公墓［M］．东港市孤山镇文化服务中心，2011

［51］佟天华．丹东百年史迹［M］．丹东市委机关印刷厂，2001

［52］辽宁省地方志编纂委员会办公室．辽宁省志医药志［M］．沈阳：辽宁民族出版社，2003

［53］中国人民政治协商会议锦州市委员会学习文史委员会．锦州文史资料第8辑历史人物专辑［M］．1988

［54］中国人民政治协商会议营口市委员会文史资料研究委员会．营口文史资料第10辑营口港埠面面观［M］．中共营口市委机关印刷厂，1994

［55］政协铁岭县学习文史委员会．铁岭文史资料汇编第7辑

［M］. 1991

［56］姜歆．天下回商下回族民间商号的运营与传承［M］.银川：宁夏人民出版社，2011

［57］中国人民政治协商会议辽宁省暨沈阳市委员会文史资料研究委员会．文史资料选辑第4辑［M］.沈阳：辽宁人民出版社，1964

［58］赵兴德，王鹤龄，赵日生．义县志中卷（十五）［M］.民国二十年（1931）铅印本

［59］杨向真．建国前辽宁中医医籍考［D］.北京：中国中医科学院，2013

［60］（清）高愈明．毒疫问答［M］.清宣统二年（1910）盖平辅育印字馆铅印本

［61］（清）高愈明．新著温病说略［M］.民国五年（1916）铅印本

［62］（清）高愈明．脉理溯源［M］.民国四年（1915）盖平官办实业工厂铅印本

［63］（清）钱斗保．初等诊断学［M］.刘景素，增辑．民国十六年（1927）奉天同大印书馆铅印本

［64］（清）年希亮．本草类方［M］.清雍正十三年（1735）刻本

［65］徐景华．略论高愈明老师生平和学术思想［J］.辽宁中医杂志，1980，（8）：23-25

［66］（清）朗廷模．医品补遗［M］.清康熙三十三年（1694）娱晖堂刻本

［67］余瀛鳌，傅景华．中医古籍珍本提要［M］.北京：中医古籍出版社，1992

［68］（清）盖平何氏原刊．不药良方［M］.王站柱，增集．清乾隆五十一年（1786）刻本

［69］（清）王站柱．不药良方续集［M］.清乾隆五十一年（1786）刻本

[70] 孟子衡．盖平中医传习所讲义［M］．民国二十年（1931）盖平县教养工厂铅印本

[71] 孟子衡．盖平中医传习所讲义［M］．民国二十年（1931）盖平县教养工厂铅印本

[72] 严世芸．中国医籍通考第三卷［M］．上海：上海中医学院出版社，1992

[73] 沈祝三．女科续编［M］．民国二十年（1931）盖平县教养工厂铅印本

[74] 刘景素．奉天医会讲义十门［M］．民国十年（1921）奉天福升厚石印本

[75] （清）年希尧．经验四种·一草亭目科全书［M］．清雍正三年（1725）刻本

[76] （清）年希尧．经验四种·异受眼科［M］．清雍正三年（1725）刻本

[77] （清）年希尧．经验四种·瘟疫论［M］．清雍正三年（1725）刻本

[78] 景仰山．医学从正论［M］．民国十二年（1923）关东印书馆铅印本

[79] 李荣孝．盖平中医传习所讲义［M］．民国二十年（1931）盖平县教养工厂铅印本

[80] 孙廷弼．奉天医学成绩录（丁未）［M］．民国元年（1912）奉天关东印书馆铅印本

[81] 由国庆．民国广告与民国名人［M］．济南：山东画报出版社，2014

[82] 张忠．丹东地方知识1000题续集［M］．北京：红旗出版社，1988

[83] 辽阳市政协学习宣传文史委员会．辽阳文史资料（第十五辑）［M］．辽阳市政协，2005

[84] 韩晓时．辽宁十大名泉［J］．兰台世界，2011，（29）：65-67

[85] 孟石．中国名泉（汉英对照）［M］．合肥：黄山书社，2014

[86] 王春贵．鞍山故事传说［M］．沈阳：春风文艺出版社，2015

[87] 丹东市地名办公室．丹东市（城市）地名资料汇编（三）［M］．丹东市地名办公室，1981

[88] 王文良．安东旧影 中卷 清末民国安东旧影［M］．沈阳：万卷出版社，2008

[89] 周力．中国导游十万个为什么 辽宁［M］．北京：中国旅游出版社，2013

[90] 林颖，李莉．蓟辽走廊 自然 经济 历史 文化［M］．广州：世界图书出版广东有限公司，2015

[91] 曾晓华．陶醉江门 浪漫温泉之旅［M］．广州：广东旅游出版社，2011

[92] 单树模．中国名山大川辞典［M］．济南：山东教育出版社，1992

[93] 鲍克怡．熟读江山万里图［M］．济南：上海辞书出版社，1994

[94] 李乡状．东北三省游（上册）［M］．长春：吉林文史出版社，2005

[95] 阎家民．营口市自然资源手册［M］．大连：大连出版社，2001

[96] 苏豫．中国地理常识与趣闻随问随查（超值白金版）［M］．北京：中国华侨出版社，2013

[97] 汪祖仁，许绍倬．中国矿泉与医疗［M］．郑州：河南科学技术出版社，1988

[98] 于植元，董志正．简明大连辞典［M］．大连：大连出版社，1995

[99] 陈宝珂．鞍山旅游文化［M］．沈阳：春风文艺出版社，2014

[100] 百里不同泉，盛誉相传远［J］．今日辽宁，2012（1）：30-34

[101] 解文欣．辽阳要览［M］．北京：新华出版社，1999

[102] 中国旅游文化大辞典编辑委员会．中国旅游文化大辞典［M］．南

昌：江西美术出版社，1994

[103] 卢盛彬．古城新韵［M］．大连：大连出版社，1997

[104] 赵旭光．圣泉第一说东汤［J］．今日辽宁，2012（1）：50-52

[105] 崔玉宽．凤城市文物志［J］．沈阳：辽宁民族出版社，1996

[106] 董砚国．朝阳史志知识简读本［M］．呼和浩特：远方出版社，2004

[107] 黄世明．朝阳探秘［M］．沈阳：春风文艺出版社，2014

[108] 柳斌杰．灿烂中华文明 山水卷［M］．贵阳：贵州人民出版社，2006

[109] 普兰店市史志办公室，普兰店市文化体育委员会．普兰店文物掠影［M］．大连：大连电力学校，2001